国家卫生健康委员会"十三五"规划教材

高等卫生职业教育应用技能型规划教材

供高等卫生职业教育各专业用

医学生应用文写作

第2版

主　编　冉隆平　舒　洁

人民卫生出版社

图书在版编目（CIP）数据

医学生应用文写作 / 冉隆平，舒洁主编 . —2 版
. —北京：人民卫生出版社，2020
ISBN 978-7-117-30122-0

I.①医… II.①冉…②舒… III.①医学 — 应用文
— 写作 IV.①R

中国版本图书馆 CIP 数据核字（2020）第 106329 号

| 人卫智网 | www.ipmph.com | 医学教育、学术、考试、健康，购书智慧智能综合服务平台 |
| 人卫官网 | www.pmph.com | 人卫官方资讯发布平台 |

医学生应用文写作
第 2 版

主　　编：冉隆平　舒　洁
出版发行：人民卫生出版社（中继线 010-59780011）
地　　址：北京市朝阳区潘家园南里 19 号
邮　　编：100021
E - mail：pmph @ pmph.com
购书热线：010-59787592　010-59787584　010-65264830
印　　刷：人卫印务（北京）有限公司
经　　销：新华书店
开　　本：850×1168　1/16　印张：12
字　　数：314 千字
版　　次：2016 年 7 月第 1 版　2020 年 7 月第 2 版
　　　　　2022 年 9 月第 2 版第 4 次印刷（总第 5 次印刷）
标准书号：ISBN 978-7-117-30122-0
定　　价：36.00 元
打击盗版举报电话：010-59787491　E-mail：WQ @ pmph.com
质量问题联系电话：010-59787234　E-mail：zhiliang @ pmph.com

主　编　冉隆平　舒　洁

副主编　黄季林　朱瑞雪　郎　静

编　者（以姓氏笔画为序）

邓　焱（重庆三峡医药高等专科学校）

冉隆平（重庆三峡医药高等专科学校）

朱瑞雪（菏泽家政职业学院）

吴东翔（山西卫生健康职业学院）

吴海风（赣南卫生健康职业学院）

张玉静（阳泉职业技术学院）

郎　静（甘肃卫生职业学院）

秦海娇（滁州城市职业学院）

黄季林（萍乡市卫生职业学院）

傅　亮（安徽卫生健康职业学院）

舒　洁（赣南卫生健康职业学院）

数字内容编者名单

主　编　冉隆平　舒　洁

副主编　黄季林　朱瑞雪　郎　静

编　者（以姓氏笔画为序）

邓　焱（重庆三峡医药高等专科学校）

冉隆平（重庆三峡医药高等专科学校）

朱瑞雪（菏泽家政职业学院）

吴东翔（山西卫生健康职业学院）

吴海风（赣南卫生健康职业学院）

张玉静（阳泉职业技术学院）

郎　静（甘肃卫生职业学院）

秦海娇（滁州城市职业学院）

黄季林（萍乡市卫生职业学院）

傅　亮（安徽卫生健康职业学院）

舒　洁（赣南卫生健康职业学院）

修订说明

2017年国务院办公厅印发《关于深化医教协同进一步推进医学教育改革与发展的意见》(以下简称《意见》),对医学教育的改革与发展提出了新要求,也为卫生职业教育改革指明了方向。为进一步落实《意见》精神,2018年,在新一届高等卫生职业教育应用技能型规划教材评审委员会全程指导和参与下,人民卫生出版社启动了第二轮高等卫生职业教育应用技能型规划教材修订工作。

2019年1月,国务院印发了《国家职业教育改革实施方案》(以下简称《实施方案》),指出:"建设一大批校企'双元'合作开发的国家规划教材,倡导使用新型活页式、工作手册式教材并配套开发信息化资源","专业教材随信息技术发展和产业升级情况及时动态更新",为教材体系建设与改革进一步指明了科学方向。

新一轮应用技能型规划教材修订紧密对接新时代健康中国高质量卫生人才培养需求,依据最新版《高等职业学校护理专业教学标准》,坚持立德树人,继续着力体现"以服务为宗旨,以就业为导向,以能力为本位"的人才培养模式,强调应用技能型人才成长规律,在教材编写和资源建设两个方面全面推进。尤其是教学资源,以原有成果为基础,突出新思路、新技术、新形式,体现新内涵、新资源、新变化。本轮修订基本原则:

1. 适应人才培养需求 教材修订按照《实施方案》中"从2019年开始,在职业院校、应用型本科高校启动'学历证书 + 若干职业技能等级证书'制度试点(以下称1+X证书制度试点)工作"的要求,着重夯实"1"所代表的卫生职业院校教育教学基本要求,同时兼顾"X"所代表的卫生与健康行业需求及职业能力体现。尝试卫生职业教育与卫生行业能力需求同向同行,适应卫生职业教育人才培养需求,贯彻"思维与技能并重,医学与人文融通,学习与服务互动"的卫生职业教育改革理念,将医德养成、医学人文教育融入专业教育。

2. 服务专业发展 突出新时代育人导向,体现"敬佑生命、救死扶伤、甘于奉献、大爱无疆"的卫生与健康工作者精神。强化护理、助产专业特色,重视整体护理观,贯穿"以人的健康为中心"的优质护理理念,应用护理程序工作方法,提高学生的整体职业素养。

3. 强化"医教协同、产教融合" 校企"双元"编写,临床一线专家参与教材编写。注重学生临床思维能力训练,注重与职业岗位需求对接,将临床实践融入教材与教学资源。

4. 继续"融合"创新 融合需求、融合情感、融合标准、融合准入、融合资源,在封面设置开放式二维码——"主编说"。通过AR、视频、动画等形式,进一步增强纸数资源的适用性与协同性,打造具有新时代内涵的高等卫生职业教育融合教材。

第二轮高等卫生职业教育应用技能型规划教材共48种,将于2020年3月前陆续出版,供各卫生职业院校选用。

教材目录

序号	申报教材	专业	主编	
1	人体解剖学与组织胚胎学（第2版）	供护理、助产、临床医学等相关专业用	任 晖	乔跃兵
2	正常人体结构（第2版）	供护理、助产专业用	夏广军	陈地龙
3	正常人体功能（第2版）	供护理、助产专业用	彭 波	杨宏静
4	生物化学（第2版）	供护理、助产、临床医学等相关专业用	张又良	刘 军
5	生理学（第2版）	供护理、助产、临床医学等相关专业用	杨桂染	周晓隆
6	病原生物与免疫学（第2版）	供护理、助产、临床医学等相关专业用	曹德明	吴秀珍
7	病理学与病理生理学（第2版）	供护理、助产、临床医学等相关专业用	张军荣	李 夏
8	疾病学基础	供护理、助产等相关专业用	夏广军	吴义春
9	药理学（第2版）	供临床医学、护理、助产等相关专业用	孙宏丽	田卫东
10	护理药理学（第2版）	供护理、助产专业用	黄 刚	刘 丹
11	健康评估（第2版）	供护理、助产专业用	杨 颖	高井全
12	护理学基础（第2版）	供护理、助产专业用	程玉莲	赵国琴
13	护理学导论（第2版）	供护理、助产专业用	张琳琳	王慧玲
14	基础护理技术（第2版）	供护理、助产专业用	周春美	陈焕芬
15	内科护理（第2版）	供护理、助产专业用	马秀芬	王 婧
16	外科护理（第2版）	供护理、助产专业用	郭书芹	王叙德
17	妇产科护理（第2版）	供护理、助产专业用	李淑文	王丽君
18	儿科护理（第2版）	供护理、助产专业用	张玉兰	卢敏芳
19	母婴护理	供护理、助产专业用	单伟颖	蒋 莉
20	儿童护理	供护理、助产专业用	罗玉琳	熊杰平
21	成人护理（上册）	供护理、助产专业用	黄永平	王荣俊
22	成人护理（下册）	供护理、助产专业用	王荣俊	周俊杰

续表

序号	申报教材	专业	主编	
23	老年护理（第2版）	供护理、助产专业用	刘梦婕	
24	急危重症护理（第2版）	供护理、助产专业用	狄树亭	万紫旭
25	眼耳鼻咽喉口腔科护理（第2版）	供护理、助产专业用	桂 平	张爱芳
26	中医护理（第2版）	供护理、助产专业用	屈玉明	才晓茹
27	精神科护理（第2版）	供护理、助产专业用	高健群	马文华
28	社区护理（第2版）	供护理、助产专业用	姜新峰	王秀清
29	营养与膳食（第2版）	供护理、助产专业用	林 杰	唐晓武
30	传染病护理（第2版）	供护理、助产专业用	孙美兰	
31	遗传与优生	供助产专业用	王洪波	王敬红
32	助产学	供助产专业用	郭艳春	王玉蓉
33	妇科护理	供助产专业用	杨淑臻	郭雅静
34	母婴保健	供助产专业用	王黎英	
35	护理管理（第2版）	供护理、助产专业用	周更苏	周建军
36	护理礼仪与美学（第2版）	供护理、助产专业用	袁慧玲	蔡季秋
37	护理心理学基础（第2版）	供护理、助产专业用	孙 萍	崔秀娟
38	护理伦理学基础（第2版）	供护理、助产专业用	杨金奎	杨云山
39	护理技能综合实训（第2版）	供护理、助产专业用	卢玉彬	臧谋红
40	医护英语	供高等卫生职业教育各专业用	秦博文	刘清泉
41	医用化学（第2版）	供高等卫生职业教育各专业用	段卫东	陈 霞
42	医学生应用文写作（第2版）	供高等卫生职业教育各专业用	冉隆平	舒 洁
43	计算机应用基础（第2版）	供高等卫生职业教育各专业用	敬国东	王 博
44	卫生法律法规（第2版）	供高等卫生职业教育各专业用	苏碧芳	陈兰云
45	体育与健康（第2版）	供高等卫生职业教育各专业用	李连芝	郭章杰
46	大学生心理健康（第2版）	供高等卫生职业教育各专业用	王江红	
47	人际沟通（第2版）	供护理、助产专业用	韩景新	
48	职业生涯规划与就业指导（第2版）	供高等卫生职业教育各专业用	周武兵	施向阳

第二届高等卫生职业教育应用技能型规划教材评审委员会

融合教材使用说明

本套教材以融合教材形式出版，即融合纸书内容与数字服务的教材，每本教材均配有特色的数字内容，读者阅读纸书的同时可以通过扫描书中二维码阅读线上数字内容。

如何获取本书配套数字服务？

第一步：安装 APP 并登录

扫描右侧二维码，下载安装"人卫图书增值"
APP，注册或使用已有人卫账号登录

第二步：扫描封底二维码

使用 APP 中"扫码"功能，
扫描教材封底圆标二维码

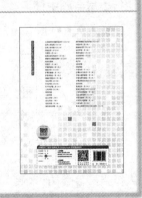

第三步：输入激活码，获取服务

刮开封底圆标二维码下方灰
色涂层，获得激活码，输入即
可获取服务

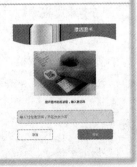

前　言

《医学生应用文写作》(第 2 版)对上版教材进行了修订重编。在本次修订中,我们加入应用写作的最新理论和实践成果,让教学贴近岗位需求,更好地服务于医学人才综合素质的培养。

加强医学应用文写作教育是卫生事业发展和培养高素质医护药技人才的需要,本教材修订的目标是进一步结合当前医疗机构管理和医疗质量管理面临的新形势和新特点,以及医学类高职高专教育办学方针,积极实施工学结合,适应新医改对未来基层医护工作者的素质要求,全面提高学生综合素质和能力。教材编写侧重服务于专业人才培养方案,突出贴合医护药技的专业特色和岗位需要,兼顾人文素养的整体提升,打造与专业人才的培养目标配套的应用写作教材。教材按照应用技能型课程来制订教学目标,通过知识与技能并重的教学目标设定和任务导向的写作实训,在完善学生职业胜任能力的同时,融入语言文字、逻辑思维、人际沟通和团队协作等职业素养目标。在章内结构上,通过"案例导入设置问题→传授知识解决问题→培养技能提升素质"的方式来串联教材内容,同时尽可能选取最新例文进行适当剖析,并辅以富媒体资源作为教材之外的补充。

本次教材修订对应用文写作基础进行了强化,这是从岗位需要出发做出的一个修订设想。现在医护药技岗位的学术交流比较多,新医改后随着岗位角色的整合,一线医务工作者也需要了解一些一般办文办会流程。另一方面,这部分内容在教学中如果能加以强化,会从总体上让学生更好地理解后面的具体类别和具体文种为什么要有这样那样的要求,能让学生在掌握具体应用文写作的时候具有符合医学生应用文写作要求的写作观。对前一版已有的法定公文、普通事务文书和医学商务文书,这次改编的重点是精选文种、更新案例。根据十三届全国人大一次会议批准的国务院机构改革方案,国家卫生行政管理机构组织发生变化,本次修订精选一批机构改革后的一线案例,服务专业人才培养,做好岗位对接,更贴合新医改和国务院机构改革后的新程序、新要求。本次修订还增加了医学宣传文书和互联网文案写作,这主要是服务于互联网背景下基层医务工作网络化的现实需要。

本次教材的修订参考第 1 版教材教学实践中一线教师、学生使用的反馈,以及相关调研工作涉及的医学生就业单位的意见。在此向支持我们调研工作的教师、学生和就业单位致谢! 不足之处也请各位专家不吝赐教,以利于我们不断改进!

教学大纲
(参考)

冉隆平　舒　洁
2020 年 2 月

目 录

第一章 医学应用文写作基础

学习目标

1. 掌握医学应用文写作的基本概念、特点、作用。

2. 熟悉医学应用文在书写过程中所必需的要素和环节，为医学应用文写作打下坚实的理论和实践基础，树立坚定信心。

3. 学会将医学应用文写作的各要素运用于写作实践。

4. 了解医疗文书书写常见问题，做到行文规则、书写规范。

5. 具有医学应用文写作的基本素养。

进行医学应用文写作的第一步是要对医学应用文的概念、特点、作用有所了解；其次以掌握医学应用文写作的各要素作为基础，养成医学应用文写作的人文素养；最后在实践中不断认识医学文书书写过程中的常见错误，做到行文规则、书写规范。

第一节 医学应用文概述

导入案例

马宏宇（化名）同学在大一时加入了学校的志愿者协会，因表现优秀能力强，大二被校团委聘为该协会会长，为保证工作有序进行，校团委要求马宏宇从协会现有情况出发，制订一个新学期工作计划。这让马宏宇犯了难，不知从何下手，他想起应用文写作课程的王老师，决定找他帮帮忙。

请问：

1. 什么是应用文？医学应用文又有什么特点？

2. 工作计划是医学应用文的一种类型，日常中有什么样的作用？

一、医学应用文的概念

鲁迅先生曾说:"人类在未有文字之前,就有了创作。"根据古籍研究表明,应用文在原始社会时期就开始孕育,人们通过"结绳记事"的方式来记载生产、管理日常事务。应用文发展的高峰时期,出现在隋、唐、宋。应用文的变革时期,是辛亥革命至今。伴随着国家的发展,社会发生了巨大变化,应用文体也在不断变革,从繁到简是基本趋势。

1979 年《辞海》(上海辞书出版社)对于"应用文"这一概念解释为:"应用文是人们在日常生活、工作和学习中所应用的简易通俗文字,包括书信、公文、契约、启事、条据等。"定义简单,但没有概括出应用文的本质特征,仅仅指出应用文的"简易通俗",而这只是应用文的一方面。根据中共中央办公厅、国务院办公厅发布的《党政机关公文处理工作条例》对"公文"的定义,推广开来,"应用文"的定义应为:"应用文是机关团体、企事业单位以及人民群众在日常工作、生产和生活中办理公务以及个人事务时,交流情况、沟通信息,具有直接实用价值和惯用格式的一种书面交际工具。"这个定义规定了应用文的本质特征,使它明显区别于其他文体,又涵盖了应用文的基本特性。

叶圣陶在《关于作文教学》中写道:"人在生活中在工作中随时需要作文,所以要学写作。在从前并不是人人需要,在今天却人人需要。写封信,打个报告,写个总结,起个发言稿,写一份说明书,写一篇研究论文,诸如此类,不是各行各业的人经常要做的事吗?"应用文使用频率之高,书写范围之广,几乎涉及各个领域、各个部门、各个阶层,甚至每个人。许多人可以一辈子不写小说、剧本、诗歌、散文,但他在工作、生活、学习中却免不了要写应用文,小到写张请假条,大到计划、总结、论文等。正如叶圣陶先生又说:"大学毕业生不一定能写小说诗歌,但是一定要能写工作和学习中实用的文章,而且非写得既通顺又扎实不可。"

所以,我们常说应用文是一种以实用为目的文书,而医学应用文作为应用文的分支,是指卫生行政机关、临床医疗单位、制药企业在工作、学习、生活中,为了处理各种公、私事务而使用的具有实用价值和规范格式的文书。它也是一种具有鲜明医学工作特色的信息载体。在医疗卫生领域的相关单位,医学应用文已经成为人们在日常学习、工作和生活中,处理公事或私事时经常使用的文字表达形式,成为处理日常事务、沟通关系、解决问题时,经常使用的、具有规范格式的一类文体。医学应用文隶属于应用文文体,涉及的范围较广,它既包括发布政策法令、传达意图和处理问题的命令、决定、决议、指示、布告、公告、通告等公文;又包括许多部门使用的诉状、合同、章程、条例等专业应用文;还包括交流经验、沟通情况、反映工作活动情况的计划、总结、简报,记录会议情况的会议纪要等一般应用文。除此之外,还包括书信、条据、公约、启事、广告等应用文。凡是应用文现有的文种形式,常常也成为医学应用文的文种形式。凡是对应用文的格式要求,同样适用于医学应用文。

📖 知识拓展

《尚书》是我国现存最早、保存最完整的一部以应用文为主要内容的历史文献总集,是一部多体裁文献汇编,中国现存最早的史书,分为《虞书》《夏书》《商书》《周书》。在战国时期总称《书》,汉代改称《尚书》,即"上古之书";因是儒家五经之一,又称《书经》。

《文心雕龙》是中国南朝文学理论家刘勰创作的一部文学理论著作,是我国第一部写作和应用文理论汇集,成书于公元 501 — 502 年间。全书共 10 卷,50 篇,分上、下部,每部各 25 篇。《文心雕龙》的出现,使得应用文写作由此进入到一个有一定理论指导的自觉阶段。

二、医学应用文的特点

对比其他的文体,医学应用文有其鲜明的个性特点,主要表现为以下几方面:

(一) 目的的实用性

众所周知,记叙文是通过对事情的描述来感动他人,议论文是通过对道理的阐述来说服他人,应用文则是通过对内容的书写来处理事情,其功效是在人类各种活动中通过取得直接的实用价值而体现出来的。实用性是应用文最显著和最基本的

考点提示:医学应用文的特点是什么? 为什么医学生应用文应具有这些特点?

特点。在医学应用文中实用性则主要体现在在医疗卫生领域为解决某些实际问题或达到某种目的而写的。例如在医疗卫生行业,部门或个人为了传递信息会使用书信、通知,为了商洽工作或交流情况会使用函、简报,为了起到凭证作用会使用条据、合同。同时,应用文还可以指导机关单位的工作,明确下一步该"做什么"和"怎么做"。例如下级机关就某项工作或事情向上级提出的请示和上级机关就此事做出的指示性的批复,都具有直接参与、组织的作用,是实现有效管理的重要手段。因此,在医学应用文的写作过程中,要遵循实用性原则,无用不写,写必有用。

(二) 对象的特定性

医学应用文的作者、读者具有特定性。他们一般都限制在医疗卫生领域、医药卫生相关产品的生产销售企业等相关单位和部门,包括与医疗卫生机关有隶属关系的单位,例如,医疗卫生管理机关、医院、疾病控制部门等;也包括与医疗卫生领域相关的单位和部门有着特定关系的人群,例如,患者、医药卫生相关产品生产商、经销商、律师等。若就医学应用文的作者而言,可以是个体作者,也可以是集体作者。例如求职信、推荐信、述职报告等的作者,都是个体作者;例如单位领导发言稿、讲话稿、简报等的作者,表面是个体,实际上是融进许多人的智慧,凝聚集体的心血来完成的。若就医学应用文的读者而言,可以是单一个体,也可以是众多的群体。如某项由个人委托展开的医疗卫生类调查,其结果以调查报告形式由调查机构反馈给委托人,其读者就是调查委托人,属个体读者;而医疗卫生单位的计划、医疗卫生单位的总结、医疗卫生单位的规章制度等,其读者都是某一医疗卫生单位的群体或者是具有上下级关系单位的群体,而非专一个体。

(三) 内容的真实性

在医疗行业,不论集体或个人,传递信息、交流经验、联系工作、规范行为上都会使用医学应用文,大至国家制定的政策、法令、法规,小到个人的日常事务,无所不包。所以医学应用文要以事务为目的,做到"三真",首先在内容上本身必须是真实的,以事实为依据,是能正确客观反映事物的本质,做到观点正确鲜明、数据准确无误,不允许虚构事实、编造结果。例如,从事医学商务的人员要进行医疗卫生市场预测,要写相关经济活动分析报告等经济文书。其次,写作过程中所用到的材料是真实得当的,不得张冠李戴、移花接木。最后,选用的材料与事实核心或本质是一致的,材料必须充分地说明观点。例如,医疗卫生单位要制定方针、政策,起草重要文件;医疗卫生部门或单位要安排计划,总结经验,写报告请示等事务文书。

(四) 语言的简洁性

在写作中运用最简洁的语言,表达出最多的信息量,这样是最为高效的。医学应用文语言要求精确、朴实、通顺、简洁,清楚表达,通俗易懂,一目了然,这样才能快速而准确地传递信息,才能快速而有效地解决具体问题和处理具体事务。追求医学应用文语言的高效性,就能促使作者在医学应用文的写作中,无论写哪一种文种,都要自觉地运用最朴实、简练、通俗的语言,把需要表达的内容直截

了当地、明白地表达出来,让读者知晓:严禁冗长繁杂、词不达意、委婉含蓄、模糊不清的语言。例如在撰写病例报告中个案报告的病例数一般是 1~2 个,不超过 3 个,因此相对来说行文短小精练,言简意赅,字数大多在 600~1 000 之间;再如医药说明书,一定是用最简洁、直白的语言向消费者介绍医药的名称、性能、特点、作用、使用方法和注意事项等。

(五) 格式的规范性

格式的规范性是应用文区别于文学作品的标志。文学作品的创作很少会受到格式的约束,而应用文的格式是人们在长期写作过程中,经过不断改进与完善,逐步形成的,这种规范格式是医学应用文体的特点之一。医学应用文的规范性体现在两方面,一是固定的文本格式,包括书写、排版、结构等,如发文字号必须由发文机关代字、年份、序号三部分构成;上行文尤其是请示,主送机关只能有一个;出现多个单位联合行文,落款加盖印章时一排最多出现三个,剩下的另起一行居中排布。二是语言表达方式,在医学应用文中有约定俗成的医学语言句式、有特殊性和针对性的医学专用术语、法定计量单位。如口语中常说的"拉肚子",在医学术语中用"腹泻","开刀"用"手术","打针"用"注射"等。这种规范对医学应用文的写作起到了标准化、制度化的作用,不得随意更改,必须遵循。

(六) 较强的时效性

医学应用文往往是针对工作或生活中某些具体的问题而写。问题往往是已摆在眼前或即将发生,必须在一定的时间内及时处理,超出时限便无效。所以在行文时作者要做到"快写",不允许慢条斯理、拖拖拉拉,否则一旦时过境迁,事情就会发生变化,问题将会趋向复杂,解决问题就会陷入被动。在阅文时读者要做到"快办",深入细致地领会和掌握,不放过作者可能传达的任何信息,并且在理解和掌握文章内容实质之后尽快做出相应的反应。力求做到写文适时、行文及时。

三、医学应用文的作用

医学应用文是专为医疗卫生工作服务的,与医疗卫生领域人们的日常生活、工作、学习都有着最密切、最直接的关系,所以它的使用频率高、范围广、作用大,具体表现为:

(一) 宣传教育作用

医学应用文通过向医疗卫生单位内部和有关人民群众宣传党的方针、政策、法规,让人们明确在什么时间、什么范围该做什么事、为什么做、如何做,比如命令、决定、制度等。医疗卫生企事业单位也可通过医学应用文这一工具,对医疗卫生相关工作进行正面的、积极的宣传,以期扩大影响,赢得外界的信任与支持,例如艾滋病的公益宣传,让人们了解到艾滋病的传播途径、临床表现及诊断。

(二) 沟通协调作用

医疗卫生部门不是独立存在的,在其工作开展的过程中不可避免地要与其他领域、其他单位、各类人员发生频繁地交往,需要彼此加强联系,互通情报,增进了解,促进协作。医学应用文担负着书面沟通的纽带和桥梁作用。医学应用文通过纵向传递,可以把不同层次的部门,上至中央,下至基层单位,甚至个人紧密联结为一个整体。上级的意图可以尽快传达给下级,下级的希望与要求、工作情况、各种动态状况可以及时向上级反映、汇报。医学应用文通过横向传递,可以把同级部门和相关部门联系起来,促进各个部门之间的横向联系,相互支持,共同完成某项工作。这样,上下左右相互联系,各种信息的输出和反馈及时准确,能迅速调动各方面的力量,极大地提高工作效率。

(三) 管理促进作用

医学应用文还是医药卫生领域内各部门、各单位加强管理、促进工作、发展生产、提高效益的工具。各单位需要大量使用诸如计划、规章制度、合同等各种医学应用文。比如一家医药企业,为了开发新产品,就要进行可行性论证,写可行性报告,让人力、财力的投入具有科学性;为了生产的顺利进行,就要制订相应的生产计划;为了与其他企业或个人合作,明确各自的权利和义务,就得双方签订购销合同;为了打开市场,就要调查市场,写调查报告;为了给今后发展的决策提供经验和教训,就要写总结等。可以说,医学应用文参与到工作、生产、经营的各个环节,并在其中起着管理和促进的作用。

(四) 凭证依据的作用

医学应用文记录了医学卫生行业各部门、各单位和个人在各个不同历史时期的社会生产、生活的不同侧面,反映了制文机关的目的,收文机关则以此为依据去处理工作、解决问题。如医疗卫生单位和医生个人所签订的劳动合同就是制约双方的凭证,如有一方违约,就要追究法律责任。医学应用文的凭证依据有些是具有时限性的,但有些是可以作为真实的历史记录立卷归档,如病历,在完成其现实价值作用后,还可作为文献资料供后人查阅。

 知识拓展

医学应用文的归档

比照公务文书的归档,医学应用文也需要进行归档。需要归档的医学应用文及有关材料,应当根据有关档案法律法规以及单位档案管理规定,及时收集齐全、整理归档。两个以上部门或机构联合办理的公文,原件由主办机关归档,相关机关保存复制件。如果某机构或单位负责人还兼任其他机构或单位职务的,在履行所兼职务过程中形成的公文,应由其兼职机关归档。

由于医学应用文在专业上的特殊性,医疗卫生单位的医学应用文,往往由具有相关专业背景的专业技术人员兼任。

总之,医学应用文是医药卫生行业人们日常工作和生活的重要工具。作为未来社会医学卫生领域生产、生活的参与者,我们应该有意识地系统了解与掌握常用医学应用类文章的实际用途及其写作要领,培养和提高医学应用型人才所必需的应用写作能力,自觉要求自己成为一个具备医学应用文写作能力的合格医学生,以此适应社会的需求。

扫一扫,
测一测

第二节 医学应用文写作基础

📖 **导入案例**

在王老师的指导下,马宏宇开始认真收集协会相关材料、拟写提纲,最终完成初稿。满心欢喜的他将志愿者协会新学期工作计划初稿交至王老师,王老师看完后却说他写得顾此失彼、词不达意,要求马宏宇拿回去修改。

马宏宇按照王老师的要求,对工作计划进行了再三修改,最终勉强通过。王老师指出,作为一名大学生,一定要系统了解与掌握常用的应用类文章的实际用途及其写作要领,这是培养和提高应用型人才进入职场必备的一项基本技能,要不断练习,提高自身的应用文写作水平,以此适应社会的需求。

请问：

1. 什么是工作计划的主旨？如何搜集、整理、选择材料？
2. 医学应用文结构要素有哪些？
3. 采用医学应用文的语言有什么要求？
4. 应用文写作素养包括哪些？如何提高医学应用文的写作素养？

一、医学应用文的写作要素

应用文是具有规范格式的一类文体，写作过程中必须严格遵循。医学应用文作为应用文的一个分支，在社会约定俗成中已经形成了独特的被社会所公认的医学规范格式。一般医学应用文写作的基本要素包括内容和形式两方面，内容上主要是主旨、材料，形式上主要是结构、语言、表达方式等。

(一) 主旨

1. 主旨的作用　主旨，又称"题旨"等，是作者在文章中通过各种材料所表达的中心意思、基本观点或要说明的主要问题，反映的是作者认识生活的结果、观察事物的态度和对客观事物的评价。

应用文的主旨与其他文体的主旨不同，它是撰写者根据实际工作的需要，或针对领导交办的工作，或为了配合形势，在传达政策、汇报工作、交流信息等方面，通过全文所表达出来的基本精神或主要观点。

主旨是文章的灵魂，是文章价值的体现，在文章形成的整个过程中起着决定性的作用。从思想内容上说，主旨是衡量一篇应用文价值的主要依据。任何一篇文章，总是通过对客观生活的反映来表达作者的意图和主张。文章质量的高低、影响的好坏、社会价值的大小，首先取决于主旨，主旨正确，就有利于指导、推动工作；主旨不正确，就会使党和国家的方针政策得不到贯彻实施，贻误工作，造成不好的影响。

从主旨和文章其他诸要素的关系上看，材料的取舍、结构的安排与表达等，无不取决于主旨。它们按主旨的需要来确定，为表现主旨服务，一切都要受主旨的制约，以它为核心组成一个整体。离开了主旨，文章各要素就会失去依托，无从谈起。

2. 主旨的确立　应用文主旨的产生与确立，与其他文章有明显的区别。应用文十分强调"主旨先行""意在笔先"，这是因为应用文的主旨来源于实践中的应用需要，一般不是执笔者个人写作意图的体现，而常常是集体智慧的结晶。具体确立医学应用文写作主旨有三种情况：一是领导交拟，即领导或上级主管部门以口头交拟或文字批示的形式，将撰写文稿的任务交给拟稿人，此时写作意图已明确，拟稿人按领导或上级主管部门的意图进行写作，如行政公文的写作；二是医学及相关工作需要，即写作应用文是为了推动完成某项具体工作，如市场调查、签订合同等；三是配合形势，即面对工作中出现的各种新情况、新问题，需要进行广泛研究探讨或宣传介绍，如学术论文、新闻报道等。所以应用文的写作，常常是主旨先行。

3. 主旨的要求

(1)正确：所谓主旨正确，是指在处理医学相关工作中对客观事物或对医学问题的认识是科学的、合理的，是符合实际要求的。具体说来，主旨正确主要体现在两方面：一是医学应用文的主旨必须以党和国家的路线、方针、政策、法律法规等为基础；二是指要明确写作目的，领会写作意图，正确反映客观事实，揭示事物本质，解决实际问题，促进工作不断发展。

（2）新颖：所谓主旨新颖，是指医学应用文中，作者对事物、对问题的认识要有新意。好的医学应用文不仅观点要正确，内容有深度，更重要的是新颖。主旨新颖通常体现在三方面：一是观点新颖，在正确的基础上有所创见，针对新的现实问题，提出新的看法、意见和解决办法；二是材料新颖，能展示新事物、挖掘新动态、反映新问题；三是表达新颖，适应新语境，跟上新时代。

（3）明确：所谓主旨明确，就是指医学应用文的主旨鲜明，即作者态度要明朗，写作目的、写作意图、主张什么、反对什么，让读者一清二楚。不能使用模糊概念，模棱两可，似是而非。如果主旨不明确，医学应用文就会缺乏针对性，而且也易造成读者困惑和不解，使医学应用文丧失解决实际问题的作用。

（4）集中：所谓主旨集中，是指医学应用文中心要突出，内容要单一，即"一文一事一中心"，即一篇医学应用文只能围绕一个问题、一个主题来表达思想或说明问题，充分利用统一的材料，强力表现主旨，不能多中心。

4. **主旨的表现**　提炼了主旨，还要运用适当的方式去把它表现出来，立意才算完满。如果表现的方式不当，就会削弱主旨的感染力、影响力，就会降低医学应用文的实用效果。

医学应用文主旨的表现，常常直陈其事，运用鲜明、简练、通俗的语言，将主旨明明白白地表现出来，使读者一看便能准确把握方法。当然，不同医学应用文，其表达方法也有一些区别。

（1）在标题中表现主旨：大多数医学应用文的标题直接揭示主旨，读者通过标题便明白作者所要表达的中心思想。例如，国家卫生健康委员会颁布《关于进一步做好分级诊疗制度建设有关重点工作的通知》，即国家卫健委针对分级诊疗的推进工作作出具体工作要求；再如《开展优化服务提高护理质量——某医院某年度护理工作总结》，揭示了文章的主旨为年度护理工作总结。

（2）在开篇中表现主旨：有的医学应用文在文章第一段开门见山说明写作意图，使读者开篇就能把握住全文要领，然后在主旨的引导下，逐层深入地了解全文的详细内容。例如，在国家卫生健康委员会给各省、各自治区、直辖市及新疆生产建设兵团的《关于印发医疗质量安全核心制度要点的通知》中，其开头写道："为进一步贯彻落实《医疗质量管理办法》，指导医疗机构加强医疗质量安全核心制度建设，保障医疗质量与医疗安全，我委制定了《医疗质量安全核心制度要点》。"此通知的开头就是用了篇首显旨的方法。再如《戒毒医疗服务管理暂行办法》第一章总则的第一条："为了规范戒毒医疗服务，依法开展戒毒医疗工作，维护医务人员和戒毒人员的合法权益，根据《中华人民共和国禁毒法》、《中华人民共和国执业医师法》、《医疗机构管理条例》、《麻醉药品和精神药品管理条例》、《护士条例》等法律法规的规定，制定本办法。"

（3）在文中表现主旨：有的医学应用文在文章中间表现主旨，即在文章段落的前面陈述现象或事件，然后通过议论点明主旨，帮助读者准确地把握全文。例如，医学应用文《生命不止，奋斗不息》是一篇以艾滋病及其预防为主旨的科普文，其中第二自然段提出"艾滋病"这一词，并介绍了"艾滋病"的相关信息：

"近几年来，'艾滋病'这个词，慢慢地被大众所熟知。'艾滋病'医学全名为'获得性免疫缺陷综合征'，是人体感染了人类免疫缺陷病毒（HIV）。通俗地讲，艾滋病就是人体的免疫系统被艾滋病病毒破坏，使人体对威胁生命的各种病原体丧失了抵抗能力，从而发生多种感染或肿瘤，最后导致死亡的一种严重传染病。这种病毒终生传染，破坏人的免疫系统，使人体丧失抵抗各种疾病的能力。当艾滋病病毒感染者的免疫功能受到病毒的严重破坏，以至不能维持最低的抗病能力时，感染者便发展为艾滋病患者。艾滋病主要通过血液、不正当的性行为、吸毒和母婴遗传四种途径传播。国际医学界至今尚无防治艾滋病的有效药物和疗法。因此，艾滋病也被称为'超级癌症''20世纪的瘟疫'。"

紧接着,第三自然段开始点明主旨,告诉我们如何来预防艾滋病:

"预防的有效措施可以有以下几点:一、预防艾滋病的性传播。(洁身自爱,保持忠贞单一的性关系。发生危险性行为时正确使用避孕套。及时治疗性病。)二、预防艾滋病的血液传播。(不使用未经检测的血液及血液制品。不吸毒,不与别人共用针具吸毒。避免与艾滋病患者的血液、精液、乳汁接触,切断其传播途径。)三、对于那些艾滋病患者,我们应该与他们分开使用牙刷、须刀、指甲刀等容易弄破皮肤或黏膜的物品。房间要搞好卫生,并保持良好的室内通风。四、每个人有权且必须懂得预防艾滋病的基本知识,避免危险行为,加强自我保护。向青少年宣传预防艾滋病、性病的知识。开展学校性教育,保护青少年免受艾滋病、性病的危害,这也是每个家庭、学校和社会的共同责任。以上几点相信对于预防艾滋病会有很好地帮助。所以说,艾滋病并不可怕,只要我们正确地认识它才能更好地防治。只有我们共同学习有关知识,认识这位人类的强敌,我们才能远离艾滋病。生命不止,奋斗不息,让我们一起携手共进。"这就点明了本文作为医学科普文章的主旨。

(4)在文尾表现主旨:文尾也可表现主旨,即在文章结尾处简要地归纳出主旨,既强调主旨,又结束全文。例如,在《构建和谐医护患关系　促进医院全面发展》一文中,最后一个自然段:"医疗行业是一种对知识、技术和人员素质要求极高的特殊服务行业,需要多学科、多专业的相互渗透、相互交融和相互协调。医疗与护理既有分工又紧密合作,各自发挥所长,又不能相互取代;但是其根本目的一致,都是使患者获得最佳医疗效果。良好的医患关系、医护双方真诚合作、相互配合、相互帮助、取长补短、乐于奉献、相互关爱能推动医院全面发展。"这个结尾既强调了医疗行业的特殊性,又强调了主旨"医患关系融洽,一切才会好",顺利结束全文。

(二) 材料

1. **材料的含义**　所谓材料,就是作者为了某一写作目的,直接地或间接地从生活中搜集、摄取以及写入医学应用文中的各种情况、事例、统计数字、图表等。医学应用文的材料就是指写入医学应用文的、用来表现某一医学工作主题或阐明某一医学工作事理的一系列事实和道理的材料。这些材料是形成医学应用文主题的基础和支柱。

医学材料种类很多,从内容上分为事实材料和理论材料,例如病案、调查数据等是事实材料,政策、制度等是理论材料;从获取方式上分为直接材料和间接材料,例如医生的工作经验、生活常识等是直接材料,看视频、听讲座等是间接材料;从加工角度上分为素材与题材,素材是指在生活中积累起来的、未经加工处理的原始材料,题材是指以素材为基础,经过加工处理后写入医学应用文的材料。常用的医学应用文的材料主要有三种:一是医药法规及相关文件,例如,国家颁布的医药工作文件,以及相关上级部门颁发的医疗工作文件;二是医学理论材料,例如,医著医理,以及最新医药科研成果;三是医学工作、实际生活的事实材料,例如,与医学工作相关的典型事例、资料、数字、图表等。

2. **材料的搜集**　材料是医学应用文写作的前提,是形成主旨的物质基础,是医学应用文不可缺少的要素之一。只有材料充分,才能写出好的应用文,因此,写作前要通过正确的途径广泛地搜集材料,并通过合理的方式进行整理、归类。

(1)医学应用文材料的收集途径:材料是写作医学应用文的物质基础,是医学应用文的血肉。获取它,要靠作者平时用心收集和积累,而不能靠投机取巧,也不能靠短时的运气。无论什么材料,都是作者为了一定的写作目的,直接或间接地从社会生活中收集到的各种情况、事例和统计数字,都一定来自社会实践。医学应用文的材料收集途径有两种:一类是作者在实际工作和生活中,通过自己的观察体验、调查采访而得到未经加工制作的材料,这是作者通过自己的感官获得的直接材料,是最新鲜、最具活力、最有个性、最有说服力的材料。获得这种材料的根本途径是多感受、多积累,即通过多观察、多听、多接触、多体验、多调查采访而获得。另一类是作者通过各种传播媒体获取的信息材料,或者通过作者查阅现有的资料而获取的间接材料,如各种记录、报表、统计数字以及从书、报刊、部门的档案等得到的材料。由于人们生活和工作的时间、空间总是有限的,若事事都要事必躬亲,都要亲自实践,都要追求获得第一手材料,显然是不现实的,也是不可能的。这就需要运用第二手材料弥补第一手材料的不足,例如,作者可从书籍、报刊、杂志、文件、档案、资料、电子网络信息的广泛阅读中获取材料。

(2)医学应用文材料的收集方法:①观察体验法是医学应用文获取材料的基本方法,要求先观察,再体验。观察,就是用眼睛看。观察是人们认识客观事物的基础,只有通过观察,才能感受客观事物,才能发现相关事物间的矛盾与联系,才能透过现象去看本质。体验,就是作者亲身实践,即用全身心去感受,进而得出对客观事物的判断。观察和体验是人们感知外部世界、搜集材料的主要方法。观察能够获得的是感性材料,体验能够获得理性材料。观察与体验相结合的方法,其实就是感性认识与理性认识相结合的方法。例如总结、调查报告等文种的写作,常常采用这种方法。②调查采访法是医学应用文获取材料的基本方法。有些现实材料,仅仅依靠观察和体验是无法获得的,作者还必须通过有目的、有计划的实地调查采访才能获得。调查是为了了解情况而进行考察,这是获得第一手材料的方法。其常用的调查方式有全面调查、典型调查、抽样调查、追踪调查等,也常用召开座谈会或发放问卷的方式。采访是为了了解情况而搜集寻访,这也是获得第一手材料的方法。作者通过对重点人物的当面问询,往往可以获取真实、具体、新鲜的写作材料。③查阅资料法是医学应用文写作获取材料的基本方法。查阅资料是通过查阅现有材料和历史资料,来获得写作材料。这种写作材料是间接材料,却往往具有广泛性或权威性,可以作为背景材料或依据材料使用。例如,上级单位的各种记录、报表、统计数字、决定、决议、批复等,都要通过查阅资料法获取写作材料。这种查阅资料的方法,对于医学应用文的写作来说,使用很多。

(3)医学应用文材料的积累方法:写作医学应用文需要许多材料,作者必须借助一些好的方法来积累、存贮。最常用的方法就是用笔记录,随时将有价值的材料记录下来,并养成勤于记录的好习惯,以便一旦需要材料的时候,可以随时拿出完整的材料来使用,另外,还可以充分利用现代化的办公用具,例如,电脑或者一些存贮播放设备,积累大量有用的写作材料,随时取用。材料的积累其实也反映着作者知识的积累和能力的增强。材料积累越多,作者的知识储备就越多,专业素养和写作素养就越高,写作医学应用文的能力就越强。

3. 材料的选择 在医学应用文中,材料是表现主旨的支柱,具有十分重要的作用。只要用心,能收集到的相关材料是不可胜数的,但是,对搜集到的大量材料我们该如何精心选择呢?

一要"真"。选择事情真实、数据准确的材料。应用文不同于其他的文学创作,伪饰虚假就会使表达的意思模糊不清,使文章的主题不突出,最终导致读者对文章甚至作者的质疑;真实的材料合情合理合乎逻辑,就会使表达的意思清楚而准确,就会使主题鲜明而集中,文章使用这样的材料才会有力量。

二要"精"。选择内容精当,能以一当十的材料。材料越是全面、典型、准确,越能使主题鲜明、集中、突出,越能使医学应用文充实饱满,做到言之有物、言之可信、言之可行。因为,只有这些能深刻地揭示事物本质、具有广泛代表性的材料,才能以少胜多,以小显大,文章使用这样的材料,就很精当。

三要"新"。选择那些有新鲜感,具有时代性、吸引力的材料。这种新颖的材料,才能引起读者的兴趣,抓住读者的心。

(三) 结构

1. 医学应用文结构的作用和内容

(1)医学应用文结构的作用

1)医学应用文的结构:医学应用文的结构是指具体应用文的组织和排列形式,就是作者在确定了主题和选好材料之后,根据写作目的对材料进行合理、有序的组织和安排,使之构成一个合理而统一的整体。也有人把医学应用文的结构称之为"谋篇"或"布局"。实际上医学应用文的"结构",就是具体应用文内部的组织和构造。

2)医学应用文结构的作用:医学应用文结构的作用很重要。如果说主题是文章的"灵魂",材料是文章的"血肉",那么,结构就是文章的"骨架"。一篇医学应用文的结构如何,会直接影响到表达效果。如果结构安排得好,就会使主题鲜明突出,内容层次清楚,材料呈现合理,文章就会显得完整丰满,效果凸显。反之,如果结构散乱,就会影响主题的有效表达,失去写作意义。

3)医学应用文结构的表现形式:医学应用文的结构一般比较单一、平直,没有曲折变化、悬念巧合,不以奇巧取胜,在长期的使用过程中逐渐形成了它惯用的格式和语体风格。医学应用文的文种繁多,不同的文种,其篇章结构的表现形式也就不同。目前,广泛使用的医学应用文的结构大体可以分为以下几类:

第一类是法定格式,它是指国家党政机关公文格式和相当一部分具有公文性质的应用文格式,这些格式都具有统一的、规定的要求。例如,公文、规章制度等。

第二类是惯用格式,它是指人们在长期的应用文写作实践中约定俗成的应用文格式。这些惯用格式,虽然不是政府机关明文规定的,也不像法定格式那么严格,但整体结构形态不可以随意变更,有一定规律性。

第三类是灵活格式,即格式不固定,具有较大的灵活性。例如,广告,它常常追求新颖独特的表现形式,目的是要吸引广大受众的注意。

4)医学应用文结构的特点:医学应用文是一种实用性很强的文体,与其他文章一样的是,写作时都要遵循文章写作的一般原则。然而,医学应用文在其形成和发展的过程中,逐渐形成了自己的独有特点,具有鲜明的个性特征。

程式化:程式化是指医学应用文都具有一定的固有格式,这种格式是医学应用文的一个显著特点,这种特点是医学应用文在长期的使用过程中逐渐形成的。正是因为这些特点,才使得应用文的结构较为单一、平直,没有曲折变化、悬念巧合。每一种文种都有相对固定的结构,即都按照"标题→正文→具名与日期"程式来构建全文。例如,医学公关文书中的启事、声明,医学事务文书中的计划、总结等,都是这样。这些程式化的结构特点,其好处是能使条目清楚,内容明确,层次分明,一目了然,方便读者知晓、理解使用。

条理化:医学应用文的目的是快速而有效地传递信息,以便解决实际问题。为了达到这个目的,医学应用文必须言简意赅,条分缕析,纲目分明,依次陈述。因此,很多医学应用文的正文常用条理式结构,把要陈述的事情或者事理分成若干个部分、几个方面依次表述,这样的结构既符合人的认知习惯,符合认识规律,又能使作者的陈述表达具有较强的逻辑性。例如,药品说明书、药品购销合同、总结、公文、规章等,都具有条理式结构的特点。

多样化:医学应用文包括许多不同文种,文种不同,其结构也会有不同,显示出多样化。例如,许多医学应用文的结构都是"标题→正文→具名与日期",而学术论文的基本结构是"引论→本论→结论",即形成"提出问题→分析问题→解决问题"的基本结构形式。学术论文中,如果是属自然科学论文,其正文的结构一般都是"材料与方法→结果→讨论",而如果是属社会科学论文,其正文的结构一般都是"引论→本论→结论"这些不同文种所显示的多样性的个性特点,说明医学应用文种类繁多,体裁不同,它的篇章结构的表现形式也就不同。

(2)医学应用文结构的内容:医学应用文结构的内容是指结构构架的主要组成部分。一般说来,包括开头、主体、结尾三部分。

1)开头:俗话说"万事开头难",好的开头是成功的一半。医学应用文中的开头是行文的起点,它的基本任务是要从众多庞杂零乱的材料中理出头绪,展现写作思路,表达写作目的。医学应用文的开头常用"开门见山"的写法,直奔主题。归纳起来,主要有以下几种写法:

概述式:它是在文首用简练的语言,概括地叙述基本情况或基本过程,给读者一个总的概念或印象的写法。这种写法多用于报告、总结、决定、决议等的开头。

结论式:它是先将相关事情的结论放在文首,为全文定下一个基调的写法,即先对情况和工作进行总结,做出评价,提出看法,然后再分别加以阐述的写法。例如,总结的开头就常用这种写法。

引用式:它是在文首直接引用上级的指示精神,下级的来文,或者有关批文或批示,有关医药管理的法规,有关医药文献,作为行文的依据的写法。例如,通知、批复的开头就常用这种写法。

根据式:它是在文首直接写明根据上级的某项批示精神,单位或个人准备配合并开展某项工作的写法。文中常用"根据""依据""按照"等词语。例如,通告的开头就常用这种写法。

目的式:它是在文首以简明的语言说明目的,说明某项事情的基本背景,阐明做好某项事情的意义,或者先概述情况再引出主旨的写法。这种写法多用于通知、通告、决定、条例、规章制度等的开头。

原因式:它是在文首直接写明行文的原因,做到有理有据,加重文章的分量,以引起读者重视和相信的写法。这种写法常常以上级文件、领导指示或有关法规作为行文的依据和出发点,从开始就加重文章的分量,以引起读者的重视。例如,函的开头常用这种写法。

2)主体:主体是应用文的核心,主旨的凸显,观点的展开,材料的集中都体现在这一块。因此,在主体部分,我们要处理好层次与段落、过渡与照应两大问题。

A. 层次与段落

层次:所谓层次,即医学应用文中所表达意思的展开次序。医学应用文中的每层都一定是一个相对完整的意思,"层"与"层"之间呈现出一定的排列顺序,这既体现了作者思路发展的阶段性,也体现了作者思路发展的连续性,以及作者在表达意思时的安排与步骤,例如,医学应用文中的公函,其正文部分一般要分为开头(简要说明写函的原因)、主体(具体陈述函所反映的事项)、结尾(写明此函独特的结尾语)。层次安排的方法,大致有几种:

第一种,可以按照纵向的进程顺序安排层次。例如,医学应用文中的批复,常常会在正文的引语中,导出批复的背景或依据,然后在正文的主体中阐明批复的内容,以层层推进的顺序来说明问题。引语与主体的关系是递进关系。

第二种,可以按照横向的展开顺序安排层次。例如,综合性计划或综合性总结,常常会从多个方面来陈述主要内容。每一个方面就是一个层次,每个层次之间的关系是并列关系。

第三种,可以按照纵横交叉的方式组织层次。例如,某医疗单位年终综合总结,必将涉及许多方面,方面与方面之间的关系必定是横向的并列关系,而每一方面内,更多的则是按照纵向的进程顺序来安排层次。

段落:所谓段落,是指医学应用文中具有相对完整内容的独立的基本单位,体现层次的外部形式,也是表达文中主要内容时,由于转折、强调、渐进等情况所造成的文字上的较大停顿。在习惯上,段落也被称为"自然段"。在段首必须空两格的形式,就是段落的明显标志。

许多医学应用文都是由若干个段落构成。段落既反映作者思维展开的阶段,也表现各个阶段之间的连接和间歇。通过划分段落,可以使文章有行有止,有助于作者条理清楚地表达意思,也可以使读者在换行的停顿中加以思索、回味,便于阅读和理解。分段还有助于层次的表现,如果不分段,就会使整篇文章成为密密麻麻的一片,会给读者的阅读和理解造成困难。

段落划分的原则,有以下几点:

第一,划分段落要注意单一性和完整性。单一性是指一个段落只能有一个中心意思,不允许同时多个意思纠缠在一起;完整性是指一段话必须把一个意思表达完整,例如,不可以在段落前面才说了一半意思就丢下不管,又在段落后面说其他意思,或者一段话的意思还没有说完,又另起一段说其他意思,犯逻辑错误。

第二,分段要处理好段落与层次、段落与段落之间的内在联系。段落是体现层次的,每个段落的位置、次序,必须依层次的需要来确定。处理好前后、多少、轻重的关系。一个意义层中,要注意段落的先后,以及段与段之间的衔接和内在联系,上下文脉要贯通。例如,写作感谢信,正文中首先要叙述感谢的原因及表达感谢之意,然后要赞扬被感谢者。

第三,分段应长短适度。一般说来,篇幅较短的医学应用文,由于表达意思较少,段落划分可以少些,例如,启事、声明等;而篇幅较长的医学应用文,由于表达意思较多,段落划分可以多些,例如,总结、计划、调查报告等。

分段还要和医学应用文表现的内容、表现的节奏相适应,分段少,表明文章表现的内容较少,节奏舒缓;分段多,表明文章表现的内容多,节奏急促。分段的长短要适度,才能确保医学应用文的结构舒展,表达内容清楚。

B. 过渡与照应

过渡:所谓过渡,是指层次之间、段落之间的转承和衔接,它是上下文连接贯通的桥梁与纽带,起着承上启下、穿针引线的作用,是使文章前后相连、组织严密的重要手段。

当医学应用文的内容从一层意思转换为另一层意思时,往往在交接、转折处需要过渡;当医学应用文的语言表达方式变换时,往往需要过渡;当医学应用文论述问题"由总到分"或"由分到总"的开合关联处,也往往需要过渡。作者写作医学应用文,究竟是否需要过渡、是否安排过渡,必须依照文章的具体内容和实际情况灵活把握。

过渡的具体方法一般有三种:第一种运用关联词过渡;第二种运用过渡句过渡;第三种运用过渡段过渡。一般而言,在一些篇幅较长的医学应用文中,当前后两层意思相隔较远,或者前后两段的意思存在大转折、大跳跃时,需要运用过渡段来承前启后,贯通意思;而在一些篇幅较短的医学应用文中,则较多使用过渡句或过渡性质的关联词来过渡。

照应:所谓照应,是指文章某些内容的前后关照与呼应。在医学应用文的写作中,为了强调、突出某一内容,有时需要让被强调、突出的某一内容或意思在不同的地方反复出现,让主题鲜明突出。或者将后边要说的事,先在前边做出交代,表明文章的重点所在;或者对前边说过的话,在后边适当的地方再作交代、补充、发挥,表明文章的重点所在。这样就能使文章的前后内容互相关照,互相呼应,紧紧相连,完成主题信息的传递。

照应不是简单的重复,而是追求全文一体。它追求前后互相补充、彼此映衬的效果。它不仅能够使文章结构严谨,而且还有助于文章的圆满表达、突出主题、引起读者注意,给读者留下深刻印象。

医学应用文通常运用点题照应、段间照应、首尾照应的方式来架构文章。

3)结尾:结尾是全篇内容发展的自然结束,是全文总的收束,它常常出现在文章的最后一个自然段。好的结尾能够使文章"意尽而言止",起到归纳全文、强化主题、发人深思、产生效果的作用。

医学应用文的结尾通常有以下几种形式:

总结式:它是在文尾总结全文,强调主题,并且与开头相呼应,给予读者完整而深刻印象的收笔方式。例如,总结、会议报告、市场调查等文的结尾,常用这种方式。

祈请式:它是针对某个问题,在文尾以祈请的口气请求上级或上级有关部门给予指示、答复或帮助解决问题的收笔方式。它主要运用于上行文和平行文,如请示、函、情况汇报。

指示式:它是在文尾部分,明确地向下级有关单位或部门发出指示、传达精神、布置工作、提出要求的收笔方式。它主要用于下行文,如批复、通知。

号召式:它是在文尾部分,对今后工作指出方向、提出希望、发出行动号召的收笔方式。工作总结、会议报告、各种演讲词等,就常用这种方式。

祝愿式:它是在文尾部分,表示某种良好祝愿的收笔方式。祝词、贺词(信、电)、欢迎(送)词、开(闭)幕词、答谢信与慰问信等,就常用这种方式。

说明式:它是在文尾部分,交代不容忽视事项的收笔方式。例如,合同、协议等,就常用这种方式,强调说明合同、协议的份数、签订合同的双方单位或者个人等。

自然式:它是在文尾部分,意尽而言止的收笔方式。它主要运用于计划、规章制度、药品说明书等。

2. 医学应用文结构的要求

(1)服从主题表达的需要:医学应用文的结构安排,就是要把内容材料组合成一个统一的有机整体,用来表现主题。主题是医学应用文的灵魂和统帅,它不仅制约材料的选择,也是安排结构的依据。因此,医学应用文内容的详略先后、层次段落的划分等,都必须围绕主题,紧扣主题,为表现主题服务。

(2)符合人们的思维规律:医学应用文的结构尽管千变万化,篇篇不同,但好的文章结构总是要符合人们的思维规律,能够通过层次的划分与段落的安排,展示作者的思路。医学应用文写作需要根据主题表达的要求,安排好层次,由浅入深、由表及里、由现象到本质,清晰地展示作者的思路,准确地传递所要表达的信息。例如写调查报告,无论是用于反映重要情况,还是用于介绍先进典型,或是揭露问题,都必须把事实叙述清楚,要求作者遵循"提出问题—分析问题—解决问题"的逻辑顺序,安排层次。而纵观提出问题、分析问题、解决问题的过程,正好符合人们的认识规律。

(3)适应不同文种的体式特点:医学应用文的种类繁多,各类文种都有自己的特点,因此,不能按照一种式样来写作,而要根据每种文种的特点,安排结构形式。例如通知,就要写明通知的目的、通知的事项和执行的要求;例如计划和总结,前者是在事前写将要做的事,常以为什么做、做什么、怎么做为结构层次;后者是在事后写已经做了的事,常以做了什么、怎么做的、做后有什么经验教训为结构层次。这也充分说明,医学应用文的不同文种都有各自不同的特点,不能强求一致。

(4)谋求完整严谨统一的结构:医学应用文通过文字来表达意思,它的各个结构部分和谐地组织在一起,彼此相互联系,相辅相成。其结构的要求是脉络分明,层次清楚,前后呼应,首尾完整,详略得当,先后有序,依次展开,结构完整,严谨统一。完整是指文章有头有尾,突出主体;严谨是指文章的前后有照应、有过渡,层次清楚,主次分明,先后有序;统一是指文章被述对象的整体内容和具体内容、内容广度和内容深度,都是一致的,它们互为补充、互相联系、相辅相成,使文章形成统一的整体。

(四) 表达方式

1. 表达方式的种类　表达方式,即文章表达思想时所使用的语言表达方式,具体指作者运用书面语言反映客观事实、表达思想、抒发情感、说明问题时所采用的具体手段和方式。就语言表达方式而言,一共有五种,分别是叙述、描写、说明、议论、抒情。可是,被用于医学应用文的语言表达方式,却只有三种,分别是叙述、说明、议论。其中叙述这种语言表达方式运用最多,说明、议论运用次之,因为医学应用文作为一种实用性的文体,要把所承载的信息、处理和解决问题的办法直接明白地告诉读者,至于抒情和描写,除了在医学应用文的一些通讯报道、广告语、演讲词、欢迎词中有时使用外,基本上不使用或很少使用。

(1) 叙述

1) 叙述的性质:叙述是把人物的经历或把事物、事件的发展变化过程表述出来的一种语言表达方式。它是使用最多的一种语言表达方式,在医学应用文的写作中具有很重要的作用。

医学应用文中的叙述所表述的是"怎么样",常常会直接介绍时间、地点、人物、事件、起因、结果这六个要素。然而,并非每一篇文章一开头就必须把六个要素都交代清楚,如果断定读者不会发生疑虑,其中的某些要素可以不作交代。叙述在医药工作应用文中的主要作用:介绍人物的经历和事迹;介绍事物的基本情况;介绍事件的发展变化过程;介绍问题的来龙去脉。

叙述有概述和细叙之分。概述是对事件或人物、事物作全过程、全局性的概括;以便使读者对人或事或物有较全面的认识,在文章的开头、结尾或过渡衔接的地方,常常要用到概述。概述能够使读者一下子就抓住全文的要点,避免陷入材料里理不出头绪,一些以传递全面信息为主要目的的应用文,例如,简报中的先进人物事迹介绍、单位情况的报告、事件过程报道等应用文,运用概述较多。细叙是对人物、事物某一阶段或某一侧面作具体的细致的叙述,以便给读者留下深刻的印象。细叙有概述所不能替代的独特作用,医学应用文的重点部分或关键部分,运用细叙较多。

在医学应用文中,为了更好地表现主题,有时需要运用概述,有时需要运用细叙,概述与细叙配合使用,就能使文章呈现整体和具体的结合,广度和深度的结合,详和略的结合,疏和密的结合,做到言简意赅。

2) 叙述的人称:实际上就是叙述的立足点,即作者站在什么位置,从哪个角度去叙述人物、事件,用什么身份、口气叙述问题。医学应用文的叙述,主要采用第一人称和少量的第三人称。

第一人称的叙述是站在"我""我们"的立足点上来进行的,作者以参加人、见证人身份出现,以"我""我们"的口气叙述所见、所闻、所经历、所感。第一人称叙述有三大优点:一是可以给予读者真实感、亲切感,增强文章的感染力;二是便于直接抒发作者自己的感情;三是便于揭示和剖析作者自己的内心活动。但是,第一人称叙述要受时间、空间的限制,反映客观实际时会有一定的局限性。第三人称的叙述是作者站在"他""他们"的立足点上来进行的,即作者以局外人的身份,以第三者的口气从旁叙述别人的事情,所以称文章中的人物为"他""他们"。第三人称叙述不受时间、空间的限制,灵活而自由,可以弥补第一人称的缺陷,能反映更为广阔的社会生活。但是,第三人称叙述较少。

3) 叙述的方式:医学应用文的叙述方式,主要有顺叙、倒叙、插叙。①顺叙是按照人物的经历、事件发生、发展的时间先后顺序来表达意思的叙述方式。这是最基本、最常用的叙述方法,它能把事情叙述得有头有尾,脉络清楚,井然有序,能够形成一个独立而完整的事实,也符合人们认识事物的规律和阅读习惯。医学应用文大多采用顺叙方式。②倒叙是把事件的结局或事件中最突出的部分提到开头来写,然后再按事件的发展过程来叙述的叙述方式。在医学应用文中,倒叙能够给读者留下深刻的印象,突出重点,构成悬念,营造吸引力,引人入胜。倒叙一般运用在新闻通讯、调查报告中。③插叙是指在按时间顺序记叙事物的发展过程中,暂时中断叙述线索,插入一段有关说明材料的叙述方式。插叙的内容与中心事件的关系一般是补充、注释、对比、说明的关系。恰当地运用插叙,可以丰富文章的内容,深化主题,使文章的结构紧凑,曲折有致,富于变化。

4)医学应用文运用叙述的基本要求:首先,抓住事实,清楚叙述。医学应用文的目的是要反映真实情况,解决实际问题。因此抓住主要事实,清楚叙述,就十分必要。叙述时不要求面面俱到,只要求抓住主要事情、主要问题,或者抓住主要事情、主要问题的主要方面,就事说事,就问题说问题,清楚叙述,简明概括,让读者一目了然。其次,详略得当,突出重点。医学应用文在叙述人物或事件时,凡是重要的地方或者能深刻表现主题的地方,都要详细叙述,着重叙述,突出重点;凡是次要的地方或不需要详细交代的地方,都要略写,不使用更多的文字。这样才能轻重有别,轻重对比,突出重点,鲜明主题。

(2)议论

1)议论的性质:议论是作者针对某一问题,通过各种材料及逻辑推理,表明自己的见解、主张,使读者信服的语言表达形式。议论是医学应用文普遍使用的一种语言表达方式,它所要表述的是"为什么";论点、论据、论证是议论所不可缺少的三个要素。论点即观点,是作者对某一问题提出的主张、看法、做出的判断。论据即支持论点的事实依据和理论依据,论证即论证方式,就是把论点和论据按照一定方式联系起来,运用论据证明论点的方法和过程。议论在医学应用文中的作用是分析情况、明辨是非、讲明道理、阐述观点、表明态度、提出主张。

2)议论的方式:议论的方式,其实就是议论方法。在医学应用文中,议论的主要方式有例证法、归纳法、演绎法、比较法、引证法、反证法、因果法。①例证法是以事实为论据,用典型的事例证明观点的一种论证方法。②归纳法是综合许多具有内在联系的个别事物的共同特点,归纳出一般性结论和原理的一种论证方法。③演绎法是从一个普遍原理出发,引申出一些事实的分析解释,并且从中推出对个别事物结论的一种论证方法。④比较法是把正反两方面的论点或论据加以对比,从而树立正确的论点,否定错误的论点,得出正确结论的一种论证方法。⑤引证法是引用理论论据,或者引用名人的言论作论据,对自己的观点加以证明的一种论证方法。⑥反证法是通过对反面论点的否定来证明作者自己论点正确的一种论证方法。⑦因果法是以公认的道理或基本原则为论据,通过分析问题、剖析事理来揭示论点和论据间的因果关系,从而证明论点的一种论证方法。

3)医学应用文运用议论的基本要求

第一,论点正确,论据可靠,论证严密。论点是议论的中心,必须符合客观事物的发展规律,符合党和国家的方针和政策,符合人民群众的愿望。论点要针对社会生活中和工作中的实际问题,提出自己的主张、看法和要求,要有明确的目的性。论据是支持论点的,论据真实、确凿、充分,论点就能成立,结论就能令人相信;论据不真实、不确凿、不充分,论点就不能成立,结论就不能令人相信。论证中,论点与论据之间的联系包含着许多推理,推理要符合逻辑,分析要严密,论证方法要得当,这样才能使整个论证过程无懈可击。

第二,议论结合叙述、说明,简要分析,就事论事。医学应用文的议论,一般是在叙述、说明的基础上进行的。议论不必长篇大论,作复杂的多层次的逻辑推理,只要求抓住事情或问题的实质作简要分析,有的放矢,就事论理,依靠典型的客观事实,直接证明观点。

(3)说明

1)说明的性质:说明是一种对客观事物进行解说的表达方式,其作用就在于把某种具体的事物或抽象的事理解释清楚。它可以阐释概念,可以解说名词,可以对事物的某一方面情况或原理进行解说,这种语言表达方式可以帮助读者了解、认识事物或事理,消除疑问。

医学应用文往往通过通俗明白、简洁流畅的书面语言,来说明事物的性质、形状、特征功能等方面的情况。它所要表述的是"是什么"。

2)说明的方式:其实就是说明方法。在医学应用文中,常用的说明方式主要有定义说明、解释说明、举例说明、分类说明、比较说明、引用说明、数字说明、比喻说明、图表说明。①定义说明是通过下定义,用简练概括的语言提示事物本质特征的一种说明方法。运用定义说明,能够使读者对事物产生比较明确的认识。②解释说明是对所要说明事物的性质、特征、功用等做出解释,用来说明事物的一般特点和属性的一种说明方法。运用解释说明,能够使读者对事物有一个大致的了解。③举例说明是通过列举事例来说明事物或事理,使读者得到具体明晰印象的一种说明方法。运用举例说明,能够把比较抽象复杂的事物说得具体而清楚。④分类说明是把事物按照一定的标准分成若干类,然后再一类一类地加以说明的一种说明方法。运用分类说明,容易使文章的脉络清晰,介绍事物会更加清楚。⑤比较说明是将两样事物或两种以上的事物放在一起比较,以具体说明某事物在某方面所具有的特征的一种说明方法。运用比较说明,可以具体突出地说明某事物在某方面的特点。⑥引用说明是引用一些有关的文献资料,来说明事物的形状、特点,本质和规律的一种说明方法。运用引用说明,既可以丰富说明的内容,也可以作为说明的依据。⑦数字说明是运用数字从数量上说明事物或道理的一种说明方法。运用数字说明,可以量化说明对象,能够将事物的大小、快慢、轻重、高低、长短等方面的特点介绍得很具体很确切。⑧比喻说明:它是找出与被说明对象具有相同点或相似点的事物、事理,运用比喻的方式来说明对象的一种说明方法。运用比喻说明,可以使抽象的道理变得形象,使深奥的道理变得浅显,也会使说明更为生动活泼。⑨图表说明是运用绘制好的图画或表格来说明事物的一种说明方法。运用图表说明,可以节约文字,便于比较,能使读者一目了然。

3)医学应用文运用说明的基本要求

第一,要说明事物的本质特征。事物的本质特征是指该事物区别于其他事物的主要的、根本的特点。说明事物的本质特征,就是要抓住事物主要的、根本的特点,予以说明,这样就能够使文章言简意赅,达到说明的目的,如果不能抓住事物的本质特征,就不能突出所要说明对象的特点,就不能将某一事物与其他事物区别开来,就不能达到说明的目的。

第二,要科学地说明客观事物。说明的目的是要传播知识,这就要求说明的内容必须符合客观实际,说明必须正确,必须揭示事物的本质。作者必须站在客观的立场上去说明事物,实事求是地阐明事理,千万不能在说明中加入作者自己的主观意见,主观而盲目地说明事物或事理。

第三,说明要有条理性。说明事物或事理的时候,既要符合事物发展的客观规律,又要符合人们对于事物的认识规律,即在说明时要由浅入深,由表及里,由点到面,由现象到本质,做到言之有序、言之有据、言之有理,条理清楚,方便读者了解和掌握。

2. 表达方式的运用 在医学应用文中,语言表达方式常常是交替使用,互相融合,不能截然分开。叙述中往往包含说明、议论,说明中往往穿插着叙述、议论,议论中往往也会有叙述、说明,呈现表达方式使用的综合性,这不仅丰富了医学应用文的表现方式,而且还增加了医学应用文的审美内涵。表达方式的运用应当做到自然、灵活。

(1)自然:就一般情况而言,在医学应用文中,常常是以叙述方式为主,而以议论方式或说明方式为辅助。凡是要反映客观实际情况、介绍人物的经历、或呈现事物、事件的发展变化过程时,就必须运用叙述这种语言表达方式;凡是要对某一问题表明自己的见解、主张,帮助读者理解文章内容时,就必须运用议论这种语言表达方式;凡是要对客观事物进行解说时,就必须运用说明这种语言表达方式。无论运用哪一种语言表达方式,必须自然合理,不能牵强附会。

(2)灵活:有些医学应用文,由于内容少,可以只运用叙述一种语言表达方式,例如条据。而有些医学应用文,由于内容多,综合运用多种语言表达方式,例如计划、总结、调查报告。无论怎样运用语言表达方式,必须根据内容而定,根据表达需要而定,灵活运用,不能机械。对于文字少、内容少的医学应用文,例如写作条据,只运用叙述一种语言表达方式就行了,没有必要非得运用多种语言表达方式不可;对于文字多、内容多的医学应用文,例如写作计划、总结、调查报告,就不能只运用叙述一种语言表达方式,而必须综合运用多种语言表达方式才行。

3. 语言的运用

(1)医学应用文语言的特点:语言是撰写一切文章的工具。如果缺少了语言,任何深刻的主题、典型的材料、精巧的结构都无法体现。医学应用文的语言特点是意义直接、词语规范、句型单一、语气恰切,常常直截了当、言简意地表达意思。需要叙述事件经过时,不能追求委婉含蓄、生动形象,而是要简明扼要、准确朴实;需要议论问题时,不能长篇累牍、啰唆累赘;需要说明相关情况时,不能华而不实、似是而非。

1)直陈其事:医学应用文所使用的语言都是直陈其事的,词语大都是词的本义,一般不用词的引申义和比喻义,也不用语气词、感叹词、儿化词。陈述表达时追求开门见山、简明扼要、通俗易懂、朴实准确。语言的表达不需要委婉含蓄。

2)词语规范:医学应用文使用的是事务语体,属于书面语体。因而其语言必须使用规范化的书面语言,不能滥用简称和略语,一般不能使用口语词语、方言词语、网络词语等。

3)句型单一:医学应用文的句型单一,句式多为偏正句结构和主谓句结构。多用陈述句、祈使句,少用疑问句、感叹句。句子往往因为修饰限制成分较多而使用长句较多,使用短句较少。

4)语气恰切:医学应用文的种类很多,不同的文种需要不同语气的语言。运用不同语气的语言要切合不同的文种和受文对象,还要切合表达主题的需要,使用的语言要与文种、受文对象合拍。一般说来,在医学应用文中,语言的语气多为平降语调的陈述语气,而高升语调的疑问语气、降语调或曲折语调的感叹语气、降语调的祈使语气,则使用较少。

(2)医学应用文语言的要求

1)准确:准确是指应用文中所使用的语言必须十分明确,不允许词义的模棱两可,似是而非。医学应用文的实用性强,目的是了解决医学工作中的各种实际问题。只有语言准确,才能迅速传递信息,才能表情达意。因此,语言的准确就是医学应用文最基本的要求。它表现在词汇方面,要求大量使用介词结构和限制性词语,如"一切""凡""均"等;它表现在语法方面,要求句子成分完整,一般不用省略句,以免产生歧义。它表现在词语意义方面,要求对所使用的词语作认真推敲和辨析,特别注意同义词的辨析,注意其细微的区别。它表现在标点符号方面,也要求准确无误。同时还要求要正确使用与医学工作有关的专业术语。

2)简洁:简洁是指应用文中所使用的语言必须简明扼要、干净洗练,使用尽可能少的文字表达尽可能多的意思。简洁的语言更容易被读者理解和掌握,更方便读者贯彻执行。因此,使用简洁的语言,就能加快办事速度,提高办事效率。然而需要强调的是,医学应用文并不是为简而简,而是以能够说明问题为前提,以方便读者能明白文章意思为前提,能简则简,要把意思表达得言简意明、通俗易懂。

3)质朴:质朴是指应用文中所使用的语言是现实生活中经常运用的、朴素的、通俗易懂的语言。医学应用文,有的是用来传递信息的,有的是用来布置工作的,有的是用来汇报工作的,其目的都是为了解决实际问题。因此,在陈述事件、说明问题、讲清道理的过程中,医学应用文不需要溢美之词,不需要文学描写和艺术表现;它需要运用质朴的语言反映客观实际,表达作者愿望。只有语言朴素通俗,才能理至易明。

4)得体:得体是指应用文中所使用的语言要讲究得体,即应用文中的语言要与行文的目的、对象统一,和谐一致,恰如其分,达到表现形式与表现内容的统一。例如,公文的上行文、下行文、平行文,它们的用词用语往往不同;公开发表的和内部传达的,它们的用词用语也是不同的。因此,使用得体的语言是医学应用文的又一个语言要求。

二、医学应用文写作主体素质养成

所谓应用文写作主体,就是进入应用文写作思维和行为中的人。在应用文写作活动中,写作主体始终起着主导作用。其写作素养的高低对应用文写作活动的进行和作品的质量有着直接影响,可以说,提高应用文写作能力的根本途径是提高写作主体的素养。应用文写作主体素养包括知识、能力和意识。

(一) 知识

医学应用文写作是一种复杂的脑力劳动,具有很强的综合性,内容涉及社会生活,尤其是医药卫生领域的方方面面,因此要求写作主体具有比较广的知识结构,否则,写作时就会力不从心,不能准确表达意思,无法解决实际问题。

1. 政策理论知识 较深的理论修养和较高的政策水平,是医学应用文写作主体必备的素养之一。写作主体必须加强理论修养,领会掌握党和国家的路线、方针、政策。能够系统地了解政策,从全局的高度把握政策,达到较高的政策水平。要增强法律意识,掌握相关法律法规。写作主体必须有较强的法律意识,自觉依法依规进行写作,决不能与法律法规相抵触。只有这样,才能以科学的理论去指导写作实践活动,最大限度地减少工作中的失误。

2. 相关专业知识 写作主体在实际写作过程中,要根据实际情况和具体要求,准确运用专业术语和常识,这样才能更有效地发挥应用文的实际功效,同时避免"外行"造成的失误。对于医学应用文的写作主体而言,首先要掌握的是医疗卫生领域的专业知识,只有掌握了专业知识,才能正确地认识和分析问题,调查研究、综合归纳材料的能力才能够得心应手。

其次应用文写作主体还应该广泛涉猎各行各业的知识,握了大量知识以后,就可以做到"博而能一",写起文章来能够左右逢源,比如要写一份医疗设备招标书或者投标书,就必须要掌握医疗卫生、机械电子设备、法律、经济、财务等相关专业知识。

3. 写作知识 要想写出质量较高、符合实际需要的医学应用文,写作相关的理论、知识是必不可少的。要掌握医学应用文写作的基本特点和规律,熟悉医学应用文体知识,包括医学应用文的基本概念、特点、种类以及写作的格式、方法和要求等。还要学习语言学、逻辑学以及秘书学、档案学方面等与写作本身关系非常密切的知识。

(二) 能力

能力,是指人在社会实践活动中显示出来的、直接影响社会实践活动的效率、使其任务得以顺利完成的心理特征。因此,人们在从事各项社会实践活动时培养和形成了各种各样的能力。为了顺利完成医学应用文写作的目标,写作主体应当具备一系列的能力。这些能力通常包括获取能力、思维能力、表达能力等。

1. 信息获取能力   信息获取能力是指获取医学应用文写作所必需的信息的能力。包括观察能力、调查能力、感知能力、阅读能力、搜集并筛选信息能力等。这些能力是应用写作主体感知对象、收集信息的重要手段。

2. 思维能力   思维能力作为影响思维活动效率的心理特征,对于应用文写作具有重大意义。具体地说,要拥有对客观事实的判断力、对事件发展趋势的洞察力、对领导意图的领悟力。

判断力是对事物本质的认识能力,解决的是"是什么"的问题。首先要在全面、准确和客观地对材料进行科学的分析、取舍和加工的基础上,得出对问题的初步看法,同时,要征求有关意见,通过交流、辨析,对事物本质做出进一步的判断。同时,要听取领导的意见,分析领导对问题的基本看法,修正已经得出的初步结论。

洞察力指能够洞悉事件发展的趋势,就是在准确定义事物本质和科学判断基础之上进行推理。比判断力更进一层,洞察力要解决的是"为什么""会怎样"的问题。在准确定义特定事件本质的基础上,要对该事件发生和发展进行动态分析,对其发展趋势做出判断。同时,要对同类事件进行比较分析和深入研究,从中总结出历史经验,进一步把握事件发生的深层次原因,探索事件发生和发展的一般规律。

领悟力通常解决的是"怎么办"的问题,领会领导意图,最重要的是在文章起草之前和起草过程中,了解领导对事物的判断、领导的政策意图、领导解决问题的基本方法和想要达到的目的,以此整理自己的思路。

3. 表达能力   表达能力是指运用书面语言文字进行表达的能力。医学应用文写作专业性较强,时限要求较严,而且用于解决实际问题,要想写好并非易事。写作活动是一项创造性劳动,需要有较高的技能。提高表达能力,要有理论作指导。要对医学应用文的概念、性质、沿革、特点、作用以及主旨、材料、结构、表达、语言等要素作较深入探讨,并对各种通用和专用文体的概念、特点、作用、种类、内容、结构、写法和注意事项认真学习。同时,要依赖于写作实践并且在实际应用中检验其功能价值的实现。提高应用文写作能力,没有捷径可走,只能靠多写多练,循序渐进,持之以恒。

(三) 意识

医学应用文有鲜明的实用性,是在医学卫生领域为解决一些实际问题或达到某种目的而写,也就是说,医学应用文写作不是有感而发,而是受"命"而作,为"事"而作,这里的"命"是一种需要,是因为行业、部门或者个人的需要,从这种需要出发来解决实际问题,这里就涉及写作意识问题。

这种写作意识其实就是一种利用应用文来解决医学卫生领域实际问题的意识,只要具备了这种写作意识,一旦在工作、生活中遇到了实际问题,就会想到用应用文来解决。比如,某乡镇医院需要添加一台医疗设备,根据相关规定,必须先征得上级主管部门的同意,这时候应该有一种意识,即必须向上级主管部门写一份材料,说明需要医疗设备的理由,也就是必要性和可行性,上级才有可能批准。这就是写作意识。

医学应用文以其实用性的特点广泛运用在医学卫生领域的各种场合、各类活动以及业务联系中,所以我们首先应该树立一种写作意识,即通过写作应用文来解决实际问题的意识。当这种写作意识成为一种习惯，那么写作主体就有可能调动其他各方面素养进行写作。这是意识的第一个层面。

写作意识的第二个层面，就是调查研究意识。"没有调查就没有发言权"，正确的认识，科学的方法，只能从调查研究中获得。许多具有重要指导意义的应用文，都是在充分调查研究的基础上产生的。作为写作主体，必须树立调查研究的意识，写作应用文，首先要调查，充分占有全面、真实的材料；紧接着是研究、运用自己的知识储备，通过一些科学的方法，抓住事物、对象的本质、规律和内部联系，然后才能得出结论，只有这样才能开始写作。

第三个层面是规范意识，作为应用文，从文种、结构到格式、语言都有自己的规范性，写作主体必须严格遵循这种规范。医学应用文，除了要遵循一般应用文的规范外，还要遵循医疗文书的特有书写规范，比如，医疗文书书写的资质、书写的时限与全面性等，作为医学应用文的写作主体，必须具有这种规范意识，并且应该成为一种习惯。

应用文写作的第四个层面是实践意识。写作应用文，必须要完成知识向能力的转化，这个转化过程写作实践是唯一的途径。只有通过写作实践，才能加深对知识的理解，才能不断转化为写作能力。只有锲而不舍，日积月累，才能在写作中厚积薄发。

总之，医学应用文写作作为一项解决实际问题的综合性很强的实践活动，写作主体首先要树立一种写作意识，即通过写作应用文来解决问题，完成交流。同时还要有意识地提高自身素养，而且这种提高必须在写作活动开始之前基本完成，然后在写作过程中不断调整、提升和趋于完善，只有这样，才能满足应用写作这一实践活动的需求。

扫一扫，
测一测

第三节　医疗文书书写规范及常见问题分析

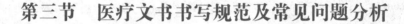

导入案例

2018 年 12 月，3 岁的小亮(化名)因发热、咳嗽伴憋喘，一天之内 3 次在父母陪同下到某儿童医院就诊，后因病情加重入院。2019 年 1 月，小亮去世。小亮父母认为医院存在过错，索赔 81 万余元。审理中，小亮父母提交了病历手册，但因字迹潦草难以辨认，导致医疗过错及因果关系鉴定受阻。后法官与医患双方花费大量时间、精力核对，仍有部分内容难以识别。最终，鉴定机构认为医院存在过错，该过错与小亮的死存在一定因果关系，医疗过错参与度为 10%~80%。最终，法院判令医院承担 45% 的赔偿责任，判赔偿损失 40 余万元。

请问：

1. 医疗文书的作用是什么？

2. 书写医疗文书注意事项有哪些？

3. 医疗文书书写中常见问题有哪些？

一、医疗文书概述

医疗文书是指医疗机构和医务人员在医疗活动过程中，依据有关的法律法规和专业技术规范要求，而制作的反映医疗服务关系、患者健康状况以及医疗措施、过程及其结果等各方面信息资料的规范文件。

二、医疗文书的作用

一方面医疗文书是医疗过程的全面记录,是综合评价一所医院专业技术、医疗服务和管理水平的重要依据。另一方面在产生医疗纠纷时,医疗文书是证明医疗行为是否正确的主要证据,也是唯一的证据。

考点提示:医疗文书有哪些作用?

依据《医疗事故处理条例》的有关规定,患者家属有权复印医疗文书中的门急诊病历、住院病历、医学影像检查资料、实验室检查资料、病理资料、特殊检查同意书、护理记录、手术同意书和手术记录单等文件资料。然而目前我国医疗机构中的医疗文书还存在着许多不规范的地方,为医疗纠纷埋下了隐患,也给医疗技术鉴定和司法鉴定设置了困难。因此,规范医疗文书书写具有重大的现实意义。

三、书写医疗文书的注意事项

(一)书写人要具有书写资质

根据《中华人民共和国执业医师法》的相关规定,未经医师注册取得执业证书,不得从事医师执业活动,所以书写人员必须具备相应资格并亲自参加诊疗过程,这样才能完整而又准确地记录患者的生命体征、病情发展和诊疗效果。然而在一些医院中经常会有实习进修或是刚刚上班的医师没有执业资格,但在实际工作中却是书写的主要力量,那么他们的书写必须经由有执业资格的医师修改、补充、确认后签名才具备法律效力。如果是不具备合法行医资格的人员书写的医疗文书,即使内容真实全面,也不能成为法律证据。

(二)注意时限性

医疗文书必须在规定的时限内完成,这是保证其真实可信的前提。按照规定,入院记录、病程记录、手术记录、抢救记录等医疗文书,都必须在医疗规章制度规定的期限内完成。如新留观患者应在6小时内完成留观病案记录,24小时内完成上级医师查房记录;如果是抢救急危患者,有关医务人员应当在抢救结束后6小时内据实补记抢救记录。

目前,部分门诊医生习惯于在听完患者的主诉后,暂不书写门诊病历,而是先让患者进行各项检查,等检查结果回报后才补做记录。这时如果恰巧患者在检查过程中发生意外,空白的门诊病历记录就会成为医疗过失行为的证据。因此,各种医疗文书必须及时完成。

(三)注重真实性

真实性是书写医疗文书最基本的要求。医务人员在书写医疗文书时必须严格按照检查、诊断和治疗过程中的客观实际情况如实记录,《医疗事故处理条例》明确规定"严禁涂改、伪造、隐匿和销毁病历资料"。在医疗纠纷发生后,涂改和伪造的医疗文书会被患方作为指控医方的证据,同时参与涂改、伪造医疗文书的医务工作者也会被追究法律责任。

(四)注重全面性

根据新的《医疗事故处理条例》的有关规定,患者和家属有对病情、诊疗、疾病预后等情况的知情权,医护人员有责任将患者的就诊过程详细地记录下来,内容主要包括既往史、现病史、查体、辅助检查、实验室检查,详细的医嘱、手术记录以及详细的病情变化等。

四、医疗文书的几点写作要求

1. 用蓝黑色或黑色墨水笔(特殊要求除外)。

2. 文字工整、字迹清晰、表述准确、语句通顺、标点正确。

3. 书写过程中出现错字时,应当用双横线划在错字上,不得采用刮、粘、涂等方法掩盖或去除原来的字迹。

4. 用中文书写,并使用规范的医学术语。通用的外文缩写和无正式中文译名的症状体征、疾病名称等可以使用外文。

5. 日期记录采用公历制,按"年月日"的顺序,用阿拉伯数字书写,如"2018-12-1"或"2018 年 12 月 1 日"。

6. 采用法定计量单位,书写时一律使用国际符号,如"mmHg(血压)、m(米)、cm(厘米)、mm(毫米)、L(升)、ml(毫升)"等。

7. 如果修改超过五次,必须重抄,并由上级医师签名。

8. 医务人员签字时要签全名,不能用盖章代替签字,也不能用缩写、拼音或英文代替签名,并且要保证字迹清晰可辨。

五、医疗文书书写中的常见问题

(一) 使用非医学术语

1. **体征** 如疙瘩(肿块)、驼背(脊柱后突)、虫牙(龋齿)、眼皮肿(眼睑水肿)、皮肤黄(皮肤黄染)等。

2. **症状** 如嘴气不顺(呼吸困难)、头疼(头痛)、发烧(发热)、肚子疼(腹痛)、冒酸水(反酸)、肚子胀(腹胀)、拉肚子(腹泻)、吐(咳痰)、吐血(呕血或咯血)、心慌(心悸)、睡不着觉(失眠)等。

3. **检查** 如抽血(血常规)、红血球(红细胞)、脑积水检查(脑腔积液检查)、胸积水检查(胸腔积液检查)、拍片(X 线检查)等。

4. **诊断** 如盲肠炎(阑尾炎)、肺痨(肺结核)、神经病(精神病)、血癌(白血病)、扯吼(哮喘)等。

5. **治疗** 如开刀(手术)、抗菌素(抗生素)、打针(注射)等。

(二) 医学术语缩写词使用不规范

1. **个人随意简化医学术语** 如将高血压心脏病写成"高心病",将腹膜透析写成"腹透",将地塞米松写成"地米"、把盐酸肾上腺素写成"副肾",电解质紊乱简写为"水电紊乱",甚至还有人将继续观察简写为"继观"或"续观"。

2. **将中英文缩写词夹杂使用** 如将淋巴细胞写成"淋巴 C"、血常规写成"血 Rt"、血钾写成"血 K^+"、肝癌写成"肝 Ca"等。

3. **英文缩写词的大小写不规范** 如将 mmol(毫摩尔)写成"mmoL"或"MMOL",HP(幽门螺杆菌)写成"Hp",将 kg(千克)写成"KG"或"Kg",pH(酸碱度)写成"PH",将 BP(血压)写成 Bp,将 L(升)写成 1,把 Hb(血红蛋白)写成"HB"等。

(三) 语言不严谨,存在医疗纠纷隐患

如"患者未诉不适"应改为"患者诉无不适";"患者要求外出,嘱多穿衣"实际情况是患者如果没有经过医生准假,不能擅自外出;又如"患者心律不齐,已通知医生,未做特殊处理。"应写为"患者心律不齐,已通知医生,遵医嘱继续观察"。

(四) 语法错误

1. **歧义句** 如"体格检查:……,腹软,未见肠型及蠕动波,肝脾未扪及,压痛、反跳痛不明显,……"。其中的"压痛、反跳痛不明显"语义非常模糊,可以理解成无压痛和反跳痛也可以理解成轻度压痛和反跳痛。

2. 前后矛盾　如"入院诊断:上消化道查因:①肝硬化(失代偿期)②消化道肿瘤③消化道溃疡。"上述诊断明显矛盾,"查因"是因为原因未明,而后面却又给出了三个肯定诊断。正确的写法是应该在这三个诊断后面加上"?"又如"……,今病愈出院,病情已明显好转",其中的"病情已明显好转"和"病愈出院"相矛盾。

3. 词语搭配不当　如"患者健康得到控制,可以出院。"其中"健康"和"控制"搭配不当,应改为"健康得到恢复"或"病情得到控制"。

(五) 标点符号错误

标点符号使用不当是当前医疗文书书写中最为常见的问题之一,错误情况呈现多样化,现简单举例如下:

1. 句子中漏用逗号　如"现病史:患者自诉 2 个月前无明显诱因,出现右上腹疼痛……"。逗号是用来表示句子中的一般性停顿,本句中的"患者自诉"后应加逗号。

2. 年月日与时间之间漏用逗号　如"2019-2-11 10∶20",依据 2014 年国家卫计委医政局编写的《2014 年病历书写规范详解》,日期和时间中间应加逗号。

3. 漏用引号　如"……既往有慢性乙型病毒型肝炎、肝炎后肝硬化病史。"依据《2014 年病历书写规范详解》,患者提供的药名、诊断和手术名称要加引号。

4. 顿号使用不当　"现病史:……在 × × 医院,曾先后给'予奥扎格雷钠'、'胞磷胆碱钠注射液'、'肌氨肽苷'静脉滴注……。"依据 GB/T15834-2011《标点符号用法》中的相关规定,标有引号的并列成分之间不用顿号。

5. 冒号套用　如"辅助检查:血常规:白细胞 $65 \times 10^9/L$,中性粒细胞 67%……"。同一个句子中不能重复出现冒号,套用冒号容易使层次内容产生混乱。此种情况下可以用"示"来替代第二个冒号,即"辅助检查:血常规示白细胞 $65 \times 10^9/L$,中性粒细胞 67%……"。

6. 逗号使用不当　"入院后,……经抗炎、对症治疗,现一般情况好,尿频明显改善,无尿急,尿痛,尿线增粗,今痊愈出院。"可以看出,因为"尿急"后用的逗号,所以本句的意思是治疗后没有尿急现象,但是还有尿痛现象,如此一来就和后面的"今痊愈出院"严重不符了。只要将逗号改成顿号,这个问题就迎刃而解了。

7. 漏用问号　"腹痛原因待查:①肝癌②胃癌",既然是"腹痛原因待查"就是原因未明,但其后的两个诊断全是肯定诊断,显然不妥,应该改为"腹痛原因特查:①肝癌? ②胃癌?"。

(六) 错别字

如将"松弛"写做"松驰","弛"是指肌肉放松的状态,而"驰"是奔驰之意;将"淤血"写成"郁血","淤血"才是血液凝滞的意思。其他的常见错别字还有很多,如"副作用"写成"付作用"、"一袋"写成"一代"、"抗原"写成"抗元"、"黄疸"写成"黄胆"、"电解质"写成"电介质"、"瘙痒"写成"搔痒"等,不胜枚举。

(七) 日期书写错误

医疗文书书写中,日期书写错误也比较常见。如将"2018 年 6 月 12 日"写为"18、6、12"或"12、6、2018",还有的书写者将阿拉伯数字和中文数字混排,如将"2019 年 1 月 12 日"写成"2019 年一月十二日",使医疗文书看起来凌乱不堪。医疗文书是具有法律效应的文书,日期格式一定要严格按照相关规定书写,不可随意对待。

六、规范医疗文书评析

初诊病历

2018-12-28,10：20 内科

胸闷、气急 10 天

现病史：患者 10 天前上感后出现胸闷、心悸不适，活动后症状加重。病程中无发热、胸痛，无咳嗽咳痰；曾在明珠医院就诊，BCG 示室性早搏，予以丹参片、Tid 口服，无明显效果，今来我院就诊。

既往史：原有高血压病 2 年，不规则服药。吸烟史 10 年。无家族性遗传性疾病史。

体格检查：PE：一般情况，BP：150/90mmHg,心尖搏动强度中等，心率 70 次 /min,律不齐，可闻及早搏，约 5~10 次 /min,双肺音正常，腹平软，无压痛，NS（−）。

初步诊断：频发性室早

病毒性心肌炎

冠心病

高血压病（Ⅰ级,高危）

处理：……

郭 ××

日期书写完整规范，采用了公历制写法，按照"年月日"的顺序用阿拉伯数字进行书写。日期和时间中间加入了逗号。

第一、二自然段语言简洁明了，无任何语法错误，无修饰性语言，同时记录中的数字全部采用了阿拉伯数字。

第三自然段关于呼吸、脉搏、心率的记录均采用了法定计量单位，书写时一律使用了国际符号。同时记录中的数字也全部采用了阿拉伯数字。

四项初步诊断都采用了肯定判断，疾病名称没有随意简化。

记录人签名完整。

扫一扫，
测一测

扫一扫，
看总结

思考与练习

一、简答题

1. 简述"应用文"和"医学应用文"的概念。

2. 什么是"主旨"，什么是"材料"？

3. 医疗文书的概念和作用是什么？

二、问答题

1. 结合实际谈一谈你如何理解课文中应用文的特点。

2. 为什么说应用文的主旨来源于实践中的应用需要，一般不是执笔者个人写作意图的体现，而常常是集体智慧的结晶？

3. 应用文的结构大体分为几种？试举例说明。

三、分析题

1. 自选一篇医学应用文，用本章所学内容分析其结构和语言。

2. 某门诊医生习惯于听完患者的主诉后，暂不书写门诊病历，而是先让患者进行各项检查，等检查结果回报后才补做记录，这样做对吗？为什么？

第二章 法定公文

0201
扫一扫,
自学汇

 学习目标

1. 掌握法定公文的概念、种类、特点等相关知识。
2. 掌握法定公文的格式。
3. 熟悉通知、通报、报告、请示、批复、函的内容结构、写法与写作要求。
4. 了解通知、通报、报告、请示、批复、函的适用范围、特点、种类。
5. 法定公文写作的学习,培养处理公务的分析判断与应变能力。

通知、通报等法定公文是各级各类单位、组织经常使用的公文,也是所有职业人都应该学会写作的常用公文。

第一节　法定公文概述

导入案例

医院、医药公司等单位在日常的运营中,需要与上级领导机关、兄弟单位、本单位内设部门有各种各样的联系,尤其是公文的往来更是相关单位必不可少的。小李作为××医院办公室的工作人员就少不了这类文书的处理。

请问:

1. 处理这些往来需要的文书属于哪一类文书?
2. 这类文书有什么样的特点?
3. 这类文书在写作中的一般格式是什么样的?

一、法定公文的概念

法定公文是党政机关、社会团体、企事业单位在行使管理职权、处理日常工作时使用的、具有特定效力和规范体式的文书。根据国家 2012 年最新颁布实施的《党政机关公文处理工作条例》规定,党政机关公文"是党政机关实施领导、履行职能、处理公务的具有特定效力和规范体式的文书,是传达贯彻党和国家的方针政策,公布法规和规章,指导、布置和商洽工作,请示和答复问题,报告、通报和交流情况等的重要工具。"同时还规定本条例适用于各级党政机关公文处理工作;其他机关和单位的公文处理工作,可以参照执行。由此可见,凡国家法定机关、团体、企事业单位用于处理公务的、具有特定体式的文书,都可称为法定公文。

二、法定公文的种类

法定公文的种类很多,按不同的标准有不同的分类。常见分类标准有:

1. 按文种 2012年实施的《党政机关公文处理工作条例》中规定了15种法定性公文种类,分别是决议、决定、命令(令)、公报、公告、通告、意见、通知、通报、报告、请示、批复、议案、函、纪要,我们平常所说的公文一般即指此类。

📖 知识拓展

不同公文的适用范围

决议:适用于会议讨论通过的重大决策事项。

决定:适用于对重要事项作出决策和部署、奖惩有关单位和人员、变更或者撤销下级机关不适当的决定事项。

命令(令):适用于公布行政法规和规章、宣布施行重大强制性措施、批准授予和晋升衔级、嘉奖有关单位和人员。

公报:适用于公布重要决定或者重大事项。

公告:适用于向国内外宣布重要事项或者法定事项。

通告:适用于在一定范围内公布应当遵守或者周知的事项。

意见:适用于对重要问题提出见解和处理办法。

通知:适用于发布、传达要求下级机关执行和有关单位周知或者执行的事项,批转、转发公文。

通报:适用于表彰先进、批评错误、传达重要精神和告知重要情况。

报告:适用于向上级机关汇报工作、反映情况,回复上级机关的询问。

请示:适用于向上级机关请求指示、批准。

批复:适用于答复下级机关请示事项。

议案:适用于各级人民政府按照法律程序向同级人民代表大会或者人民代表大会常务委员会提请审议事项。

函:适用于不相隶属机关之间商洽工作、询问和答复问题、请求批准和答复审批事项。

纪要:适用于记载会议主要情况和议定事项。

---

2. 按行文关系 可分为上行文、下行文和平行文。行文是指一个机关给另一机关的发文。行文关系中,上行文是具有隶属关系的下级机关向上级领导机关的行文,即自下而上的行文,如报告、请示等;下行文是上级领导机关对其所属的下级机关的行文,即自上而下的行文,如命令、决定、指示、批复等;平行文是同级机关或不相隶属机关之间的行文,如典型的平行文种——函。

法定公文行文时,行文关系要根据隶属关系和职权范围确定,一般不得越级行文,如果遇到特殊情况,需要越级行文的,应当同时抄送被越过的机关。同级党政机关、党政机关与其他同级机关必要时可以联合行文;而属于党委、政府各自职权范围内的工作,不得联合行文;党委、政府的部门依据职权可以相互行文。

按照行文方向的不同,还有一些特定的规则需要遵循。

在向上级机关行文时,要注意:第一,原则上只主送一个上级机关;可以根据实际需要同时抄送相关上级机关和同级机关,但不能抄送给下级机关;受双重领导的机关向一个上级机关行文,必要时抄送另一个上级机关。第二,党委、政府的部门向上级主管部门请示、报告重大事项,应当经过本级党委、政府同意或者授权;属于部门职权范围内的事项应当直接报送上级主管部门。第三,如果要将下级机关的请示事项,再以本机关名义向上级机关请示,应当提出倾向性意见后上报,不能简单粗暴将原文照样转报给上级机关。第四,请示应当一文一事,不能一个请示涉及多个请示事项,也不能在报告等非请示性公文中夹带请示事项。第五,除上级机关负责人直接交办事项外,不得以本机关名义向上级机关负责人报送公文,也不得以本机关负责人名义向上级机关报送公文。

在向下级机关行文时,应当注意:第一,行文要主送受理机关,根据需要抄送相关机关,重要行文应当同时抄送发文机关的直接上级机关。第二,党委、政府的办公厅(室)根据本级党委、政府授权,可以向下级党委、政府行文,而其他部门和单位则不得向下级党委、政府发布指令性公文或是在公文中向下级党委、政府提出指令性要求。第三,需要经政府审批的具体事项,经政府同意后可以由政府职能部门行文,但文中须注明已经政府同意。第四,党委、政府的部门在各自职权范围内可以向下级党委、政府的相关部门行文。第五,如果涉及多个部门职权范围内的事务,在部门之间未协商一致前不得向下行文;如有擅自行文,其行文不具法定效力,上级机关应当责令其纠正或者撤销。第六,上级机关向受双重领导的下级机关行文,必要时抄送该下级机关的另一个上级机关。

3. 按公文缓急程度　可分为特急公文、急办公文、常规公文。按照公文送达和办理的时限要求,公文可以分为特急公文、急办公文、常规公文。根据紧急程度降序,紧急公文应当分别标注"特急""加急",如果公文是通过电报形式发送,应当分别标注"特提""特急""加急""平急"。不同于一般公文,紧急公文应当随到随办,如果公文有明确的办理时限要求,一般应在时限之前办结。

4. 按公文保密要求　依次分为绝密公文、机密公文、秘密公文、普通公文。涉密公文的密级和处理由发文机关依据《中华人民共和国保守国家秘密法》及其《实施条例》、中央和国家各部、委、办、局制定的国家秘密及其密级具体范围的规定等确定。一般来讲,不同等级涉密公文的保密期限,除另有规定外,绝密级不超过三十年,机密级不超过二十年,秘密级不超过十年。保密期限届满应当按照发文机关的要求和有关规定进行清退或者销毁。如涉密公文需要公开发布,发布前应当履行解密程序,公开发布的时间、形式和渠道,由发文机关确定。如需复制、汇编机密级、秘密级公文,应当符合有关规定并经本机关负责人批准。绝密公文一般不得复制、汇编,确有工作需要的,应当经发文机关或者其上级机关批准。复制、汇编的公文视同原件管理。复制件应当加盖复制机关戳记。翻印件应当注明翻印的机关名称、日期。汇编本的密级按照编入公文的最高密级标注。不具备归档和保存价值的公文,经批准后可以销毁。销毁涉密公文必须严格按照有关规定履行审批登记手续,确保不丢失、不漏销。个人不得私自销毁、留存涉密公文。

知识拓展

涉密公文的管理

党政机关公文一般由文秘部门或者专人统一管理,设立党委(党组)的县级以上单位应当建立机要保密室和机要阅文室,并按照有关保密规定配备工作人员和必要的安全保密设施设备。公文确定密级前,应当按照拟定的密级先行采取保密措施。确定密级后,应当按照所定密级严格管理。绝密级公文应当由专人管理。公文的密级需要变更或者解除的,由原确定密级的机关或者其上级机关决定。公文的印发传达范围应当按照发文机关的要求执行;需要变更的,应当经发文机关批准。

除此之外,涉密公文也与其他公文一样,在机关合并时,应当随之合并管理;机关撤销时,需要归档的公文经整理后按有关规定移交档案管理部门。工作人员离岗离职时,所在机关应当督促其将暂存、借用的公文按照有关规定移交、清退。新设立的机关应当向本级党委、政府的办公厅(室)提出发文立户申请。经审查符合条件的,列为发文单位,机关合并或者撤销时,相应进行调整。

三、法定公文的特点

法定公文具有政策性、权威性、规范性、时效性等基本特点。

1. 政策性 公文是传达贯彻党和国家方针政策的重要工具,首先其内容必须符合党和国家的各项方针政策;其次,各机关、单位借助公文这一工具,把党和国家的方针、政策切实贯彻、落实到具体工作中去,在这一过程中,政策性贯穿始终。

2. 权威性 公文是由法定机关或组织制发,代表着法定机关或组织的意图,在法定机关或组织的权限范围内具有法定的权威性和约束力。经批准公开发布的公文,同发文机关正式印发的公文具有同等效力,有关单位和个人必须认真遵照执行,否则就会受到处罚甚至法律制裁。公文的撤销和废止,也需要由发文机关、上级机关或者权力机关根据职权范围和有关法律法规决定。公文被撤销的,视为自始无效;公文被废止的,视为自废止之日起失效。

3. 规范性 《党政机关公文处理工作条例》中对公文的撰写、管理等方面都做了严格的规定,《党政机关公文格式》对公文的格式进行统一规定,这要求在撰写公文的过程中必须严格按照规定进行,不能违背。

4. 时效性 制发公文的目的就是为了能及时有效地处理公务活动中的各种实际问题,将党和国家的方针、政策、各项指令落到实处。所以,对公文的制发和实施通常有严格的时间要求,公文的效用也常常有时间的限制。

四、法定公文的作用

根据《党政机关公文处理工作条例》对公文的定义可将公文的作用概括为以下几个方面:

1. 指导、组织作用 法定公文是上级领导机关向下级机关发布命令、传达贯彻党和国家的方针政策、组织协调工作的重要工具,因而对下级机关具有指导作用。

2. 宣传、教育作用 法定公文是传达、贯彻党和国家方针政策、法规和规章的强有力武器。其在传达贯彻党和国家的方针政策的同时要辅以必要的说明,即说明为什么做和怎样做,从而起到宣传教育的作用。

3. 联系、沟通作用　各机关、单位在日常工作中需要经常保持联系和沟通,做到上情下达、下情上传、互通信息、交流情况,才能保证工作有序进行,所以法定文书在开展公务活动中起着重要的联系沟通作用。

4. 依据、凭证作用　公文本身反映了制发机关的意图,具有法定的权威性和效力,是各级机关开展工作、处理各类问题的依据。公文还是各级机关或单位档案的重要来源,可以作为历史记录和凭证。

五、法定公文的格式

2012 年最新颁布实施的《党政机关公文处理工作条例》《党政机关公文格式》对公文的组成部分、公文格式都做了明确规定,任何单位在拟制公文时都必须按规定执行,不能随意增删、更改,以确保公文的规范性、法定性和有效执行。

📖 **知识拓展**

法定公文的拟制程序

法定公文的格式与公文拟制程序相关。法定公文的拟制包括公文的起草、审核、签发等程序。

法定公文的起草必须符合党的理论路线方针政策和国家法律法规,完整准确体现发文机关意图,并同现行有关公文相衔接;同时应当一切从实际出发,实事求是地分析问题,提出切实可行的政策措施和办法。起草公文前应当经过深入调查研究,充分进行论证,广泛听取意见;当公文涉及其他地区或者部门职权范围内的事项时,起草单位必须征求相关地区或者部门意见,力求达成一致。重要法定公文的起草应由机关负责人主持、指导。

法定公文文稿签发前,应当由发文机关办公厅(室)进行审核。审核的重点:行文理由是否充分,行文依据是否准确;内容是否符合党的理论路线方针政策和国家法律法规;是否完整准确体现发文机关意图;是否同现行有关公文相衔接;所提政策措施和办法是否切实可行;涉及有关地区或者部门职权范围内的事项是否经过充分协商并达成一致意见;文种是否正确,格式是否规范;人名、地名、时间、数字、段落顺序、引文等是否准确;文字、数字、计量单位和标点符号等用法是否规范等。需要发文机关审议的重要公文文稿,审议前还应由发文机关办公厅(室)进行初核。经审核不宜发文的公文文稿,应当退回起草单位并说明理由;符合发文条件但内容需作进一步研究和修改的,由起草单位修改后重新报送。

法定公文应当经本机关负责人审批签发。重要公文和上行文由机关主要负责人签发;党委、政府的办公厅(室)根据党委、政府授权制发的公文,由受权机关主要负责人签发或者按照有关规定签发;签发人签发公文,应当签署意见、姓名和完整日期;圈阅或者签名的,视为同意;联合发文则由所有联署机关的负责人会签。

根据《党政机关公文处理工作条例》中的规定,公文一般由份号、密级和保密期限、紧急程度、发文机关标识、发文字号、签发人、标题、主送机关、正文、附件说明、发文机关署名、成文日期、印章、附注、附件、抄送机关、印发机关和印发日期、页码等组成。它可分为版头、主体、版记三部分。

(一) 版头部分

公文首页红色分隔线以上的部分称为版头。它包括份号、密级和保密期限、紧急程度、发文机关标志、发文字号、签发人等要素。

1. 份号 份号,又称份数序号,是同一件公文印制若干份时每份公文的顺序编号。不是所有公文都需要编制份号。涉密公文一定要标注份号,按号登记分发给收件人。发文机关认为必要,也可对不涉密公文标注份号。一般用6位3号阿拉伯数字,顶格编排在版心左上角第1行。

2. 秘密等级和保密期限 秘密等级指公文秘密程度的等级,分为"绝密""机密""秘密"三种。凡涉密公文都要标注密级和保密期限。一般用3号黑体字,顶格编排在版心左上角第2行;保密期限中的数字用阿拉伯数字标注。

3. 紧急程度 紧急程度指公文送达和办理的时限要求。根据紧急程度,分"特急"和"急件"两个等级。一般用3号黑体字,顶格编排在版心左上角。如需同时标注份号、密级和保密期限、紧急程度,按照份号、密级和保密期限、紧急程度,顺序自上而下分行排列。

4. 发文机关标识 即文件名称,是公文版头核心部分,由发文机关全称或规范简称加上"文件"二字组成,如"国务院文件"。用套红大字居中印在公文首页上半部。联合行文时,可并用联合发文机关名称,一般主办机关排在前,文件二字置于发文机关名称右侧,上下居中排布;也可单独使用主办机关名称。

5. 发文字号 是发文机关当年行文总数的顺序编号,由发文机关代字、年份和发文顺序号组成。多个机关联合行文时,只标注主办机关发文字号。发文字号排在发文机关标识下空2行位置,居中排布。年份、发文顺序号用阿拉伯数字,年份应标全称,用六角括号〔〕扩入;顺序号不加"第"字,不编虚位,如1号,不编001号,如"国办发〔2014〕1号"。

6. 签发人 指代表机关核准并签发公文的领导人。按照规定,上报公文应当标注签发人姓名,不标职务。联合行文时须标明所有联署机关签发人姓名。上报公文标注签发人姓名,居右空一字,与发文字号平行。"签发人"用3号仿宋字体,全角冒号,签发人姓名用3号楷体字标注。多个签发人需要从左到右、从上到下依次均匀顺排,一般每行排2个姓名,回行时与上一行第一个人姓名对齐,最后一个姓名与发文字号同行。

(二) 主体部分

主体部分是指公文首页红色分隔线(不含)以下、公文末页首条分隔线(不含)以上部分,是公文的最主要部分。它包括标题、主送机关、正文、附件说明、发文机关署名、成文日期、印章、附注、附件等要素。

1. 标题 公文的标题应概括地说明公文的内容并标明公文种类,由发文机关名称、事由和文种组成。公文标题中除法规、规章名称加书名号外,一般不用标点符号;公文标题要做到排列对称美观,并且在回行时不能把完整的词拆开。几个机关联合行文,应将牵头、主办的机关排列在前。

2. 主送机关 主送机关也称收文机关、受文机关,是公文的主要受理机关。主送机关是发文机关行文的主要对象,是靠它落实具体问题的,因此拟文前要正确认定主送机关。主送机关应当使用全称或者规范化简称、统称。主送机关一般标在标题下空一行的左侧顶格处,回行时仍顶格,最后一个主送机关名称后标全角冒号。如主送机关名称过多而使公文首页不能显示正文时,应将主送机关名称移至版记中,在抄送之上,标识方法同抄送。

3. 正文　正文是指公文的内容,是公文信息的主体部分。不同的公文内容不同,正文的写法也不同。公文首页应当显示正文,编排于主送机关名称下一行,每个自然段左空 2 字,回行顶格。正文的提法要符合国家法律、法规及其他有关规定;文字表述准确;人名、地名、数字、引文准确;结构层次序数规范;使用法定计量单位;简称规范;正确使用阿拉伯数字等。

4. 附件与附件说明　附件指附属于公文正件的其他公文、图表或材料。公文附件是正文内容的组成部分,与正文一样具有同等效力。不是每份公文都有附件。存在 2 个以上附件,需要在公文正文之后标注附件的序号和名称。如"附件:1.××ד。附件应与公文正文一起装订,并在附件左上角第 1 行顶格标识"附件"字样,有序号时标识序号,如"附件 1""附件 2""附件 3"等,附件的序号和名称前后标识应一致。

5. 发文机关署名　发文机关指制发公文并对文件负全责的作者。发文机关要写全称或规范化简称。联合行文时,应将主办机关排列在前,其余发文机关署名依次向下编排,一个发文机关占一行。

6. 成文日期　成文日期是公文发出或生效的时间。公文成文日期通常以负责人签发的日期为准,联合行文以最后签发机关负责人的签发日期为准,或以专门规定的日期为准。日期用阿拉伯数字书写,同时年、月、日要齐全,年份用全称,月、日不编虚位。

7. 印章　印章是公文生效的标志。公文除会议纪要和电报外,都应加盖印章;联合上报的公文,由主办机关加盖印章;联合下发的公文,发文机关都应当加盖公章。印章要盖在成文日期正中位置上,印章的上边沿不压正文(或附件),下边沿盖在年月日上,即通常所说的"上不压正文,下骑年盖月"。

8. 附注　附注是对公文需要注意的事项加以说明,主要标明公文的发布层次、印发传达范围等。如有附注,居左空 2 字加圆括号编排在成文日期下 1 行。

请示件应当在附注处标明联系人姓名和联系方式。

(三) 版记部分

版记部分指置于公文末页首条分隔线以下、末条分隔线以上的部分。它包括抄送机关、印发机关、印发时间等要素。

1. 抄送机关　除主送机关以外需要执行或者知晓公文内容的其他机关。　律使用抄送,没有抄报。要严格控制抄送范围,可送可不送的不抄送,完全无关的不抄送。抄送机关和主送机关一样,应当使用全称或者规范化简称、统称。如有抄送机关,一般用 4 号仿宋体字编排在公文最后一页的下方位置,左右各空一字。"抄送"二字后标全角冒号,冒号后标注抄送机关名称,回行时与冒号后的抄送机关名称首字对齐,最后一个抄送机关名称后标句号。如需要把主送机关移到版记中,应将其置于抄送机关之上一行位置。

2. 印发机关　印发机关是指正文的印制主管部门,一般是各党政机关办公室或文秘部门。印发机关位于抄送机关之下,一般用全称。

3. 印发日期　印发日期是指公文印发的时间,不同于成文日期。印发日期和印发机关在同一行,用 4 号仿宋编排在抄送机关下 1 行位置,印发机关左空 1 字,印发日期右空 1 字,年月日用阿拉伯数字标全,后加"印发"二字。

附:公文基本格式

份号

密级和保密期限

紧急程度

××××××文件

×××〔20××〕××号

标　题

主送机关名称:

　　××。

　　×××××××××××××××××××××××××××××××××××××××。

　　××。

　　附件

发文机关署名

日期(加盖印章)

　　(附注)

抄送:×××××　×××××××。

印发机关　　　　　　　　　　　　　　　　　　　　　　印发日期

扫一扫,
测一测

第二节　通　知

📖 导入案例

　　××医科大学为了总结2018年的招生工作,分析招生过程的问题,部署2019年的招生工作,决定举办招生工作研讨会。办公室主任要求李秘书具体负责该项工作,拟写一份会议通知。

　　请问:

　　1. 会议通知的格式是怎样的?

　　2. 会议通知的结构内容是怎样的?

　　3. 会议通知的写作注意事项有哪些?

一、通知概述

《党政机关公文处理工作条例》规定:通知适用于发布、传达要求下级机关执行和有关单位周知或者执行的事项,批转、转发公文。

考点提示:通知的适用范围

通知属于知照性的下行文,是各类机关、团体、企事业单位广泛应用的一种法定公文。它可以用来向下级机关发布法规、规章、制度等,向下级机关和有关单位传达需要周知或执行的事项,还可以用来转发上级机关、同级机关和不相隶属机关的公文,批转下级机关的公文,要求下级机关办理某项事务等。

二、通知的类型

根据用途或作用的不同,通知可以分为六大类。

考点提示:根据不同行文需要如何选择适合的通知类别

1. 颁布性通知　主要用于颁布行政规章制度及党内规章制度。如 2015 年 9 月 24 日由公安部、国家卫生计生委、食品药品监管总局、国家禁毒办联合发布的《关于印发〈非药用类麻醉药品和精神药品列管办法〉的通知》(公通字〔2015〕27 号)。

2. 指示性通知　主要用于上级机关指示下级机关如何开展工作。如 2017 年 12 月 29 日由国家卫生计生委、国家中医药管理局联合发布的《关于印发进一步改善医疗服务行动计划(2018-2020年)的通知》(国卫医发〔2017〕73 号)。

3. 任免性通知　主要用于任免和聘用干部。如 2018 年 10 月 16 日发布的《国务院办公厅关于调整全国老龄工作委员会组成人员的通知》(国办发〔2018〕96 号)。

4. 事务性通知　主要用于处理日常工作中带事务性的事情,常把有关信息或要求用通知的形式传达给有关机构或群众。如《关于开展 2019 年全国"爱眼日"活动的通知》(国卫办医函〔2019〕382 号)。

5. 批转性通知　主要用于上级机关批转下级机关的公文给所属人员,让他们周知或执行。如 2017 年 4 月 13 日发布的《国务院批转国家发展改革委〈关于 2017 年深化经济体制改革重点工作的意见〉的通知》(国发〔2017〕27 号)。

6. 转发性通知　主要用于转发上级机关和不相隶属的机关的公文给所属人员,让他们周知或执行。如 2018 年 11 月 20 日发布的《关于转发自治区卫生计生委做好流行性感冒防控工作的通知》(新卫计发〔2018〕73 号),《北京市卫生健康委员会关于转发国家卫生健康委办公厅关于调整肺结核传染病报告分类的通知》。

三、通知的特点

1. 广泛性　通知是各类机关、团体、企事业单位广泛应用的一种公文,不受机关性质、级别的限制,使用频率高,用途多样,既可用于布置工作、传达重要指示,也可以用于知照一般事项。

2. 时效性　通知的时效性较强,通知所涉及的具体事项,受文机关都必须按照发文机关的要求及时办理,在制作、发送和执行上都不得拖延,否则就会贻误工作。

四、通知的写法

通知一般由标题、主送机关、正文、落款四部分组成。

> 考点提示:通知的一般写法,及颁布、批准、转发性通知标题的写作应重点掌握

(一) 标题

通知的标题应准确、简明地概括公文的主要内容,一般应标明发文机关、事由和文种,称为完全式标题。在结构上,通知的标题一般是在事由之前用介词"关于"组成介词结构,使事由更加明确和突出,事由一定要准确、简要、概括,如《国家卫生健康委办公厅关于进一步加强公共场所卫生监管工作的通知》(国卫办监督发〔2019〕1号)。

有时还可以采用省略式标题,即省略发文机关,只标明事由和文种,如《关于开展2019年全国"爱眼日"活动的通知》(国卫办医函〔2019〕382号)。以上是通知标题写作的一般要求,还应该特别注意下述情况的标题拟写。

1. 颁布性通知标题中"颁布词"的选用 颁布性通知中的"颁布词"的使用须遵守约定俗成的惯例。

公布一般性的、试行的或暂行的规章和有关文件、资料用"印发""公布",如2018年7月17日《关于印发互联网诊疗管理办法(试行)的通知》(国卫医发〔2018〕25号),2018年5月11日的《关于公布第一批罕见病目录的通知》(国卫医发〔2018〕10号)。

颁布较为重要的法规、规章和有关文件、资料用"发布""颁发""颁布"。如国家卫生健康委员会发布的《关于发布大型医用设备配置许可管理目录(2018年)的通知》(国卫规划发〔2018〕5号)。

2. 批准、转发性通知标题的简化 采用了机关公文版头的批转、转发性通知,可以省略发文机关名称。如使用"国务院文件"的红头文件下发的通知,其标题可不再写"国务院批转×××的通知",直接写"关于批转×××的通知"。

为使标题简洁、突出重点,有时省略被批转、转发公文的制发机关名称。如《国务院关于批转社会保障"十二五"规划纲要的通知》(国发〔2012〕17号),在正文中注明了被批转公文《社会保障"十二五"规划纲要》的制发机关是人力资源社会保障部、发展改革委、民政部、财政部、卫生部、社保基金会,为使标题简洁、重点突出,而在标题中省略了被批转公文的制发机关。

转发、批转过多次的通知,在标题中常会被写成"通知的通知的通知"的句式,造成标题累赘、烦琐、层次不清。为使标题简洁、准确、清晰,可将多层次后面的"通知"及"转发、批转"字样前的"关于"略去,只留一个"通知"字样,并去掉被批转、转发通知的单书名号。如原题为《××市卫生和计划生育委员会办公室关于转发工信部、国家卫生计生委、国家发展改革委、国家食药监总局〈关于基本药物定点生产试点有关事项的通知〉的通知》,应改为《××市卫生和计划生育委员会办公室关于转发国家基本药物定点生产试点有关事项的通知》。

对于多层次批转、转发的通知,应省略掉中间转发的层层环节,直接转发最上级领导机关原文标题,而在通知正文中说明批转、转发情况。如《关于批转市经委"关于转发省经委关于转发国家经委办公厅〈关于批转(经济日报)发行工作座谈会纪要的通知〉的通知的通知"的通知》,就可以简写为《关于转发国家经委办公厅批转〈经济日报〉发行工作座谈会纪要的通知》。

如果批转、转发几个机关的联合发文,为使标题简洁,可将原文制发机关的名称概括写出,即在联合发文机关中标明一个主要部门,其他的用"等部门"表示。如工业和信息化部、中医药局、发展改革委、科技部、财政部、环境保护部、农业部、商务部、卫生计生委、食品药品监管总局、林业局、保监

会联合行文《中药材保护和发展规划(2015—2020年)》，国务院办公厅在转发时，其标题为《国务院办公厅关于转发工业和信息化部等部门中药材保护和发展规划(2015—2020年)的通知》。

3. 标题的文种名称前加说明文字 在实际工作中，有的通知需要在其标题的文种之前，根据情况写上说明性的文字。主要有以下三种情况：

一是如果所通知的事项比较紧急，需要被通知的单位尽快知悉和办理，可在通知之前加"紧急"二字，如《关于进一步加强网络预约出租汽车和私人小客车合乘安全管理的紧急通知》(交办运〔2018〕119号)。

二是多个机关对互相都有密切关系的事项联合发出通知，有时在"通知"前加"联合"二字，如公安部、卫生部联合发布的《关于维护医院秩序的联合通知》。

三是对某项事情发出通知后，由于情况发生变化，或因发出通知时考虑不周，认为有新的问题需要明确，有新的事情或规章要办理或执行，需要再发一个通知，这时常常在文中名称前加"补充"二字，如《××学校关于教职工体检工作的补充通知》。

(二) 主送机关

主送机关，即要求办理、知悉通知事项的机关。主送机关的名称可以用全称，也可以用规范化简称。如果通知是发所有下属机关，则可以使用同类型机关名称，如国务院发出的通知，其主送机关为"各省、自治区、直辖市人民政府，国务院各部委、各直属机构"。对于周知性的通知，有时因没有特定的收文对象，这时就不用写主送机关了。

(三) 正文

正文由开头、主题和结尾三部分组成。开头主要交代通知缘由、根据；主体说明通知事项；结尾提出执行要求。不同类别通知的正文有不同的写法，应加以区别，下面介绍几类通知的正文写法。

1. 指示性通知 该类通知的内容具有指示性或指导性，要求下级机关贯彻落实。

指示性通知的开头部分要写清楚通知的原因、依据、意义、目的。

指示性通知的主体部分要写清楚应知或应办事项，如交代任务、政策措施、具体办法和应该注意的事项等。

指示性通知的结尾部分常用"以上几点，望遵照执行""请认真贯彻落实""请认真贯彻执行""请参照执行"等提出执行要求；或者落实为办理具体事务的执行要求。如2019年1月22日由国家卫生健康委办公厅发布的《关于开展"互联网＋护理服务"试点工作的通知》(国卫办医函〔2019〕80号)，结尾部分为"试点省份应当于2019年2月25日前报送实施方案。各相关省份要切实加强领导，结合实际认真组织实施，于2019年12月底前将试点工作总结(包括实施方案、试点医疗机构名单、制定出台的政策文件等)报送我委医政医管局。"如果指示性通知在主体部分已经渗透了执行要求的内容，就可以意尽言止，不必在结尾部分专门提出执行要求。

2. 颁布、批转、转发性通知 这三类通知的正文写法有共同性，即都要求对颁布、批转、转发的文件提出意见，表明态度，如"同意""原则同意""要认真贯彻执行""望遵照执行""参照执行"等；写明所颁布、批转、转发文件的目的和意义；提出希望和要求。

常见的结构内容为"根据……现印发给你们，请认真贯彻执行""现将《……》转发给你们，请认真贯彻执行""我们同意××的《……》，现转发给你们，望遵照执行"等。

3. 任免性通知 任免性通知，要求篇幅短小、用语简要。其正文包括两部分：一是说明任免根据；二是说明任免决定。

行文时要注意,任免决定包括了任职、免职和既免又任等几种情况。要区别情况,写清被任、免职务人员的姓名和职务。如属既免去原来职务,又委任新职务的,务必交代清楚免去了什么职务,又任了什么职务。一般不需要说明任免的原因,体现通知决定的权威性。

4. 事务性通知 事务性通知的开头部分要写明发文缘由,主体部分写明具体任务和事项,结尾部分常用"特此通知""请参照执行""望遵照执行"等表明执行要求。

这里我们重点介绍会议通知的正文写法。通过文件传递渠道发出的会议通知,正文一般应写明召开会议的原因、目的、会议名称、主要议题、参会人员、会议及报到时间、地点、需要的材料、会议联系人等,通常采用条文式写法,要求内容周密、语言清楚、表述准确。

(四)落款

落款包括发文机关署名和成文日期。

五、例文评析

例文 1:

国家卫生健康委办公厅关于印发
罕见病诊疗指南（2019 年版）的通知

各省、自治区、直辖市及新疆生产建设兵团卫生健康委(卫生计生委):

为提高我国罕见病规范化诊疗水平,保障医疗质量和医疗安全,维护罕见病患者健康权益,根据我委等 5 部门印发的《第一批罕见病目录》,我委组织国家卫生健康委罕见病诊疗与保障专家委员会办公室(中国医学科学院北京协和医院)牵头制定了《罕见病诊疗指南(2019 年版)》(可在国家卫生健康委网站"医政医管"栏目下载)。现印发给你们,供各地参考使用。

附件:罕见病诊疗指南(2019 年版)

国家卫生健康委办公厅
2019 年 2 月 27 日

> 这是一份颁布性通知。标题采用完全式公文标题,包括发文机关、事由、文种。
>
> 正文包括开头、主体、结尾三个部分。
>
> 开头部分说明发文的原因、目的。
>
> 主题部分和结尾采用固定的结构"根据……,现印发……。"对印发的文件提出执行要求。
>
> 落款规范。

例文 2:

关于进一步加强农村贫困人口
大病专项救治工作的通知

各省、自治区、直辖市及新疆生产建设兵团卫生计生委、民政厅(局)、扶贫办、医保局(办),中国人口与发展研究中心:

为落实党中央、国务院关于打赢脱贫攻坚战的决策部署,国家卫生健康委、民政部、国务院扶贫办联合开展了农村贫困人口大病专项救治工作(以下简称专项救治工作)。专项救治工作有效解决了相关病种医疗救治需求,降低了贫困患者费用负担,建立完善了农村贫困大病患者医疗救治及保障的工作机制,为推进脱贫攻坚工作奠定了良好基础。近期,健康扶贫三年攻坚工作全面启动,将实施贫困人口托底医疗保障、大病和慢性病精准救治等攻坚行动。为贯彻党的十九大精神和党中央、国务院关于脱贫攻坚工作有关决策部署,落实健康扶贫三年攻坚工作要求,现将进一步加强农村贫困人口大病专项救治工作有关要求通知如下。

一、增加专项救治覆盖病种

2018 年,各地要在已开展儿童先心病、儿童白血病、胃癌、食道癌、结肠癌、直肠癌、终末期肾病等大病专项救治基础上,增加肺癌、肝癌、乳腺癌、宫颈癌、急性心肌梗死、白内障、尘肺、神经母细胞瘤、儿童淋巴瘤、骨肉瘤、血友病、地

> 这是一份指示性通知。标题采用省略式公文标题,包括事由、文种两个要素。
>
> 正文第 1 段介绍制发该通知的原因、依据、背景等。
>
> 正文第 2 段开始从专项救治覆盖病种、医疗质量安全管理、结算方式、部门职责等方面作了具体介绍。

续表

中海贫血、唇腭裂、尿道下裂等作为专项救治病种。鼓励各地(包括"三区三州"等深度贫困地区)结合实际,将本地区多发、群众反映强烈的重大疾病纳入专项救治病种范围。

二、继续落实有关要求,做好专项救治各项工作

(一)加强专项救治医疗质量安全管理。各地要在前期工作基础上总结经验,进一步加强专项救治的医疗质量安全管理。要结合新增病种特点,增加定点医院,满足诊疗需求。积极推进临床路径管理,根据国家卫生健康委印发的有关病种诊疗规范、临床路径等,制订具体的临床路径和诊疗管理方案。调整完善诊疗专家组和质控体系,积极开展技术指导、培训和质控工作。定点医院的选择要坚持"保证质量、方便患者、管理规范"的原则,确保救治效果。

(二)加快落实"一站式"结算。积极推进"一站式"结算,为农村贫困人口提供方便快捷服务。对农村建档立卡贫困患者县域内住院实行"先诊疗、后付费",在出院时只需支付自付医疗费用;对于符合转诊转院条件的贫困住院患者,有条件的地方要实行省域范围内"先诊疗、后付费"。医疗保障经办机构要按照协议约定及时向定点医疗机构拨付费用。

三、明确部门职责,强化责任落实

地方各级卫生健康、民政、扶贫、医保等部门要明确部门责任,加强沟通协调,形成合力,共同推进专项救治工作取得实效。卫生健康行政部门牵头负责专项救治工作,要会同有关部门明确定点医院、制订完善临床路径;组建诊疗专家组,组织开展相关培训和质控工作。民政部门要将核实核准的农村特困人员和低保对象名单提供给卫生健康行政部门,组织做好此类人员的专项救治工作。扶贫部门要加大对贫困大病患者及其家庭帮扶力度,加强专项救治工作监督和指导。医保部门要完善相关医保政策,深化医保支付方式改革。

四、有关工作要求

(一)加快工作进度。各省份要继续做好农村贫困人口大病专项救治工作,并结合此次新增病种要求,在 2018 年 10 月底前调整完善相关工作方案,于 2018 年 11 月底前向国家卫生健康委、民政部、国务院扶贫办、国家医保局报告有关工作落实情况。

最后提出执行要求。

(二)做好数据统计报告。各地要及时通过"全国健康扶贫动态管理系统"报送专项救治病例信息。中国人口与发展研究中心要按月汇总专项救治工作信息,及时报国家卫生健康委医政医管局。

国家卫生健康委、民政部、国务院扶贫办、国家医保局将适时组织开展督导检查工作。

国家卫生健康委员会办公厅
民政部办公厅
国务院扶贫办综合司
国家医疗保障局办公室
2018 年 9 月 20 日

六、通知的写作要求

1. **严遵行文规则**　根据《党政机关公文处理工作条例》的规定,通知属于下行文,只能将文件批转或转发给下级机关,将有关执行或办理事项传达给下级机关。现在有些机关单位将通知用于平级或不相隶属机关单位和群众,用来传达日常工作中带事务性的事情,如"停电通知""征订通知"等,都属于不规范行文。

2. **内容具体明白**　为了便于受文者准确理解和执行,通知的具体事项和执行要求都必须具体明白,否则可能会降低工作效率,甚至贻误工作,给工作带来不必要的损失。因此通知的标题一般应写明"事由",使受文者对通知的主题一目了然。

3. **结构简明有序**　通知具有很强的时效性,要求制文和办理及时迅速,因此,通知的内容不宜太长,应该力求精简,结构层次要有条理性,眉目清楚,以提高制文和办理的效率。

案例1

通知作为各级党政机关、企事业单位、社会团体在处理公务中普遍使用的一个文种,在日常工作中能够向下级机关有效地实现工作布置、传达指示、事项知照等作用。比如上海市卫生健康委员会要召开2018年上海市食品安全标准跟踪评价工作培训会,向相关单位发文,将会议的相关要求以会议通知的形式传达给相关单位。

关于开展2018年上海市食品安全标准跟踪评价工作培训的通知

沪卫健办食品〔2018〕1号

有关单位:

为贯彻落实《中华人民共和国食品安全法》《上海市食品安全条例》和国家卫生健康委员会有关要求,进一步扎实推进本市食品安全标准跟踪评价工作,我委决定组织开展2018年食品安全标准跟踪评价工作培训。现将有关事宜通知如下:

一、培训时间

2018年8月16日至17日(周四、周五)。请于16日上午9点前抵达会场。

二、培训地点

上海龙柏饭店(长宁区虹桥路2419号,近虹井路)2楼莲花厅。

三、培训内容

传达国家卫生健康委2018年食品安全标准工作要求,解读部分食品安全国家标准,本市食品安全标准跟踪评价工作情况介绍。

四、参加人员

市农业委员会食品安全主管处室负责人(1~2人),市质量技术监督局食品安全主管处室负责人(1~2人),市食品药品监督管理局食品安全主管处室负责人(1~2人),各区卫健委食品安全主管科室负责人(1人),各级卫健委监督所食品安全主管科室负责人(1人),各级疾病预防控制中心食品安全主管科室负责人(1~2人)、食品安全检验科室负责人(1~2人)。

五、其他事项

1. 培训期间食宿由主办方承担,不安排用车。

2. 请各单位填写参培回执(见附件),于8月10日(周五)前以传真形式反馈。各区卫健委参培人员信息由各区卫健委统一汇总并反馈。

3. 联系人:市卫健委食品安全标准与评估处张××、袁××;

联系电话:2311××××、2311××××;

传真:8309×××。

附件:参培回执

上海市卫生健康委员会办公室

2018年7月27日

续表

案例2

国家卫生健康委办公厅关于进一步加强贫困地区卫生健康人才队伍建设的通知
国卫办人函〔2019〕329号

河北省、山西省、内蒙古自治区、吉林省、黑龙江省、安徽省、江西省、河南省、湖北省、湖南省、广西壮族自治区、海南省、重庆市、四川省、贵州省、云南省、西藏自治区、陕西省、甘肃省、青海省、宁夏回族自治区、新疆维吾尔自治区卫生健康委：

2019年是健康扶贫攻坚拔寨的冲刺之年，也是我委"工作落实年"。为全面加强贫困地区卫生健康人才队伍建设，坚决打赢健康扶贫攻坚战，保障贫困人口享有基本医疗卫生服务，防止因病致贫因病返贫，现就有关要求通知如下。

一、总体要求

（一）总体思路。以习近平新时代中国特色社会主义思想为指导，深入贯彻党的十九大和十九届二中、三中全会精神，落实党中央、国务院脱贫攻坚决策部署，践行新时代党的组织路线，坚持问题导向，聚焦贫困地区脱贫攻坚和卫生健康服务薄弱环节，深化人才发展体制机制改革，着力聚集爱国奉献的卫生健康优秀人才，为打赢脱贫攻坚战提供坚强有力的人才支撑。

（二）任务目标。全面落实现有人才培养开发、流动配置、使用评价、激励保障政策措施，鼓励引导人才向贫困地区流动，对长期在贫困地区工作的卫生健康人才，通过完善职称晋升、教育培训、薪酬待遇政策，鼓励人才"留得下""干得好"；对没有执业医师的乡镇卫生院，要多措并举，力争实现到2020年贫困地区每个乡镇卫生院有1名全科医生的目标，让基层始终有人民健康的守护人。

二、主要措施

（一）创新上下联动的用才机制。围绕"县要强、乡要活、村要稳、上下联、信息通"，加强县域医疗共同体（以下简称医共体）、乡村一体化建设，建设500个县域医共体。以资源共享、人才下沉、技术协作为重点，鼓励县域内以县级医院为龙头，与乡镇卫生院建立医共体，强化县医院与乡镇卫生院一体化管理，建立医共体内人员柔性流动、双向交流机制。积极推行基层卫生健康人才"县管乡用""乡管村用"管理机制。

（二）精准实施全科医生特岗计划。做好中央财政支持的全科医生特岗计划招聘工作，各地要进一步完善聘用、待遇保障等配套政策，加大补助力度，增加岗位吸引力，确保人员招聘到岗。在设岗时，要重点考虑无执业医师的乡镇卫生院，可结合县乡人才一体化改革和医共体建设，由县级医疗卫生机构选派特岗医生到乡镇卫生院工作，实行岗位常设，人员定期轮换。同时，招聘对象可放宽至经过助理全科医生培训合格的全科执业助理医师。

（三）健全人才智力帮扶协作机制。持续推进万名医师支援农村卫生工程，深入推进三级医院对口帮扶贫困县县级医院工作，每年为帮扶县医院"解决一项医疗急需，突破一个薄弱环节，带出一支技术团队，新增一个服务项目"，帮扶效果列入帮扶机构年终考核、等级评审内容，作为评先树优必要条件。落实城市二级及以上医院医师晋升高级职称前须到基层医疗卫生机构服务1年的政策，下派人员优先派驻到临床医师短缺、医疗需求较大的基层医疗卫生机构，并与基层医疗卫生机构外出培训工作相结合，实行"顶岗派驻"，明确下派人员岗位职责，强化管理考核，确保实效。

（四）因地制宜加强本土人才培养力度。鼓励地方立足本地，以需求为导向，采用多种方式优化医学人才培养结构。继续做好农村订单定向医学生培养工作，完善毕业生就业安置和履约管理，落实定向医学生编制、岗位和待遇。加强以全科医生为重点的基层人才培养，积极支持引导在岗执业（助理）医师参加转岗培训，注册从事全科医疗工作。

（五）完善基层卫生健康人才招聘政策。按照中央组织部、人力资源社会保障部《关于进一步做好艰苦边远地区县乡事业单位公开招聘工作的通知》要求，乡镇卫生院公开招聘大学本科以上毕业生、县级医疗卫生机构招聘中级职称或者硕士以上人员，全科医学、妇科、儿科等急需紧缺专业人才，可采取面试（技术操作）、组织考察等方式公开招聘。对公开招聘报名后形不成竞争的，可适当降低开考比例，或不设开考比例划定合格分数线。对放宽条件招聘的人员，用人单位可以视情况在聘用合同中约定3~5年最低服务期限，并明确违约责任和相关要求。在最低服务期限内，其他单位不得以借调、帮助工作等方式将其借出或调走。

三、政策保障

（一）大规模开展基层人才培训提能。落实《健康扶贫卫生健康人才能力提升方案》，建立健全基层技术人员定期进修学习机制，以补短板为目标，以提高基层医疗卫生服务能力和家庭医生团队实用技能为重点，加强基层紧缺人才培训和县级骨干医师进修培训。完善全科医生继续教育制度,大力发展远程继续教育,实现全科医生继续医学教育全覆盖。

(二)全面强化落实基层卫生职称改革。全面贯彻落实《关于进一步改革完善基层卫生专业技术人员职称评审工作的指导意见》,对论文、科研不作硬性要求,可作为评审参考条件,单独设立评审组、完善评价标准。对长期在艰苦边远地区和基层一线工作的卫生专业技术人员,业绩突出、表现优秀的,可放宽学历等要求,同等条件下优先评聘。探索实行取得中级职称后在贫困县农村基层连续工作满10年的卫生专业技术人员,经职称评审委员会考核认定,直接取得副高级职称,原则上限定在基层医疗卫生机构聘任。

(三)深入推进薪酬制度改革。落实"两个允许"要求,综合考虑基层医疗卫生机构公益目标任务完成情况、绩效考核情况、人员结构、事业发展、经费来源等因素,统筹平衡与当地县区级公立医院绩效工资水平的关系,合理核定基层医疗卫生机构绩效工资总量和水平。在基层医疗卫生机构绩效工资内部分配时设立全科医生津贴项目,在绩效工资中单列。提升全科医生工资水平,使其与当地县区级公立医院同等条件临床医师工资水平相衔接。

四、组织实施

(一)高度重视,狠抓落实。2020年脱贫攻坚行动将进入考核收尾阶段,各地各部门要高度重视,增强使命感和紧迫感,抓紧2019年一年时间,按照中央统筹、省(自治区、直辖市)负总责、市(地)县抓落实的工作体制,结合贫困地区实际制订具体的实施方案,明确时间表、路线图,层层压实责任。

(二)加大投入,加强保障。地方各级卫生健康行政部门要积极争取地方党委、政府支持,加强沟通协调,在健康扶贫专项资金中,加强卫生健康人才队伍建设经费支持保障力度,特别是全科医生特岗计划中央财政补助资金由每人每年3万元提高到5万元后,各省份要及时增加配套资金,确保经费保障力度。

(三)摸清底数,加强考核。我委将利用全国健康扶贫动态管理系统,每半年统计并通报832个贫困县13 235个乡镇卫生院的执业(助理)医师、全科医生(含加注全科的执业医师)具体情况。各省级卫生健康行政部门要根据系统反馈的医师队伍情况,将"到2020年贫困地区每个乡镇卫生院有1名全科医生"作为健康扶贫重要考核内容,建立工作台账,细化职责分工,明确任务要求,加强结果考核,想方设法推动工作落实,努力创造可复制可借鉴的成功经验。

国家卫生健康委办公厅

2019年3月29日

扫一扫,
测一测

第三节　通　报

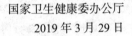

📖 导入案例

××医院的外科医生张××利用职务之便收受患者红包,使医院声誉受损,在社会上造成不良影响。××医院决定对张××进行严肃处理,并在医院通报批评,以儆效尤。如果你是××医院办公室秘书,办公室主任要求你来撰写这则通报,你怎么写?

请问:

1. 通报的格式是怎么样?

2. 为写好这则通报,应该从哪些方面着手准备?

3. 这则通报的结构内容应该是怎么样的?

4. 通报写作的注意事项有哪些?

一、通报概述

《党政机关公文处理工作条例》规定:通报适用于表彰先进,批评错误,传达重要精神和告知重要情况。

考点提示:通报的适用范围

通报属于下行文,是党政机关、社会团体、企事业单位普遍使用的一种公文。它可以运用典型人物或事件,以传统方式对干部和群众进行启发教育,是鼓励先进、鞭笞落后的重要方法;还可以将上级机关对形势的看法告诉下级,以及工作中一些带有倾向性的问题,告诉并提醒下级注意。

二、通报的类型

按通报内容的不同,可以将通报分成三类。

1. 表彰性通报 表彰性通报,就是表彰先进个人或先进集体,介绍先进事迹,推广典型经验的通报。如 2018 年 3 月 9 日由山东省卫生和计划生育委员会发布的《山东省卫生计生委关于表扬 2018 年度全省卫生计生监督执法十佳办案能手和执法办案能手的通报》(鲁卫监督字〔2018〕4 号)。

2. 批评性通报 批评性通报,就是批评典型人物或单位的错误行为、不良倾向、丑恶现象和违章事故等的通报。这类通报,通过对错误事实的批评,起到惩戒的作用,使人们从中吸取教训,以免重蹈覆辙。如 2017 年 8 月 29 日发布的《关于对 ×× 药业股份有限公司违规网下销售药品处理有关情况的通报》(× 药采领办〔2017〕60 号)。

3. 情况通报 情况通报,就是上级机关将重要精神和情况传达给下级机关和群众知晓的通报。这类通报,通过告知下级机关和群众,让其了解全局,与上级协调一致,统一认识,克服存在的问题,开创新的局面。如 2018 年 5 月 17 日发布的《关于 2007 年全国血液安全技术核查情况的通报》(国卫办医函〔2018〕346 号)。

三、通报的特点

1. 典型性 通报的题材,无论是表彰性的、批评性的,还是通报情况的,都要求具有典型意义,以典型来指导工作,惩戒错误、传达情况。典型就是既有普遍性、代表性,同时又有个性和新鲜感的事实。只有这样才能给读者以深刻的印象,才具有广泛的指导价值。

2. 教育性 通报的目的,不仅仅是让人们知晓内容,还让人们知晓内容之后,从中接受先进思想的教育,或警戒错误,引起注意,接受教训。通报不是靠指示和命令方式来达到教育的目的,而是靠正反面典型的带动,树立学习榜样,或者提供借鉴,使读者能够总结经验,吸取教训,思想上受到启迪,得到教益。

3. 时效性 通报具有较强的时效性。通报主要用于表彰先进、批评错误、传达重要精神和情况,因此通报的写作与传播必须迅速及时。否则时过境迁,人们就会对人物、事实、情况失去兴趣和热情,削弱其教育和引导的作用,有时甚至会贻误工作。

四、通报的基本写法

通报一般由标题、主送机关、正文、落款四部分组成。

考点提示:掌握通报的一般结构及其写法,情况通报的标题写法、表彰和批评性通报的正文写法应重点掌握

(一)标题

通报的标题通常有两种构成形式:一种是完全式标题,即由发文机关名称、事由和文种组成,如 2019 年 1 月 9 日的

《山东省卫生健康委员会关于表扬 2017 年度全省卫生计生监督执法办案能手的通报》(鲁卫办字〔2019〕12 号)。

另外一种省略式标题,即由事由和文种构成,如 2018 年 3 月 8 日由安徽省卫生计生委发布的《关于表扬 2017 年度全省卫生计生宣传与健康促进工作先进单位和个人的通报》(卫宣传秘〔2018〕105 号)。

情况通报的标题可以在文种名称前加"情况"二字,如 2018 年 12 月 26 日广西壮族自治区卫生健康委员会发布的《自治区卫生健康委员会关于 2018 年全区非公立医疗机构依法执业专项整治情况通报》(桂卫医发〔2018〕65 号)。

(二) 主送机关

通报一般应当标明主送机关。普发性通报和单位机关内部知照性的通报可以不标注主送机关。

(三) 正文

1. 表彰性和批评性通报　表彰性和批评性通报正文一般有四个层次构成:

第一层次,说明表彰或批评的原因,即写清先进事迹或错误事实的经过情况,要求用叙述的方式真实客观的反映事实,使读者了解该事实,包括时间、地点、人物、事件、原因、结果等情况。如果通报的内容较为复杂,可以先简要概述总体事实并做出简评,再用"现将有关情况通报如下"等句子导入具体情况的陈述。

第二层次,具体情况的陈述和评价。要对所叙述的事实进行准确地分析和中肯地评价,不能夸大或缩小,使人们能从先进事迹中得到鼓舞,从错误中吸取教训。

第三层次,一般是对表彰的先进或批评的错误作出嘉奖或惩处。表彰性通报一般只需简洁点明表彰决定,批评性通报则要分条列项地写明惩处决定。

第四层次,要根据通报的情况,针对现实的需要,发出号召或提出要求。

2. 情况通报　情况通报正文由三个层次构成:

第一层次,写明缘由与目的,即叙述基本事实,阐明发布通报的根据、目的、原因等。文字不宜过长,要综合归纳,言简意赅。

第二层次,陈述情况与信息,即叙述有关情况、传达某些信息。通常内容较多,篇幅较长,要注意梳理归类,合理安排结构。

第三层次,提出希望与要求,即在明确情况的基础上,对受文单位提出一些希望和要求。要求抓住要点,切实可行,简练明白。

(四) 落款

落款包括发文机关署名和成文日期。

五、例文评析

<table>
<tr><td>× 省卫生健康委 × 省文明办关于公布
第二届寻找"× 省好医生"活动推选结果的通报
各地级以上市卫生计生局 (委)、文明办、省中医药局、相关医药院校及附属医院、委直属各单位:</td><td>这是一份表彰性通报。标题采用完全式公文标题,由发文机关、事由、文种三个要素构成。</td></tr>
</table>

续表

近年来,全省卫生健康系统以习近平新时代中国特色社会主义思想为指导,全面贯彻党的十九大和十九届二中、三中全会精神,深入学习贯彻习近平总书记视察×省重要讲话精神和对×省工作一系列重要指示精神,积极践行社会主义核心价值观,大力弘扬"×省医生"精神,着力加强思想道德建设和精神文明建设,涌现出一大批爱岗敬业、诚实守信、无私奉献的优秀卫生健康工作者,为打造卫生强省,建设健康×省,保障人民群众健康做出了积极贡献。	正文第1段,先说明表彰的背景;接着说明表彰的原因;最后宣布表彰决定,"经过严格规范评选程序,现确定……"
为充分发挥先进典型示范引领作用,展示我省卫生健康工作者良好的医德医风,进一步打造"×省医生"主体形象,省文明办、省卫生健康委、南方日报社、省卫生系统政研会今年继续开展第二届寻找"×省好医生"活动。经过严格规范评选程序,现确定王××等10位同志为"×省医生",庄××等10位同志为"×省好医生"提名奖人选。	
全省各地卫生计生行政部门要积极开展向"×省好医生"学习的活动,营造尊医重卫的良好社会氛围,充分发挥榜样的力量,引导坚持全心全意为人民服务,弘扬"珍爱生命、崇尚科学、乐于奉献、团结进取"的×省医生精神,继往开来,再接再厉,不断为增进人民健康做出新贡献,为健康×省建设谱写新篇章,努力开创我省卫生健康事业新局面。 附件:	最后提出希望和要求。
省卫生健康委员会 ×省精神文明建设委员会办公室 2018年12月28日	落款包括发文机关署名和成文日期。

六、通报的写作要求

1. 内容真实准确 通报属于普发性公文,影响面广,因此无论是表彰性通报、批评性通报,还是情况通报,都必须在事前进行广泛、深入的调查研究,仔细核实所有材料,弄清事实,包括叙述事实的六个要素(即时间、地点、人物、事件、原因、结果)、具体数据等,都要做到真实准确,避免错漏,更不能夸张或渲染。

2. 语言平实简明 要正确使用叙述、说明和议论相结合的表达方式,进行叙事和评论要简洁有力,使人心悦诚服,进而达到教育和引导的目的。

3. 叙事顺序恰当 各类通报都涉及要叙述相关的事实或情况,叙述事情的顺序要求合理恰当。一般来说,表彰或批评通报多按时间来顺叙;事故通报亦可采用倒叙写法,先写事故造成损失,再写事故的起因、大致经过和结果以及善后处理的情况;情况通报在交代情况时通常是按照材料的主次重轻顺序进行排序。

案例1

通报是各级党政机关、企事业单位和团体常用的一种公文,作用在于表彰先进、批评错误,以及传达重要精神或情况。比如国家卫生健康委员会组织开展了全国血液安全技术核查工作,为了让相关单位及时了解核查工作的情况,进一步做好下一步工作,国家卫生健康委员会下发了情况通报。

关于2017年全国血液安全技术核查情况的通报

各省、自治区、直辖市以及新疆生产建设兵团卫生计生委:

为贯彻落实《中华人民共和国献血法》等法律法规和党的十九大精神,做好血液安全保障工作,维护人民群众健康权益,按照"双随机一公开"工作要求,我委于2017年11月~12月组织开展了全国血液安全技术核查。现将有关情况通报如下:

一、基本情况

（一）政府领导的无偿献血长效工作机制不断巩固。天津、四川、甘肃等17个省份成立由副省级负责同志任组长、多部门参与的无偿献血领导机构，协调解决无偿献血工作面临的重点、难点问题，重点是建立完善考核机制和激励机制。在考核机制方面，辽宁、吉林、上海等25个省份将无偿献血工作纳入政府目标管理或精神文明建设评价体系。南宁市人民政府印发《南宁市无偿献血工作目标管理责任状》，将团体献血纳入党政考核指标。在激励机制方面，江苏等省份修订了《献血法》实施条例，对于献血量超过4 000ml的献血者实施"三免"政策。江西省印发《关于开展全省高等院校无偿献血表彰奖励的通知》，开展全省高校无偿献血先进单位和先进个人表彰奖励工作。云南省昆明市设立"无偿献血爱心助学基金"，资助热心公益事业的贫困大学生完成学业。

（二）血液供应能力持续提升。2017年全国无偿献血人次数达到1 459万人次，采血量达到2 478万单位，较2016年分别增长4.2%和5%，无偿献血持续向好，千人口献血率接近11（部分主要城市献血情况见附件）。一是各地认真开展"世界献血者日"主题宣传活动，开通无偿献血服务热线，通过各类传统媒体和新媒体开展形式多样的无偿献血宣传。云南省发挥健康教育机构的组织优势、网络优势和专业优势，实现市县乡村无偿献血健康教育的全覆盖。湖南省长沙市开通无偿献血科普专列地铁，普及献血常识。河北邯郸市开展最美献血者评选活动，弘扬无偿献血奉献精神。二是各地加强血液管理信息化建设，大力发展志愿服务者队伍，优化献血服务流程，探索开展互联网＋无偿献血服务，强化献血服务考核。江苏、浙江、湖南举办献血服务技能竞赛，努力打造适应专业需求的高素质专业人才队伍。三是血液联动保障机制日益健全。各地建立健全血液库存预警和日报告制度，加强应急献血者队伍建设，健全京津冀、长三角、珠三角等医疗资源丰富地区与周边省份血液调配制度。2017年全国调配血液超过154万单位，河南、上海、湖北、江苏、湖南等省份向其他省份支援血液数量位居全国前列；北京、湖北等省份从其他省份调入血液位居全国前列。区域间血液调配制度的实施，有效缓解了地区间、季节性、偏型性血液供需矛盾，保障了金砖国家峰会、全运会等重大活动的血液供应。近年来，全国没有发生大规模、持续性血液供应不足的现象。四是"组团式"支援西藏采供血工作初现成效。北京、上海、江苏、安徽、广东、重庆、四川、陕西等省份根据西藏自治区需求，建立血液定期调配制度。在辽宁省支援下，那曲中心血站于2017年正式开展采供血工作，西藏自治区形成以一个血液中心为龙头，六个中心血站为补充的血站采供血服务体系。

（三）血液安全水平稳步提升。一是各地不断加强人员培训和考核，指导血站加强固定献血者队伍建设，完善覆盖采供血全过程的质量管理持续改进体系。2017年，全国固定献血者人数超过500万，血液报废率、血液质量相关不良事件保持在较低水平，血液质量安全水平达到国际前列。二是各地将核酸检测作为保障血液安全的重要措施，加强核酸检测实验室和备份实验室建设与维护，强化人才队伍建设，优化操作流程，定期开展内审和实验室间质评，基本阻断艾滋病等重要传染病经输血途径传播。三是地方各级卫生计生行政部门按照有关法律规定和"双随机一公开"要求开展血液安全技术核查工作，保障血液供应和血液安全。四是强化血液安全国际交流与合作。中国输血协会成功举办第28届地区性（非欧洲）国际输血大会，中国医学科学院输血研究所、委临床检测中心、广州血液中心等一大批机构加强输血医学研究，扩大国内外学术交流与合作。

（四）临床合理用血工作持续推进。各地将临床用血管理作为节约血液资源、提升患者安全水平的重要举措和评价医疗质量的重要指标，充分发挥省级临床用血质量控制中心作用，健全临床用血培训、监督、管理和通报制度，临床用血管理呈现由三级医院带动二级医院加速推进的良好态势。医疗机构输血科软硬件条件逐步改善，医务人员临床合理用血意识和输血不良反应预防与处置能力进一步提升，患者血液管理稳步推进，围手术期血液保护技术广泛应用，三级医院自体血回输率普遍达到20%以上，有效降低手术患者对异体血液的依赖。

二、存在的主要问题

一是部分地方政府未充分履行对无偿献血工作的领导职责，部门间无偿献血协调工作存在薄弱环节，血站服务体系建设及人员配备与医疗服务体系发展不相协调，与当地临床用血需求不相适应。

二是部分地区有待进一步提升无偿献血组织动员能力和服务水平，激发公民献血积极性，提高千人口献血率。

三是部分地区尚未建立省域范围内联网的血液管理信息网络，对无偿献血大数据挖掘利用不足，依托互联网大数据的精准献血宣传招募和献血服务模式有待建立。

三、下一步工作

（一）完善血液安全机制建设。各地要结合实际，修订完善《献血法》实施条例或实施办法。不断巩固和发展政府领导、部门协作、全社会参与的无偿献血长效机制，健全献血激励机制，提升公民无偿献血积极性的和血站员工积极性。完善血站运行投入机制和血站服务体系，健全覆盖县域的采、储血点网络布局，确保血站服务体系与医疗卫生事业发展相适应。

（二）做好血液供应保障工作。各地要围绕《献血法》施行二十周年，开展无偿献血宣传活动。拓展无偿献血招募模式，探索利用互联网大数据实施无偿献血精准宣传招募，推动团体无偿献血和街头流动无偿献血协调发展。血站要以献血者体验为中心，建立无偿献血标准化服务流程和个性化服务模式，不断增加血液采集量。提高手工分离血小板利用率，根据临床需求，提供儿童等特殊人群所需要的小袋血液，有效利用血液资源。健全区域血液联动保障机制，完善应急保障预案，定期开展应急演练。医疗机构要做好输血前患者及家属的无偿献血知识宣教工作，鼓励更多患者及家属自愿参加无偿献血。

（三）加快推进血液管理信息系统建设。各地要推进区域内血液管理信息互联互通工作，实现血站之间、血站与医疗机构之间血液信息的共享共用，逐渐实现在医疗机构直接报销临床用血费用，减少献血者垫付血费的现象。完善血液预警和风险监测机制，健全省域内和省际间不适宜献血人群屏蔽制度，加强献血高危人群管理。

（四）保障临床用血安全。各地要开展以血液安全技术核查为重要手段的"双随机一公开"工作，健全"从献血者血管到用血者血管"的全过程质量管理体系，巩固血站核酸检测成果，持续降低血液风险残余度。充分发挥省级临床用血质量控制中心龙头作用，推进患者血液管理，建立健全以单病种质量管理为基础的临床合理用血评价制度，重点加强县级医疗机构临床合理用血工作，进一步降低出院患者人均用血量、手术台均用血量，提升血液资源利用效率。

附件：2017 年部分城市献血情况统计表

国家卫生健康委员会办公厅

2018 年 5 月 17 日

案例 2

全国爱卫会关于 2018 年

国家卫生城市（区）和国家卫生县城（乡镇）复审结果的通报

全爱卫发〔2019〕2 号

各省、自治区、直辖市及新疆生产建设兵团爱卫会：

根据《国家卫生城市评审与管理办法》和《全国爱卫会关于做好下放国家卫生乡镇（县城）评审工作的指导意见（试行）》的有关规定，全国爱卫办组织专家对 2018 年进入复审程序的国家卫生城市（区）进行了评审，对各地上报的国家卫生县城（乡镇）复审结果进行了抽查。

复审和抽查结果表明，各地高度重视卫生城镇创建工作，在获得国家卫生城镇荣誉称号后，持续推进卫生创建工作全面深入开展，健全城市卫生长效管理机制，努力解决影响群众健康的突出问题，不断加强城镇社会卫生综合治理，巩固和发展国家卫生城镇创建成果，发挥了典型示范作用。但个别城镇在取得荣誉称号后，对卫生创建成果的巩固提升工作重视不够，工作有所滑坡，特别是一些旧城区、背街小巷、城中村、城乡结合部和"五小"行业等方面的基础设施建设薄弱，日常卫生监管不到位，群众反映比较强烈，整体卫生水平与国家卫生城镇标准存在一定差距。根据暗访和评审结果，现通报如下：

一、重新确认北京市怀柔区等 93 个城市（区）为国家卫生城市（区），重新确认北京市顺义区马坡镇等 236 个县城（乡镇）为国家卫生县城（乡镇）。名单附后。

二、暂缓确认辽宁省鞍山市为国家卫生城市；暂缓确认广东省中山市东升镇、东莞市凤岗镇为国家卫生镇。希望有关城镇严格按照《国家卫生城市标准》和《国家卫生乡镇（县城）标准》进行认真整改，上述城镇将于 2019 年重新复审。

续表

三、北京市天安门地区、北京市通州区、内蒙古自治区鄂尔多斯市、吉林省珲春市、上海市奉贤区、江苏省张家港市、浙江省杭州市、山东省滨州市、福建省厦门市等9个城市(区),在巩固国家卫生城市工作方面成效显著,在复审中成绩突出,予以通报表扬。

四、浙江省舟山市、重庆市渝北区、四川省绵阳市、贵州省贵阳市等4个城市(区),在巩固国家卫生城镇工作方面有所滑坡,予以通报批评。湖南省爱卫会对个别国家卫生县城(乡镇)巩固工作监管不力、把关不严,予以通报批评。

五、辽宁省瓦房店市复审工作因故延迟至2019年。

附件:1. 2018年重新确认国家卫生城市(区)名单
          2. 2018年重新确认国家卫生县城(乡镇)名单

全国爱国卫生运动委员会
2019年2月28日

附件1
2018年重新确认国家卫生城市(区)名单(略)

扫一扫,
测一测

第四节 报 告

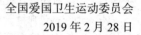

导入案例

××中等卫生技术学校与本地一所大专院校合并成一所应用性本科院校,实质性合并工作中有15 000余名学生住宿需要进行搬迁,因涉及学生人数众多,当地教育主管部门高度重视,要求学校详细汇报住宿搬迁工作,分管领导要求学生管理部门就此事起草一份报告,以学校名义向教育主管部门汇报。

请问:

1. 这份报告应该讲清楚哪些方面的内容?

2. 为了做好汇报,你认为一份报告应该具有怎样的结构?

一、报告概念

《党政机关公文处理工作条例》规定报告是下级向上级机关汇报工作、反映情况、提出意见或建议,答复上级机关的询问时使用的公文。

考点提示:报告的适用范围

二、报告的类型

(一)按性质划分,有工作报告和情况报告

1. 工作报告 在某项工作进行到一定阶段,或工作已经完成时,下级机关需要将工作状况、取得的成绩、存在的问题、经验、教训等事项内容,向上级机关汇报,可以使用工作报告。各级各类代表

大会上,报告人所作的主题报告,亦属于工作报告。

2. 情况报告　下级机关向上级机关汇报某种情况、某一问题,或工作中的某些方面的情况时,可以使用情况报告。

(二) 按行文目的划分,有呈报性报告和呈转性报告

1. 呈报性报告　是向上级机关反映情况,汇报工作,提出建议,或者答复上级的查询。

2. 呈转性报告　该类呈转性报告不仅要将工作情况、建议、意见报告上级机关,而且请求批转(转发)各地各单位贯彻落实。这类报告中的工作安排和对相关问题的处理,超出了业务主管机关或部门的职权范围,必须提出建议性处理意见,请上级机关批准,因此在报告结尾处要写上"以上报告如无不妥,请批转各地参照执行"。

三、报告的特点

1. 内容汇报性　报告是下级向上级机关或业务主管部门汇报工作,让上级机关掌握基本情况并及时对本单位工作进行指导的一种公文,因此汇报性是报告的一大特点。

> 考点提示:报告的特点包括内容汇报性、语言陈述性、行文单向性、成文事后性、双向沟通性

2. 语言陈述性　报告具有汇报性,包括向上级讲述做了什么工作,或工作是怎样做的,出现什么情况,有何经验、体会,又存在什么问题,今后有什么打算等内容,行文上使用叙述的表达方式。

3. 行文单向性　报告为上行文,是为上级机关对相关工作进行宏观指导提供依据,无须批复,属于单向行文。

4. 成文事后性　多数报告都是在工作完成或某事件发生后,向上级机关作出汇报,属于事后或事中行文。

5. 双向沟通性　报告是下级机关取得上级机关的支持指导的桥架,同时也是上级机关了解下情的重要方式,报告成为上级机关决策指导和协调工作的依据。

四、报告的基本写法

报告的结构一般由标题、主送机关、正文、发文机关和成文日期五部分组成。

1. 标题　报告的标题通常由"事由+文种"组成。例如,关于丹阳市"十三五"规划执行情况的报告,关于××煤矿塌方事故善后处理情况的报告。注意标题中不应再出现"呈报""上报""申报"等词语。

2. 主送机关　报告的主送机关尽量要少,一般只送一个上级机关即可。但行政机关受双重领导的情况比较多见,只报送其中一个上级机关显然不妥,因此,其他机关可以用抄送的方式。报告应报送自己的直接上级机关,一般情况不应越级行文。

3. 正文　正文部分包括报告引据、报告事项和结尾三部分。

(1)报告引据:报告引据是指报告正文的开头。用简明扼要的语句交代出全文的主要内容或基本情况,也可陈述有关的背景或缘由。必须做到开门见山,落笔入题,切忌无端"戴帽",让人不着边际。然后用过渡句"现将有关情况报告如下""为此,特作如下报告"等开启下文,其后用冒号、句号均可。

(2)报告事项:这部分是报告正文的主体和核心,要准确简要、条理明晰,将有关工作或事件的情况表述清楚,并加以扼要分析,给人全面、深刻的了解。撰写时要紧紧围绕行文的目的和主旨进行陈述。不同类型的报告在报告事项上略有不同:

1)工作汇报性报告:应首先写明工作的基本情况;其次写明主要做法和成绩;最后写明还存在什

么问题以及今后的工作设想。在内容布局上,一般将第二层次详写,第三层次略写,不做过多铺陈。

2)情况反映性报告:应首先对所要反映的问题或情况加以概述;其次集中分析产生问题的原因;最后提出解决问题的意见和办法。在内容布局上,第一层次文字要简洁,第二、三层次的叙述应当根据行文的目的确定详略。

3)答复性报告:用于答复上级机关的询问和要求。应首先扼要叙述上级机关交办的工作任务;其次写明处理的大致过程,包括采取的办法或措施,处理中遇到的问题等;最后交代处理结果。

在结构安排上,如果报告内容较为简单,则采用篇段合一的形式;如内容复杂,可分层分段或分几个部分进行叙写。

(3)报告结尾:报告的结尾一般有固定的结语,常用的有"以上报告如有不妥,请指示""特此报告"等,另起一段,独占一行。

4. 发文机关 写于报告的右下方,右空两个字符。

5. 成文日期 在发文机关的下一行,用阿拉伯数字标注报告的年、月、日,右空两个字符。

报告的基本格式图示如下:

××× 关于 ××× 的报告

×××:

(报告缘由)

……,现将有关情况报告如下:(过渡句)

……报告事项(一事一报)……

特此报告

×××(单位盖章)
× 年 × 月 × 日

五、例文评析

×× 集团公司关于张 ×× 同志职称评定问题的答复报告

×× 市人民政府:

接市办 5 月 20 日查询我单位张 ×× 同志有关职称评定情况的通知后,我们立即进行了调查。现将有关情况报告如下:

×× 同志是我集团公司二分厂工程师,该同志 1962 年起曾在 ×× 工学院受过四年函授教育,学习了有关课程。由于"文革"而未能取得学历证明。因缺乏学历证明,在今年上半年职称评定时,根据上级有关文件精神,我单位职称评委会决定暂缓向上一级职称评委会推荐评定他的高级工程师职称,待取得学历证明后补办。该同志认为这是刁难,因而向市政府提出了申诉。

接到市政府办公厅查询通知后,我们专程派人去 ×× 工学院查核有关材料,得到 ×× 工学院的支持,正式出具了该同志的学历证明。现在,我集团公司职称评委会已为 ×× 同志专门补办了有关评定高级工程师的推荐手续,并向该同志说明了情况。对此,他本人已表示满意。

特此报告。

×× 集团公司(印章)
2018 年 5 月 30 日

报告的标题是完全式标题,由"发文机关+事由+文种"组成。

"×× 市人民政府"为主送机关,要顶格写。

此为答复性报告。

正文开门见山写接到市办查询通知及已进行了调查,这是行文的背景。主体写张 ×× 一事的缘由、调查和处理的情况,有理有据。

报告处理结果,尤其是张 ×× 本人对处理结果的态度,是上级最关心也是本文的关键一笔,简洁明白,可令上级满意。

发文机关。

成文日期。

六、报告的写作要求

报告写作一般要求在掌握充分材料的基础上,进行综合分析,提炼出正确的主题和新颖的观点,然后用简洁的语言来表述。具体要求做到以下几点:

1. 立意要新　提炼主题,应该在已有大量材料的基础上进行分析研究,推陈出新,确定新观点,从而提炼出能反映本质的、带规律性的主题。

2. 内容要真实、具体　报告内容要求实事求是,绝不能编造假情况,欺骗上级。所以,起草报告的人员,要深入调查研究,掌握第一手材料,然后进行分析归纳。材料要具体,既有概括性的材料,也有典型的具体事例。

3. 重点突出　报告的内容要根据主题的要求,分清主次轻重。重要内容,要安排在前面并且详写;次要内容,可略写。同时,要注意处理好点和面的关系,既要有典型的事例,又要有综合性的情况,做到点面结合,具有较强的说服力。

4. 报告中不能夹带请示事项　切忌将报告提出的建议或意见当作请示,要求上级指示或批准,因为对于报告而言,受文单位无须答复,如果夹带请示事项,不但不便处理,甚至还会贻误工作。

案例

××医院关于新区项目建设情况的报告

市政府:

根据我市城市建设规划,××医院新区项目位于××路以东,规划用地××余亩,建筑面积××万平方米,设计床位约×××床,建设投资额约×亿元。新区项目按照统一规划,分两期实施的原则建设,现将项目建设情况汇报如下:

一、项目建设步骤和实施进度

(一)一期项目建设计划实施情况。(略)

(二)二期项目建设计划实施情况。(略)

(三)施工进度。(略)

二、项目建设资金的筹措和使用情况。(略)

三、存在问题和有关项目建设的下一步计划。(略)

……

特此报告,请审阅。

附件:××医院新区规划图

××医院

×年×月×日

扫一扫,
测一测

第五节　请示与批复

📖 **导入案例**

××县医院为二级甲等综合性医院,前来就诊的胃病患者较多,但现使用的电子胃镜是2009年购置,医院为了更好地服务于患者想购买一台最新的电子胃镜。医务科主任责成李秘书拟写一则请示,以求征得××县人民政府的同意。

请问：

1. 请示的格式是什么样的？

2. 李秘书为了写好这则请示，应注意哪些方面？

3. 请示的结构内容怎么写？

一、请示

(一) 概述

请示是指下级机关就某项工作或事情向上级请求指示或批准，要求上级机关答复时使用的请求性的上行公文。它"适用于向上级机关请求指示、批准"。

考点提示：请示的适用范围

请示属于上行文，是党政机关、企事业单位、社会团体等常用的一种公文。它用于下级机关向上级机关请求对某项工作、问题做出指示，对某项政策界限给予明确，对某事予以审核批准时使用的一种请求性公文。上级机关接到请示后必须回复。

(二) 类型

依据请示目的、用途的不同，可以将请示分成两大类：

1. 请求指示的请示　它是下级机关在工作中碰到某一方针、政策等不明确、不理解的问题，或者碰到新问题和新情况不

考点提示：依据请示目的、用途的不同选择合适的请示种类

知如何处理和解决，请求上级机关给予明确的解释和指示的请示。如 × 市在实施"四证合一"登记新模式，碰到纳税人首次办理涉税事项时一些问题，市国税局和地方税务局不知如何处理，请求国家税务总局给予明确的指示，《关于纳税人首次办理涉税事项的请示》(× 国税发〔2015〕115 号)。

2. 请求批准的请示　它是为了解决某些实际困难和具体问题，下级机关针对某些具体事宜向上级机关请求批准的请示。这种请示多用于机构设置、审定编制、人事任免、重要决定，重大决策、大型项目安排等事项。这些事项按规定本级机关无权决定，必须请示上级机关批准。如 2015 年 ×× 省人民政府就机构设置问题向国务院请求批准，《关于设立 ×× 滇中新区的请示》(× 政报〔2014〕48 号)。

(三) 请示的特点

1. 针对性　只有本机关单位权限范围内无法或无权决定的重大事项，如机构设置、人事安排、重要决定、重大决策、项目安排等问题，以及在工作中遇到新问题、新情况或克服不了的困难，才可以用"请示"行文，请示上级机关给予指示或批准。因此请示的行文具有很强的针对性。

考点提示：请示的突出特点包括行文针对性和议事单一性，一文一事是请示的重要考点。请示是收文单位必须回复的文种，具有要求回复的特点，请示的时效性也较强

2. 呈请性　请示是向上级机关请求指示和批准的公文，行文内容具有请求性。上级机关对呈报的请示事项，无论同意与否，都必须给予明确的"批复"回文。

3. 单一性　请示应一文一事，只写一个主送机关，需要同时送其他机关，只能用抄送形式。

4. 时效性　请示一般都是针对当前工作中急需明确和解决的事项或问题，求得上级机关指示、批准的公文，如能够及时发出，就会使问题得到及时解决，否则会影响正常工作。在请示这类主动行文的公文处理中，熟悉发文流程，起草后及时制发公文十分重要。

知识拓展

公文发文办理基本流程

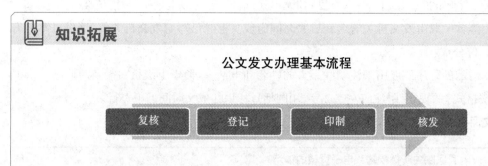

公文制发文办理时,已经过发文机关负责人签批的公文,印发前应当对公文的审批手续、内容、文种、格式等进行复核;需作实质性修改的,应当报原签批人复审。对复核后的公文,应当确定发文字号、分送范围和印制份数并详细记载。公文印制必须确保质量和时效,其中涉密公文应当在符合保密要求的场所印制。

公文印制完毕,应当对公文的文字、格式和印刷质量进行检查后分发。涉密公文应当通过机要交通、邮政机要通信、城市机要文件交换站或者收发件机关机要收发人员进行传递,通过密码电报或者符合国家保密规定的计算机信息系统进行传输。

(四) 请示的写作

请示一般由标题、主送机关、正文、落款、附注五部分组成。

> **考点提示**:掌握请示写作中的固定用语,可进一步提高结构化写作公文的能力

1. **标题** 请示标题一般要采用完全式标题,即"发文机关+事由+文种"。写标题应注意不能将"请示"写成"请示报告",因为请示和报告的适用范围各异,是各自独立的文种,不能合并使用。事由部分不能重复出现"申请""请求"等期请类词语,因为"请示"即"请求指示"之意,如《××市第五人民医院关于创建××省科技大学非直属附属医院的请示》。有时也可以采用省略式标题,即"事由+文种",如××大学孙逸仙纪念医院行文《关于报请审批我院教学科研综合楼工程初步设计和投资概算的请示》。

2. **主送机关** 请示的主送机关是指负责受理和答复该文件的机关。根据《党政机关公文处理工作条例》规定, 个请示只能写一个主送机关,不能多头请示,需要同时送其他上级机关,应该用抄送的形式。除上级机关负责人交办的事项外,不能以机关名义向上级机关负责人报送请示。

3. **正文** 请示的正文由请示缘由、请示事项和请示结语三部分组成。

(1)请示缘由:请示缘由是请示事项能否成立的前提条件,也是上级机关批复的重要根据。一般来说请示缘由需将请求的依据、情况、原因、目的、意义、作用等都要写清楚,做到实事求是,情况准确清楚,依据有力,理由充分,语气平实恳切,这样上级机关才能根据实情及时决断,予以有针对性的批复。

请示缘由之后,一般要用"为此,特请求……""为此,特恳请……""为此,现就××问题请示如下""特作如下请示"等过渡句,引出请示的具体事项。

(2)请示事项:请示事项是指请求上级机关批准、帮助、解答的具体事项,一般包括方针、政策、办法、措施、主张、看法等。请示事项要符合国家法律、法规和工作实际,具有可行性、可操作性,要写得具体、明白。如果请示的事项内容比较复杂,要分清主次,条理清晰,重点突出,以便上级机关给予明确批复。

(3)请示结语:请示结语一般应另起一段,使用习惯用语作结,如"当否,请批示""妥否,请批

复""以上请示,请予审批""以上请示(意见)如无不妥,请批准""以上请示,呈请核准"等。

4. 落款 落款一般由发文机关署名和成文时间组成。标题已写明发文机关的,这里可不再署名,但需加盖单位公章。

5. 附注 请示的附注一般用来注明联系人的姓名和电话,以便于上级机关能及时联系。依据《党政机关公文格式》的规定,附注应左空2字,用圆括号标识在成文时间的下一行。

(五) 例文评析

××县医院关于拨款购买电子胃镜的请示

××县人民政府:

我院现为二级甲等综合性医院,前来就诊的胃病患者较多,但我院现使用的电子胃镜为2009年购置,已超期使用(正常使用年限为7~8年)。近年,该设备故障频发,无法保证临床工作正常需求,导致一些患者被迫去较远的医院就诊,不但给患者就医带来诸多不便,加重其经济负担,也严重影响了我院诊疗服务的正常开展。

为确保我院临床工作需要和我县胃病患者就医需求,现急需购买电子胃镜一台,约需资金45万元。特请求上级拨款45万元。

特此请示,请批复。

这是一篇请求批准的请示。正文开头客观、具体表述了请求的原因,理由合理、充分。主体事项叙述简洁明了。最后提出请求批准,表达清楚。

××县医院

2019年3月3日

(六) 请示的写作要求

1. 必须一文一事 请示的事由、主旨应单一、集中,一份请示只能写一件事,这是《党政机关公文处理工作条例》所规定的,也是实际工作的需要。如果一文多事,可能导致受文机关无法批复。

2. 必须事前请示 请示必须在拟办事项之前行文,不允许先斩后奏。

3. 必须严遵规则 请示的报送须严遵行文规则:请示是上行文,行文时不得同时抄送下级和不相隶属机关,以免造成工作混乱;请示应逐级行文,非特殊情况不得越级请示,以免加重上级机关的工作负担;受多重领导的单位报送请示,只能主送一个上级领导机关或者主管部门,其他上级机关列为抄送,避免出现推诿、扯皮的现象。

案例1

请示是下级机关向上级机关请求指示和批准的公文文种,是应用写作实践中一种常用的文体。它主要用于下级机关在实际工作中遇到缺乏明确政策规定的情况需要处理;遇到需要上级批准才能办理的事情;或是遇到了超出本部门职权之外,涉及多个部门和地区的事情,请示上级予以指示或批准。比如××市中西医结合医院想要增设诊疗科目,向××市卫生健康委员会行文请求批准。

××市中西医结合医院关于增设诊疗科目的请示

××市卫生健康委员会:

××市中西医结合医院是经××省卫生健康委员会和××市人民政府批准设置的一所公立中西医结合医院,2018年12月医院被评为三级甲等中西医结合医院。

自我院成功创建"三甲"及住院大楼投入使用以来,患者数量明显增加,现有的诊疗科目已无法满足广大患者的诊疗需求,给患者带来许多不便。根据上级卫生行政部门的要求,为更好满足患者对医疗服务日益增加的需求,充分发挥医院的社会职能。我院决定申报增设"重症医学科""疼痛科"和"健康体检"诊疗科目。恳请市卫生健康委员会考虑我院实际情况,予以批准。

××市中西医结合医院

×年×月×日

续表

案例 2
关于报请审批我校扩建图书馆建设工程的请示

市发改委：

我校是一所特色鲜明的市属普通高等职业院校。近年来在上级部门的关心重视和大力支持下,学院得到较快发展,尤其是学院的基础设施建设得到明显加强,教学环境得到明显改善,极大地调动了大家学习的积极性。

当前学院正处在快速发展时期,校园规划占地 744 亩,建筑面积 15.1 万平方米。实验室 100 余个,实验设备 2 000 余台。开设 21 个大专专业和 12 个中专学历教育、6 个短期培训专业。目前在校生 14 700 名,教职工 383 人。而现有的图书馆规模比较小,已经远远不能满足现在教学发展的需要和学生的学习需求。为解决这一问题,学院经驻地建设规划管理部门批准,修订了校园建设规划,并按照教育部门对图书馆建设的有关规定要求(生均建筑面积平方),结合自身发展需要,拟规划建设一个建筑面积 ×× 平方米,集文化交流、信息交流、学术交流为一体的多功能图书馆。规划建设的新图书馆预算每平方米工程造价 ×× 元,总投资 ×× 万元,所需资金由学校自筹解决。为此,特恳请贵委对我校规划建设图书馆予以立项为盼。

当否,请批示。

×× 职业学院
× 年 × 月 × 日

二、批复

(一) 批复概述

依据《党政机关公文处理工作条例》的规定,批复适用于答复下级机关的请示事项。

> 考点提示：批复的适用范围

批复属于下行文,是一种答复性、指示性公文。

(二) 批复的类型

根据批复的内容和性质的不同,批复可分成两大类：

1. 审批性批复　审批性批复,用于答复请求批准的请示。此类批复主要是针对下级机关请示的公务事宜,经审核后所作的指示性答复。比如关于机构设置、人事安排、项目设立、资金划拨、大型项目安排等事项的审批。如 2019 年 1 月 25 日市卫生健康委员会答复南京市急救中心《市卫生健康委员会关于同意设立市急救中心岱山急救分站的批复》。

2. 指示性批复　指示性批复,用于答复请求指示的请示。此类批复主要是针对方针、政策性性问题进行答复,且批复的指示性内容,在其管辖范围内,具有普遍的指导和规范作用。另外,授权政府职能部门发布或修改行政法规和规章的批复,也属于指示性批复。如 2012 年 10 月 18 日卫生部答复吉林省卫生厅《卫生部关于玉米须有关问题的批复》(卫监督函〔2012〕306 号)。

(三) 批复的特点

1. 针对性　批复要针对请示事项表明是否同意或是否可行的态度,批复事项必须针对请示内容来答复,不能另找与请示内容不相关的话题,因此是"一请一复",有请示才有批复,请示什么就批复什么。

2. 权威性　批复表示的是上级机关的结论性意见,代表着上级机关的权力和意志,下级机关对上级机关的答复必须认真贯彻执行,不得违背,特别是那些关于重要事项或问题的批复,常常具有明确的法规作用。

3. 被动性　批复的写作要以下级机关的请示为前提,它是一种专门用于答复下级机关请示事项的公文,先有上报的请示,后有下发的批复,一来一往,被动行文,这一点与其他公文有所不同。对批复这样的被动性公文,熟悉公文收文办理流程,及时办文十分重要。

知识拓展

公文收文办理基本流程

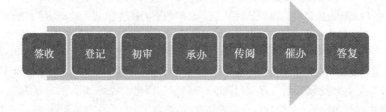

签收　登记　初审　承办　传阅　催办　答复

公文收文办理过程中,工作人员首先应对收到的公文逐件清点,核对无误签收,并详细登记公文的主要信息和办理情况。对收到的公文应当进行初审,确认是否应当由本机关办理,是否符合行文规则,文种、格式是否符合要求,涉及其他地区或者部门职权范围内的事项是否已经协商、会签,是否符合公文起草的其他要求。经初审不符合规定的公文,应当及时退回来文单位并说明理由。

对不同公文的承办方式也不一样。阅知性公文应当根据公文内容、要求和工作需要确定范围后分送;批办性公文应当提出拟办意见报本机关负责人批示或者转有关部门办理;需要两个以上部门办理的,应当明确主办部门;紧急公文应当明确办理时限。承办部门对交办的公文应当及时办理,有明确办理时限要求的应当在规定时限内办理完毕。

根据领导批示和工作需要将公文及时送传阅对象阅知或者批示。办理公文传阅应当随时掌握公文去向,不得漏传、误传、延误。工作人员还应及时了解掌握公文的办理进展情况,督促承办部门按期办结。紧急公文或者重要公文应当由专人负责催办。公文的办理结果应当及时答复来文单位,并根据需要告知相关单位。

(四) 批复的写法

批复一般由标题、主送机关、正文和落款构成。

> 考点提示:掌握批复的一般写作模板,标题和开头的写作要重点掌握

1. 标题　标题的写法通常采用完全式的标题,有两种形式:即"发文机关＋事由＋文种"或"发文机关＋表态词＋请示事项＋文种",如《青海省环境保护厅关于青海省第五人民医院辐射安全许可证法定代表人变更的批复》(青环发〔2014〕319号);《国家药监局关于同意重庆口岸药品监督管理局增设生物制品进口备案职能的批复》(国药监药注函〔2019〕9号)。

有时还可以采用省略式标题,即省掉发文机关,如国务院《关于同意在北京等22城市设立跨境电子商务综合试验区的批复》(国函〔2018〕93号)。

2. 主送机关　主送机关一般只有一个,是报送请示的下级机关。

3. 正文　正文包括批复引语、批复意见和结束语三部分。

(1)批复引语:批复引语要点出批复对象,通常使用"请示标题及发文字号＋收文语＋过渡语"模式的引语,如"你处/局/省/单位《关于……的请示》(××发〔××〕×号)收悉/收到。现批复如下:"。

(2)批复意见:批复意见要针对请示中提出的问题予以明确答复和指示。行文时语气要适当,态度要明确,同意什么、不同意什么、为什么某些条款不同意、注意事项等都要写清楚,且一定要按照党和国家的方针、政策和有关规定进行批复,依据实事求是和与时俱进的原则进行批复。

（3）结束语：结束语一般要单独成段，主要是提出批复要求，或是从上级机关的角度提出的一些补充性意见，或是表明希望、提出号召，或是使用惯用语作结，如"此复""特此批复"等。

4. 落款　落款包括发文机关署名和成文日期。标题中如果已标明发文机关，落款处可不再署名，但必须加盖发文机关印章。

（五）例文评析

××市××区人民政府关于组建××集团的批复

××实业总公司：

　　你公司《关于组建××集团的请示》（××〔2010〕1号）文收悉，　　此批复内容清楚，语言简洁。经区政府研究，同意你公司组建××集团。

　　特此批复。

××市××区人民政府
×年×月×日

（六）批复的写作要求

1. 必须及时慎重　批复既是对下级机关请求指示、批准的答复性公文，又是上级机关指示性、政策性较强的公文，因此，撰写批复必须及时慎重，根据现行政策法令及办事准则，及时给予答复。

2. 必须态度明确　撰写批复时，不管同意与否，批复意见必须十分清楚明白，态度明朗。不能含糊其词，模棱两可，以免产生歧义，使下级机关无所适从。

3. 必须一请一复　批复必须有针对性的一请示一批复，请示要求解决什么问题，批复就答复什么问题。

案例

国家卫生健康委
关于××大学人民医院西配楼新建外挂电梯及连廊等工程项目核准的批复
国卫规划函〔2018〕336号

××大学人民医院：

　　你院《关于西配楼新建外挂电梯及连廊等工程项目的请示》（院基字〔2018〕189号）收悉。经研究，现批复如下：

　　一、为改善医院医疗服务环境，优化急诊区域功能布局，同意你院建设西配楼新增外挂电梯及连廊等工程。

　　二、工程建设地点位于北京市西城区西直门南大街11号北京大学人民医院西直门院区内西侧。

　　三、主要建设内容为新建3部外挂电梯、连廊、门斗雨棚和外墙保温等设施。工程总建筑面积524平方米，其中，新增外挂电梯282平方米、连廊26平方米、外墙保温144平方米、门斗雨棚36平方米、屋顶空调机房36平方米。

　　四、工程估算总投资142万元，投资来源为医院筹措资金。

　　五、按照国家有关规定和项目建设单位指定，确定姜保国同志为该工程责任人。

　　六、请按照北京市规划国土委出具的规划条件要求，落实医院建筑规模核减方案，保持院区现有建筑规模总量不变。

　　七、请根据工程招标投标事项核准意见（附表），按照《中华人民共和国招标投标法》，认真做好项目建设的招投标工作。

　　八、请你院认真执行基本建设程序，本着控制建设标准、节约国家投资的原则，严格按照批复的建设内容、建设规模和投资估算等，抓紧组织编制该工程初步设计和投资概算，报我委审批。

　　此复。

　　附件：（略）

扫一扫，
测一测

国家卫生健康委
××年×月×日

第六节 函

为了更好地提升新提拔干部的八种本领,学院决定利用周末时间对新提拔干部进行为期3天的培训。××学院办公室主任要求王秘书负责该项工作,与自治区党校联系培训事宜。

请问:

1. 王秘书将用哪个文种行文办理培训事宜?

2. 这种公文的格式是什么?

3. 王秘书在拟写公文时应注意什么问题?

一、函的概述

函适用于不相隶属机关之间商洽工作,询问和答复问题,请求批准和答复审批事项。函的使用范围极广,使用频率极高,函的用途主要包括以下四个方面:

考点提示:函的适用范围和用途

1. 不相隶属机关单位之间的公务联系、往来。

2. 向无隶属关系的业务主管部门请求批准有关事项。

3. 业务主管部门答复审批无隶属关系的机关请求批准的事项。

4. 机关单位对个人的事务联系,如回复群众来信等。

二、函的类型

(一) 函可以从不同角度分类

从发文目的分,函可以分为发函和复函两种。发函是提出公事事项主动向其他机关发出去的函。复函则是为回复对方的来函而被动发出的函,如《国家药监局综合司关于联邦制药(内蒙古)有限公司申请生产阿莫西林克拉维酸钾混粉的复函》(药监综药注函〔2019〕63号)。

(二) 从内容和用途上

可以分为商洽函、告知函、询答函、请批函等。

1. 商洽函 主要用于商洽、联系有关工作或事项。如××学校向浙江大学发函《关于赴浙江大学参观学习的函》,联系商洽参观事宜。

2. 告知函 主要用于告知有关工作或活动情况。如2018年11月30日,上海市防治艾滋病工作委员会办公室向市艾滋病防治工作委员会成员单位、各区防治艾滋病工作委员会办公室发函,《关于聘请×××为上海市艾滋病防治宣传员的函》,告知×××同志的基本情况和聘期;××县园林环卫中心向××镇人民政府发函,《关于过一步加强××镇城区环境卫生管理工作的函》,告知环境卫生管理工作。

3. 询问函 主要用于询问或答复有关事项或问题。如国家生态环境部办公厅向四川省生态环境厅发函,《关于〈医疗机构水污染物排放标准〉执行中有关问题的复函》(环办水体函〔2019〕279号),答复医院水污染物排放限值的问题。

4. 请批函　主要用于请求不相隶属的有关部门批准有关事项和有关部门针对请求作答的函。如××市第五人民医院向市发改委发函，《关于申请批准市第五人民医院综合楼项目的立项函》，请求批准综合楼项目的建造；2005年教育部针对浙江省人民政府关于设立宁波诺丁汉大学的请求作答，《教育部关于批准设立宁波诺丁汉大学的函》(教外综函〔2005〕40号)。

三、函的特点

1. 沟通性　函用于不相隶属机关之间相互商洽工作、询问和答复问题，起着沟通作用，充分显示平行文种的功能，这是其他公文所不具备的特点。

2. 灵活性　函的格式较其他公文更为灵活，除了国家高级机关的重要函件必须按照公文的格式、行文要求行文外、其他一般函，比较灵活自便。可以按照公文的格式及行文要求办，可以有发文机关标识，也可以没有发文机关标识，不编发文字号。

3. 单一性　函涉及的事项单一，一份函只宜写一件事项，具备单一性的特点。

四、函的基本写法

函一般由标题、主送机关、正文和落款四个部分构成。

(一) 标题

函的标题一般有两种形式。一种是完全式标题，由发文机关名称、事由和文种构成；另一种是省略式标题，由事由和文种构成。一般发函为《关于××(事由)的函》；复函为《关于××(答复事项)的复函》。如国务院办公厅向××省人民政府、体育总局发函，《国务院办公厅关于同意成立2022年第19届亚运会组委会的函》(国办函〔2016〕27号)；2018年国家中医药管理局办公厅发复函，《国家中医药管理局办公室关于非医疗机构开展"火疗"项目的复函》(国中医药办医政函〔2018〕79号)。

商洽函或请批函，标题中的"关于"之后，可酌情使用"商洽""商请""请求"之类的词语，表示礼仪和函的用途。如2008年国家中医药管理局向工业和信息化部电信管理局发函《关于商请关闭虚假中医医疗机构网站的函》(国中医药政函〔2008〕15号)。

(二) 主送机关

即受文并办理来函事项的机关单位，要使用全称或者规范化简称。

(三) 正文

正文部分通常由开头、主体、结尾组成。

1. 开头　主要说明致函缘由，行文应开门见山，直接入题。一般要求概括交代致函的目的、根据、原因等内容，然后用"现将有关问题说明如下："或"现将有关事项函复如下："等过渡语转入下文。复函的缘由部分，一般可以先引叙来文的标题、发文字号、收文时间等，然后再交代根据，以说明发文的缘由。常见的复函开头，如"你单位《关于××的函》(×函〔××〕×号)收悉。经研究，答复如下："

2. 主体　这是函的核心内容部分，主要说明致函事项，行文要直陈其事。发函应将商洽、询问、请批、告知的事项用简洁得体的语言清楚明白地表述出来。复函与批复的写法类似，要注意答复事项的针对性和明确性，明确写明"同意"或"不同意"，"不同意"要具体写明原因，或具体的指导意见，用语得体，不宜使用指令性语句。

3. 结尾　一般用礼貌性语言向对方提出希望；或请对方协助解决某一问题，或请对方及时复函，或请对方提出意见或请主管部门批准等。或者使用习惯性结语，如"特此函询(商)""请即复函""特此函告""特此函复""务希研究承复""敬请大力支持为盼"等。

(四) 落款

落款一般包括发文机关署名和成文时间两项内容。若标题中已写明发文机关,落款处可以不署名,但必须加盖机关印章。

五、例文评析

教育部关于同意湖北省人民政府承办第二届
中国大学生创新创业大赛的复函

湖北省人民政府:

　　《湖北省人民政府关于申请与教育部联合举办第二届中国大学生创新创业大赛的函》(鄂政函〔2015〕183号)收悉。经大赛组委会研究,同意由湖北省人民政府承办第二届中国大学生创新创业大赛,建议由教育部部长和湖北省省长担任大赛组委会主任。

　　请按照大赛的各项要求,借鉴首届大赛的成功经验,尽快确定大赛实施方案,及时启动第二届大赛的筹备工作,并为大赛的举办提供必要的条件保障。有关大赛筹备工作情况,请及时与我部沟通。

教育部

2015 年 11 月 13 日

（右侧批注）

教育部与湖北省人民政府系不相隶属机关,二者之间的公务联系用"函"。

此文为答复函,写法规范,表述明确简单。

六、函的写作要求

1. **严遵行文规则**　函用于不相隶属机关之间商洽工作、询答问题和请求批准或答复审批事项,属于平行文。行文时要严格遵守行文规则,不可上行或下行。

2. **必须一函一事**　函涉及的事项单一、集中,只能一函一事,不能一函数事。发"函"都是有求于对方的,或商洽工作、或询问问题、或请求批准。因此,要求"函"的语言要朴实,语气要恳切,态度要谦逊。

案例1

国家卫生健康委办公厅
关于公开征求抗(抑)菌剂有效成分名录(征求意见稿)意见的函
国卫办监督函〔2019〕392 号

各省、自治区、直辖市及新疆生产建设兵团卫生健康委,中国疾控中心、监督中心,各有关单位:

　　为深入贯彻党的十九大精神,落实国务院"放管服"改革要求,加强企业主体责任,提高执法效率、优化监管模式,指导企业规范化生产,促进抗(抑)菌剂市场健康有序发展,切实维护人民群众健康权益,我委组织起草了《抗(抑)菌剂有效成分名录(征求意见稿)》。为广泛听取社会各界意见,现将征求意见稿及其起草说明全文公布。各地、各有关单位和各界人士如对征求意见稿有修改意见,可通过以下方式反馈。

　　一、通过电子邮件将意见发送至×××邮箱。

　　二、通过信函方式将意见寄至××市××区××路××号国家卫生健康委××局(邮编:××)。

　　三、通过传真方式将意见发送至010-××××。

　　意见反馈截止时间为2019年×月×日。

　　附件:1.抗(抑)菌剂有效成分名录(征求意见稿)

　　　　　2.抗(抑)菌剂有效成分名录(征求意见稿)起草说明

国家卫生健康委办公厅

2019 年 × 月 × 日

案例2

国务院办公厅
关于同意建立自然灾害防治工作部际联席会议制度的函
国办函〔2019〕30号

应急部：

你部关于建立自然灾害防治工作部际联席会议制度的请示收悉。经国务院同意，现函复如下：

国务院同意建立由应急部、发展改革委、财政部共同牵头的自然灾害防治工作部际联席会议制度。联席会议不刻制印章，不正式行文，请按照国务院有关文件精神认真组织开展工作。

附件：自然灾害防治工作部际联席会议制度

国务院办公厅
2019年×月×日

附件

自然灾害防治工作部际联席会议制度

为提高自然灾害防治能力，进一步加强组织领导，发挥统筹协调作用，经国务院同意，建立自然灾害防治工作部际联席会议（以下简称联席会议）制度。

一、主要职责

贯彻落实党中央、国务院关于提高自然灾害防治能力的决策部署，按照《中共中央国务院关于推进防灾减灾救灾体制机制改革的意见》有关要求，指导督促有关部门和单位按照任务分工抓好责任落实，协调解决自然灾害防治9项重点工程项目论证和实施中的重大问题，指导地方推进自然灾害防治重点工程。

二、成员单位

联席会议由应急部、发展改革委、财政部、科技部、工业和信息化部、自然资源部、生态环境部、住房城乡建设部、交通运输部、水利部、农业农村部、统计局、气象局、中央军委联合参谋部等14个部门和单位组成。应急部、发展改革委、财政部为牵头部门。

联席会议由应急部主要负责同志和发展改革委、财政部有关负责同志共同担任召集人，其他成员单位有关负责同志为联席会议成员（名单附后）。根据工作需要，经联席会议研究确定，可增加成员单位。联席会议成员因工作变动需要调整的，由所在单位提出，联席会议确定。

联席会议办公室设在应急部，承担联席会议日常工作，办公室主任由应急部分管负责同志兼任。联席会议设联络员，由各成员单位有关司局负责同志担任。

三、工作规则

联席会议由召集人主持，根据工作需要定期或不定期召开会议，原则上每年至少召开一次全体会议，成员单位可以提出召开会议的建议。根据工作需要，联席会议可召集部分成员单位参加，也可邀请其他相关部门参加。在联席会议召开之前，可召开联络员会议，研究讨论联席会议议题和需提交联席会议议定的事项及其他有关事项。联席会议以纪要形式明确议定事项，印发各相关部门和单位，重大事项按程序报国务院。

四、工作要求

应急部、发展改革委、财政部要牵头会同成员单位做好联席会议各项工作，按照党中央、国务院关于自然灾害防治工作的要求，切实形成合力，推动有关工作贯彻落实。各成员单位要按照职责分工，认真落实联席会议议定事项及分工任务，主动推进自然灾害防治重点工程，研究完善有关政策措施，积极提出工作建议。联席会议办公室要加强对联席会议议定事项的跟踪督促落实，及时向各成员单位通报有关工作进展情况。

自然灾害防治工作部际联席会议成员名单（略）

扫一扫，
测一测

扫一扫，
看总结

思考与练习

一、简答题

1. 简述法定公文的概念。

2. 简述法定公文的作用。

3. 会议通知的正文包括哪些内容？

4. 批转、转发性通知的正文结构是怎么样的？

5. 通知写作的注意事项是什么？

6. 任免通知正文写作应注意什么？

7. 情况通报的正文包括哪三个层次？

8. 报告的特点是什么？

9. 请示的特点是什么？

10. 函的正文包括哪些要素？

二、问答题

1. 如何理解法定公文的政策性、权威性、规范性、时效性等基本特点。

2. 法定公文的要素有哪些？如何理解这些要素？

3. 表彰、批评性通报正文结构内容是怎样的？这样写的好处是什么？

4. 报告的写作要求有哪几点？为什么会有这样的要求？

5. 写作请示有哪些注意事项？

6. 请示和报告有何区别？

三、写作题

1. 时值国庆，××医院为喜迎新中国成立70周年，同时也为活跃职工文化生活，增强医院凝聚力，××医院决定在2019年9月30日举行职工歌咏比赛。请根据材料拟写一则举办歌咏比赛的通知。

2. 2018年10月12日中午13：00，××医院档案室发生火灾，值班工作人员李××被困，正巧办事路过档案室的张××奋不顾身冲进火场，将被困的李××救出，经医生抢救，李××只造成中度烧伤。医院决定对张××的先进事迹予以表彰。请根据材料拟写一则表彰性通报。

3. 请为××医院拟写一份庆祝5·12护士节系列活动的报告呈送给××市卫生局。(可只拟写大纲)

4. 根据以下列材料，撰写一份请示。

××省××局拟于2019年10月20日派工作组(局长王××，李××等5人)到美国纽约市××设备公司考察引进设备。此事需向省政府请示。该局曾与对方签订过引进设备的合同，最近对方又来电邀请前去考察。在美国考察时间需10天，所需外汇由该局自行解决。各项费用预算，可列详表。

5. 根据上题请示事项，替××省政府撰写一份批复。

6. 根据以下材料，分别拟写一份来函和一份复函。

××医科大学于2018年6月15日与明月服装厂签订了一份供货合同：由明月服装厂供应500套新生实训服，交货日期是2018年8月20日。但是交货时间已过2天，新生实训服仍未到货。眼下××医科大学的新生即将开学，所以××医科大学后勤处决定发函，请厂方认真履行合同，迅速发货。接到来函后，明月服装厂马上回函，说明已按时发货，请查收。

四、病文修改

1. 根据通知写作相关要求修改下文。

通　知

亲爱的职工：

　　为丰富我院职工文化生活,医院决定举办一场拔河比赛,请各科室主任于明天下午开会,讨论比赛有关事宜。

2019 年 4 月 10 日

---

2. 根据通报写作相关要求修改下文

××市人民政府办公厅通报

全体市民：

　　据反映得知,近日来本市部分地区有一种令人人心惶惶的传说,称原流行于某国的恶性传染病××热已传入本市,并已造成十几人死亡。经本市防疫部门证实,这是完全没有任何事实根据的,本市至今从未发生过一起××热的病例。经核查,这一消息源于本市《晨报》4 月 1 日的一则"愚人节特快报告"。《晨报》这种不顾国情照搬西方文化极不严肃的做法是非常错误的,已经给全市人民的稳定生活带来了极其恶劣的影响。目前有关部门已对本报做出停业整顿并令其主要负责人深刻检查等待纪律处分的处理。有关单位应汲取这一教训,采取措施予以杜绝。特此通报。

××市人民政府

---

3. 根据请示写作相关要求修改下文

××县粮食局关于请求拨款建仓的申请

××市粮食局：

　　我县××镇于今年 4 月 20 日晚,因山洪暴发,冲毁了该镇粮站仓库两座,冲走稻麦等粮食××万斤。由于仓库被冲毁,直接影响该镇今年夏粮入库工作顺利进行。为迅速解决该镇夏粮入库仓容问题,特请求上级拨款 25 万元,给××粮站重建两座仓容为××万斤的仓库。

2018 年 6 月 28 日

---

4. 根据函的写作相关要求修改下文

××市第一变压器厂由于抓紧归还劳动服务公司借款的函

市第七变压器厂：

　　你厂于 2018 年 1 月,从我厂借取资金 30 万元,作为你厂劳动服务公司开办费,当时双方讲好年内一定偿还。目前已经是 2019 年 1 月了,我厂正在编制 2018 一年的财务决算,为使我们能及时搞好各类款项的清理结账,要求你厂务必将所借之款于 2018 年 1 月 20 日前归还我厂,且不要一拖再拖,给我厂财务工作的顺利进行带来不应有的困难。

　　此致

敬礼!

2018 年 1 月 10 日

第三章　一般事务文书

学习目标

1. 掌握一般事务文书写作的相关知识。
2. 了解一般事务文书的作用及其分类。
3. 熟悉计划、总结、调查报告、述职报告、会议记录、求职信的内容结构、写作要求。
4. 学会写作各类常用事务文书。
5. 通过事务文书写作的学习，提升处理日常事务的分析判断与应变能力。

　　一般事务文书是各级各类单位，组织日常沟通信息、指导工作、总结得失、探讨问题时经常使用的文书，也是所有职业人都应该学会写作的常用文书。

　　一般事务文书的特点，一是目的的实用性，它因工作需要而写，要解决实际工作中的问题；二是内容的真实性，要求准确无误地反映真实情况，不允许弄虚作假；三是格式的规定性，一般事务文书都具有长期形成的相对稳定的惯用格式。

第一节　计　　划

扫一扫，
自学汇

导入案例

　　古代孙武曾说："用兵之道，以计为首。"其实，无论是单位还是个人，无论办什么事情，事先都应有个打算和安排。有了计划，工作就有了明确的目标和具体的步骤，就可以协调大家的行动，增强工作的主动性，减少盲目性，使工作有条不紊地进行。同时，计划本身又是对工作进度和质量的考核标准，对大家有较强的约束和督促作用。所以计划对工作既有指导作用，又有推动作用，搞好工作计划，是建立正常的工作秩序，提高工作效率的重要手段。

　　请问：

　　1. 计划的基本写法是什么？

　　2. 计划写作的注意事项有哪些？

一、计划的概念

计划是各级党政机关、团体、企事业单位或个人在一定时期内,为了完成某项任务,事先对任务目标、步骤和措施做出安排的一种事务性文书。其目的是为了事先心中有数,减少盲目性。

计划是计划类文书的统称,在实际需要中也会使用别称,如规划、纲要、设想、意见、安排、方案等名称,不过这几者在具体内容上是有所区别的。角度宏观、全面长远,有导向性作用的称之为"规划";领导机关根据战略方针,为了实现总体目标,对某地或某事做出的指导性部署称之为"纲要";粗线条、非正式性的称之为"设想";上级对下级部署工作,并提出了基本思路、方法、要求等的称之为"意见";角度微观、内容具体、时限短的称之为"安排";部署周密、操作性很强的称之为"方案"。

"凡事预则立,不预则废。"计划是行动的先导。它通过具体部署,明确方向,可以更加合理地调配利用资源,使人们在具体实施过程中少走弯路,有效提高办事效率。

二、计划的分类

依据不同特点,从不同的角度,计划可以分为不同的类型。

1. 按性质可分为工作计划、教学计划、科研计划、学习计划等。

2. 按内容可分为综合性计划和专题性计划。综合性计划是指各项工作安排较全面的整体计划,专项计划是指为完成某项任务制订的专门计划。

3. 按范围可分为国家计划、省(市)计划、单位计划、部门计划、个人计划等。

4. 按时间可分为长期计划、中期计划、短期计划。一般来讲期限在 1 年以内的称为短期计划,期限在 5 年以上的称为长期计划,介于两者之间的称为中期计划。

5. 按形式可分为条文式计划、表格式计划、条文表格式计划。

三、计划的特点

1. 科学性　计划的目标、步骤和实施必须遵循社会和事物发展的客观规律,这样目标才有实现的可能性。

> 考点提示:计划的特点有哪些? 为什么?

2. 可行性　计划要坚持一切从实际出发,提出可以达成的目标,配以严密的步骤,辅以得当的措施。可行性是和预见性、针对性紧密联系在一起的,预见准确、针对性强的计划,在现实中才真正可行。如果目标定得过高、措施无力实施,这个计划就是空中楼阁;反过来说,目标定得过低,措施方法都没有创新性,实现虽然很容易,并不能因而取得有价值的成就,那也算不上有可行性。

3. 预见性　预见性是计划的本质特点。制订计划时要以未来工作任务、目标或实践活动为导向,以现有的条件为基础,以过去的成绩为依据,对今后的发展趋势做出科学预测后,提前制订出实现任务目标的方法和措施,以期更好地达成下一步目标。

4. 时效性　每一项计划都有它的时限,如果在规定的时间内没有完成,这项计划就失去了制订的意义。

5. 约束性　计划一经通过、批准或认定,便对参与其中的单位、部门或个人具备了约束力。任何人都必须严格按照计划的内容开展工作和活动,不得违背和拖延。

四、计划的基本写法

计划由标题、正文、落款三部分组成。

考点提示:计划的基本写法

(一) 标题

计划的标题写在第一行的中间,一般由单位名称、时限、事由和文种四部分构成,如《××医院2019年工作计划》。但也不能一概而论,有时也可以根据实际情况,适当调整。有时可以省略单位,如《2019年党员小组学习安排》;有时也可以省去时间,如《护理部党员小组学习安排》;甚至有时可以同时省略单位和时限,如《学习计划》。所拟计划如还需要讨论定稿或经上级批准,就应在标题的后面或者下方用括号加注"草案"或"初稿"或"讨论稿"等字样。个人计划的标题可用省略式。

(二) 正文

正文是计划的主干和核心,由前言、主体和结语三部分内容构成。不过有的计划中可以没有结语,这要视具体情况而定。

1. 前言 阐明制订本计划的依据、指导思想或重要意义,包括党和国家的大政方针,上级的文件、指示,并点明本单位的基本情况。这部分要写得简要、妥帖。

2. 主体 本部分是写作的重点,如果说前言是谈"为什么做",那么这部分就是谈"做什么""怎样做""做到什么程度"和"如何做完"等问题,也就是我们常说的计划三要素:目标、措施、步骤。

(1)目标(做什么):指的是执行本计划要达到的目的,或是执行本计划的根本任务;也可以先明确指出总目标和基本任务,随后根据实际内容进一步详细、具体地写出任务的数量、质量指标。必要时再将各项指标定质、定量分解,以求让总目标、总任务具体化、明确化。

(2)措施(怎么做):以什么方法,用什么措施确保完成任务实现目标,这是有关计划可操作性的关键一环。所谓有办法、有措施就是对完成计划须动员哪些力量,创造哪些条件,排除哪些困难,采取哪些手段,通过哪些途径等心中有数。这既需要熟悉实际工作,又需要有预见性,而关键在于有实事求是的精神。唯有这般,制订的措施、办法才是具体的,切实可行的。

(3)步骤(分几步做完):工作有先后、主次、缓急之分,进程又有一定的阶段性,为此在计划中针对具体情况应事先规划好操作的步骤、各项工作的完成时限及责任人。这样才能职责明确、操作有序,执行无误。

主体的三要素缺一不可。这一部分既要写得全面周到,又要写得有条不紊。

在计划一些具体工作时,为使计划内容条理分明,主体部分的内容也可以表格式体现。以下是一个班级关于每月主题活动的表格式计划。其内容具体,目标明确,可行性强,既包含了主体的三要素,又一目了然。

××级护理×班2018—2019第二学期主题活动实施计划表

主题	时间	地点	负责人	经费	用途	活动内容
学雷锋系列活动	3月	敬老院	组织委员	500元	买水果,清洁用品等	去某敬老院看望老人(表演节目、买水果、打扫卫生等)
郊游	4月	白塔山公园	班长	1 000元	门票、烧烤、奖品等	集体活动、小游戏、烧烤等
经典诗文朗诵	5月	学院报告厅	学习委员	300元	奖品	诗文选取范围、要求、评委等
主题班会	6月	本班教室	团支书	50元	布置教室素材	学会感恩

2019年2月26日

3. 结语 是主体结束语,它的形式比较多样化。有的总结上文,发出号召;有的展望未来,提出要求;有时根据实际情况可以不写。

(三) 落款

落款包括署名和时间两项;分两行写在正文末尾的右下方,名称在上行,日期在下行。署名要写明制订单位的名称,如果制订单位在标题中体现了,署名则可以省略。需要注意的是以公文形式发出的计划,还要在日期上加盖公章。

五、例文评析

标题由单位名称、时限、事由和文种四部分组成,非常完整。

第一段是前言部分,简要介绍了制订本计划的依据并提出了大致的工作思路。

工作目标明确清晰,具有实施的可行性,对未来工作的开展具有很强的指导性。

工作措施选用得当。具体写明了运用哪些办法,采用哪些手段以保障计划的顺利实施。

结语干净利落地表明了实施本计划的信心和决心,有一定的号召性和鼓舞性。落款中的"××医院"因为在标题中已经体现了,所以在此也可以省略。

×× 医院护理部 2019 年工作计划

2019 年是继续深化医疗体制改革的一年,是继续加强优质护理服务、抓好护理质量与持续改进的一年。护理部紧紧围绕我院工作方针和工作计划,认真履行岗位职能,持续改进护理质量,为患者提供安全、满意的服务。现将本年度工作计划制订如下:

一、工作目标:

(一)加强护理质量与安全管理,持续改善护理服务品质,确保护理安全。

(二)加大人才培养及护理人员分层级管理,切实提高护理队伍整体素质。

(三)大力推进护理信息化建设,提高护士的工作效率。

(四)创新思维积极开展护理科研与教学,推进护理专业发展。

(五)积极配合完成医院交办的各项工作任务。

二、具体措施:

(一)加强护理质量与安全管理,持续改善护理服务品质,确保护理安全。

护理质量管理是护理管理永恒的主题,是护理管理的核心内容。护理部需制订切实可行的护理质量管理目标,落实各级护理人员的工作目标和责任。临床科室护士长需制订本科室的护理质量管理目标和落实措施,建立检查、考评、反馈制度,实现护理质量的持续改进。

(二)加大人才培养及护理人员分层级管理,切实提高护理队伍整体素质。

1. 强化相关知识的学习掌握,定期组织护士授课,实行轮流主讲,进行规章制度及业务培训。如遇特殊疑难情况,可通过请医生授课等形式更新知识和技能。互相学习促进,并做记录。

2. 重点加强对护士的考核,强化学习意识,护理部计划以强化"三基"护理知识及专科技能训练为主,由高年资的护士轮流出题,增加考核力度,讲究实效,不流于形式,进行排名次,成绩纳入个人档案,作为个人考评的客观依据,相互竞争,直至达标。

3. 随着护理水平与医疗技术发展不平衡的现状,有计划地选送部分护士外出学习,提高护理人员的素质,优化护理队伍。不断地更新护理知识。

(三)大力推进护理信息化建设,提高护士的工作效率。建议医院将护理表格信息化,规范文书记录,各种护理文书实行电子病历,充分发挥现代信息技术在护理质量管理中的作用,优化流程,提高工作效率。

(四)创新思维,积极开展护理科研与教学,推进护理专业发展。

1. 加强护士新理论、新知识、新技术的学习,不断创新思维,拓宽视野,积极撰写护理论文。

2. 积极开展临床护理教学。

(五)积极配合完成医院交办的各项工作任务。

"雄关漫道真如铁,而今迈步从头越",我们有了工作的目标、方向和措施,咬住这一点,大家齐心协力,奋力拼搏,相信在新的一年,我们一定会取得新的成绩。

×× 医院护理部

2019 年 × 月 × 日

六、计划写作的注意事项

1. 指导方针与具体实际相结合　计划要以党的方针与政策、上级的决策与部署为指导，结合单位、部门或个人的实际情况制订。

🖰 考点提示:计划写作的注意事项有哪些?

2. 开拓性与可行性相结合　计划制订的目的是要不断创新局面，达成新目标，但同时也要实事求是、脚踏实地，目标不能制订得过高或者过低。目标过低不利于发展与进步，目标过高则难以完成，会严重影响人们的积极性。

3. 科学性与灵活性相结合　计划中的目标和任务要科学合理，措施与实施步骤，都要设置得具体明确，这样才能便于执行和监督。但同时也不能对具体问题规定得过细过死，要留有一定的活动余地，以便于实施者创造性、灵活性地执行计划。

4. 准确性与通俗性相结合　计划运用的语言既要准确规范，又要简洁明了，条理清晰，通俗易懂，不需要过多的修饰性的语言，但是也可以根据实际需要，在开头和结尾中加入一些鼓励性和号召性的语言。

扫一扫，
看总结

扫一扫，
测一测

第二节　总　结

扫一扫，
自学汇

📖 导入案例

俗话说得好:"做了工作不总结，等于种了庄稼不收获。"这充分说明了总结的重要作用。总结是对前一段的学习或工作进行回顾、检查、分析和研究，并寻找得失所在，这是一个自我提高的过程，也是制订计划的重要依据，是开展工作的有效手段。通过总结，有利于养成理论联系实际的作风，更好地学会观察事物和分析问题，提高思想认识水平和工作能力。

请问:

1. 何为总结? 总结的种类与特点有哪些?

2. 如何写总结? 写好总结要注意哪些问题?

一、总结概述

🖰 考点提示:总结的概念与作用

(一) 总结的概念

总结是单位或个人对一个阶段内的工作或学习情况进行回顾、检查、分析、研究，归纳经验教训，得出规律性认识，用以指导今后的工作和学习而写的一种事务文书。

通过总结，人们可以对前一阶段的工作、学习等有较全面、系统的认识，总结出的经验和教训可以更好地指导下一阶段的工作，提高工作效率，因此总结具有提高认识和指导实践的作用;在一个单位中，总结还是汇报工作、了解情况的手段，同时它也可以作为先进经验进行推广，为其他单位所汲取、借鉴，所以还具有沟通信息、增强交流的作用。

(二) 计划与总结的联系和区别

计划和总结都是人们对一段时间内事项的归纳，两者密不可分。计划是任务执行前制订的实施蓝图,总结是任务完成后对计划的重新审视,可以说,计划是总结的前提,总结是计划的结论。

1. 计划与总结的联系 首先,它们相互制约、相互依赖。从总结的角度来看,总结是计划执行的结果,做总结要以计划为依据,要检查计划的执行情况,要检验计划的准确程度。从计划的角度来看,计划是上阶段总结的发展,下阶段的工作计划要根据上阶段的总结制订。没有系统、全面、深刻的总结,不可能制订出符合实际、切实可行的计划。第二,它们相互促进、不断提高。计划—实践—总结—再计划—再实践—再总结,周而复始,循环无穷。这种循环不是简单的重复,而是不断提高不断发展的。假定以第一次总结为基点,那么根据第一次总结制订出来的计划,要比第一次总结以前的计划提高一步;第二次总结也要比第一次总结提高一步。它们是相互促进、不断提高的,实际上是同一工作的两个方面。

2. 计划与总结的区别 计划是预想未来,是任务执行前所制作的实施蓝图;总结是任务完成一部分或全部完成时对蓝图的重新审视和对计划完成情况的鉴定。第一,计划与总结出现的时间段不同。计划早于总结,计划是事前行为,总结是事后行为。第二,计划与总结的侧重点不同。计划侧重于对工作的安排打算,总结侧重于对工作完成情况的检查、回顾和反思,归纳经验、不足,以便于下一步工作的实施。第三,计划与总结的内容和目的不同。计划主要回答在某一时期"要做什么""怎么做""做到什么程度"的问题,总结则主要回答在某一时期"做了什么""怎样做的""做到了什么程度""发现了什么规律"的问题。

二、总结的分类

总结的种类很多,按不同的划分标准可以分为以下几类:

1. 按性质可分为综合总结和专题总结。综合总结是指对总结对象一段时间内各方面工作的总结,如《××学校××年度工作总结》。专题总结是对某一方面的工作进行总结,如《××医院××年普法工作总结》。

2. 按范围可分为单位总结、部门总结、个人总结等。

3. 按内容可分为工作总结、生产总结、学习总结、会议总结等。

4. 按时间可分为月度总结、季度总结、年度总结、跨年度总结等。

对总结进行分类,目的在于明确重心,把握界限、为构思写作提供方便。上述分类不是绝对的,相互之间可以相容、交叉。如《××医院2019年度工作总结》,按性质讲是全面总结,按范围讲是单位总结,按时间讲是年度总结,按内容讲是工作总结。

三、总结的特点

考点提示:总结的特点包括回顾性、真实性、经验性、理论性、指导性

总结的特点主要体现在以下几方面:

1. 回顾性 总结是对已过去的一个时期的工作、学习等情况进行回顾的应用文书。通过回顾,肯定成绩、总结经验,同时找出不足,吸取教训,以便更好地做好下阶段的工作。

2. 真实性 对实际做过的工作进行客观真实地总结,有一说一、有二说二,不能过分拔高,也不能刻意隐瞒。总结所列举的事例和数据都必须完全可靠,准确无误,不能随意夸大、缩小,更不能移花接木、歪曲事实。

3. 经验性 总结的意义不仅仅在回顾已经做过的工作,还在于把感性的认识上升到理性的高度,从实践中归纳成功经验、认清不足与教训,从而对工作做出正确估计,为以后的工作提供

借鉴。

4. 理论性 总结工作不是记流水账,不能停留在事实的表层作一般的陈述,而是要认真地评论得失,对事实材料进行科学分析,就事论理,揭示出客观事物带规律性的认识。

5. 指导性 总结的根本目的是更好地指导今后的工作。离开了指导性,总结也就失去了其存在的意义。

四、总结的基本写法

> 🤚 考点提示:总结的基本结构和常见写法

总结一般由标题、正文和落款三部分组成。

(一)标题

总结的标题通常有两种写法:

1. **公文式标题** 一般由单位名称、时间、事由、文种几部分组成,如《××学校××年度工作总结》《××医院××年普法工作总结》等,有的只写文种。

2. **非公文式标题** 非公文式标题则比较灵活,可以采用一般文章式的标题写法,将总结的主要内容或主要观点加以概括形成。如《推动人才交流,培植人才资源》,在标题中不出现"总结"的文种名称,但从标题中已反映出总结的内容;也可以采用新闻式的双行标题,正标题揭示主要内容或观点,副标题标明单位名称、时间、事由和文种,如《加强医德修养梳理行业新风——××医院普外科精神文明建设工作总结》。

(二)正文

总结的正文结构由前言、主体、结尾组成。

1. **前言** 即正文的开头。这部分一般是概述情况,简要交代时间、背景、取得的主要成绩、效果等,为主体内容的展开做必要的铺垫。语言应简明扼要,开宗明义。

2. **主体** 这是总结的核心部分,其内容包括工作的过程和做法、成绩及评价、经验和体会、问题和教训、今后的打算等。这一部分要求在全面回顾工作情况的基础上,深入地分析成绩取得的原因、条件、做法以及问题存在的根源和教训,揭示工作中带有规律性的东西。这部分内容较多,要特别注意层次分明、条理清楚。

不同类型的总结,内容有所侧重,全面性总结其主体包括两个层次,即成绩和经验,存在的问题和教训,对于一般的工作总结,重点放在成绩和经验上。

总结主体部分的结构方式一般可以有以下几种:

(1)纵式结构:即按主体内容从所做的工作过程和做法、成绩、经验、教训等逐层展开。

(2)横式结构:即按材料的逻辑关系将其分成若干部分,以小标题的形式依次展开内容。

(3)纵横式结构:即既考虑到时间的先后顺序,体现事物的发展过程,又注意内容的逻辑联系,从几个方面总结出经验教训。

3. **结尾** 是对正文的收束,可在总结经验教训的基础上,指出努力方向,提出改进意见或表明决心,展望前景等。这段内容应与开头相照应,语言要简洁,有些总结在主体部分已将这些内容表达过了,可以不必再写结尾。

(三)落款

落款包括署名和时间。一般在正文右下方署名署时。如果标题中已有发文单位,这里可不再写。如果是报刊杂志或简报刊用的交流经验的专题总结,应在标题的下方居中署名。

五、例文评析

××医院 2018 年工作总结

2018 年我院在卫健委的正确领导下,着力深化医院改革,以进一步提高干部职工整体素质、技术水平和服务质量,打造服务品牌,增强核心竞争能力和发展能力为目的。深化优质服务,确保医疗安全,改变医院就医环境,全面提高医疗质量。通过全院职工的不懈努力,各项工作都取得了较好成绩,圆满完成或超额完成各项工作任务,现将情况汇报如下:

一、加强队伍建设,认真开展学习活动。

强化思想道德教育,提高医务人员整体素质,务求工作实效。医院广泛开展医德医风教育,狠抓党的路线、方针、政策以及医疗卫生政策法规的学习,教育引导全院医务人员不忘初心,大力弘扬"患者至上,服务第一,精益求精,质量第一"的精神,努力为人民群众的健康保驾护航。

二、强化服务管理,提高医疗护理质量

1. 提高医务人员的理论技术水平、培训技术人才是我们常抓不懈的工作。在院内定期组织业务讲课并进行业务培训考试,选派医务人员参加各种学术会议、培训班等。这样使我院的医务人员提高了专业理论、业务水平,为提高医疗服务质量提供了可靠的保障。

2. 院领导认真履行职责,不定期进行质量检查并及时进行反馈、整改,努力提高医疗质量。每周例会通报医疗护理质量情况,各临床科主任对所管辖病区的患者实行 24 小时负责制。

3. 医护人员严把关,确保医疗护理质量。对存在安全隐患或违反医疗安全制度的科室和个人进行通报批评,坚持执行各种投诉及医疗纠纷的登记、调查处理制度,一旦出现,均由职能部门认真查处。

三、认真落实医改政策,改革发展成果更加惠民

1. 建立机制、明确目标,在宣传引导、营造氛围上下功夫。建立医改工作实施方案并逐项落实到位。通过公众信息网、微信、电子显示屏和印发宣传资料宣传相关政策,做到医护人员及病友对新医改的知晓率达 100%。

2. 落实制度、规范管理、以政策、服务为主抓手。严格按照卫健委制订的工作方案开展工作,对精准扶贫患者予以住院救助;免除贫困患者的相关住院费用,并实施"先诊疗,后结算"的措施。

3. 实施便民惠民措施。增设挂号收费窗口,并实施 24 小时值班制、辅助检查科室实施 24 小时值班制,优化诊疗流程,建立医疗服务行为公示制度等多项举措,保障和改善民生。

四、医院工作的不足

医院工作虽然取得了较大成绩,但也存在着一些差距和不足。

一是个别员工学习积极性不高,实践能力欠佳,医疗队伍综合素质有待进一步提高;

二是学科带头人才依然缺乏;

三是个别医务人员服务主动性不够,主人翁意识不强,优质服务存在短板,作风建设亟待进一步加强。

2018 年,我院基础建设更加坚实,管理制度更加完善,年度预期目标超额完成。我们在为成果而鼓舞,为发展所欣慰的同时,也应更清醒地认识到,任重而道远,我们一定要勠力同心,事不避难,锐意进取,为卫生事业做出更大的贡献。

××年×月×日

标题由单位名称、时限、事由和文种四部分组成,属于公文式标题。

前言简要交代了总结的时间范围和效果。

主体部分围绕三个方面展开论述,全面回顾了一年的工作成果。

结尾指出不足及进一步努力的方向。全文层次分明、条理清楚、措施具体,具有很强的指导意义。

因在标题中已经点明发文单位名称,落款中省略了署名,只写日期。

六、总结的写作要求

1. 要充分占有、分析材料　没有事实就无法得出结论,写总结之前应大量搜集、积累材料,并对材料进行认真分析与研究,确保材料的真实性和典型性。

2. 要实事求是　无论是总结经验还是得出教训都应在事实的基础上进行,不能夸大,也不能缩小,更不能弄虚作假,这样得出的结论才有意义。

3. 要条理清楚、重点突出　条理不清,人们就看不下去,即使看了也不知其所以然,就达不到总结目的。工作内容涉及多方面的,就应抓主要的、重要的写,次要的要少写或不写。面面俱到,反而什么都得不到。

案例

这是一篇实习护士个人实习工作总结。在这里,这位实习生分享了她的实习经历及心得,对未来的实习生不失为一个很好的启示。

实习工作总结

时光飞逝,转眼之间我们来 ×× 市第一人民医院实习已经两个月了,在这里我不仅学到了很多麻醉与护理方面的专业知识,而且结识了很多朋友,开阔了眼界,也对自己即将从事的工作有了更深刻的认识。

这两个月我主要在麻醉后恢复室(PACU)和内镜中心工作。PACU 内负责接收全麻后未清醒、生命体征不稳定的患者,并给予其呼吸支持以及呼吸、循环监测,包括呼吸运动、脉搏血氧饱和度、无创血压、心率、心电图等。等到患者神志清醒、拔除气管导管、病情稳定后送返病房,并同病房护士交接班,告知其患者的术前诊断、手术方法、麻醉方式、术中生命体征情况、出入量、特殊情况处理等内容。另外,麻醉护士还要负责 PACU 以及麻醉准备间各种物品、药品的供给以及一些物品的清洁消毒。内镜中心主要是在麻醉医生指导下完成对无痛胃镜、肠镜、宫腔镜等检查的静脉麻醉工作,保证患者安全地接受检查。

在两个月的实践中我明白了临床中每一项操作步骤都是有目的和意义的,一定要严格地按照操作规程进行,否则就会给患者和自己带来麻烦;相反,只要我们按照“规矩”办事,就可以避免很多事故的发生。每个患者都是不一样的,我们必须始终用发展变化的眼光来审视每一个患者,即个体化地评估每一个患者,然后再采取相应地措施。

麻醉科里每周三都有业务学习课,老师给我们讲述专业基础知识和临床中一些争议较大、较前沿地新知识;课堂学习不仅弥补了临床实习的一些空白,而且使我明白“任何情况下都不要忘记学习”的道理。

两个月的临床实习之后,让我更加体会到医学的魅力。医务人员本着治病救人的宗旨推动着医学的进步和人类健康水平的提高,患者的生命安危系于医务人员的一念之间,这一念需要我们每一个工作人员高度的责任心和精湛的业务水平。护士的职责是协助医生治病救人,准确执行医嘱。职业不分高低贵贱。巨人的伟大需要无数小人物默默无闻的奉献和支持,我愿意在自己的领域创造属于自己的辉煌。

×××

××××年×月×日

扫一扫,
看总结

扫一扫,
测一测

第三节　调查报告

📖 导入案例

近年来随着我国经济发展速度放缓,岗位需求减少,医学生就业难的问题越发突出,尤其是专科医学院校毕业生。为了更好地了解医学院校专科毕业生就业情况,我校校委组织人员,对本校 2018 届毕业生就业情况进行调查,为我校人才培养和就业指导等工作提供重要依据。

请问:

1. 调查报告具有哪些特点?

2. 调查报告的格式是怎样的?

3. 调查报告在写作中应该注意哪些问题?

扫一扫,
自学汇

一、调查报告概述

调查报告是指将某一经验或问题,在客观实践中进行深入调查,将收集的材料归纳整理,分析研究,进而揭示本质,得出结论,并以书面形式汇报调查情况的一种事务性文书。

调查报告也被称为调研报告、考察报告或 ×× 调查等,是实际工作和新闻报道中常用的一种文体。调查报告是制定路线、方针、政策的重要依据,是总结经验教训的有效途径。

二、调查报告的类型

根据调查目的和调查内容的不同,调查报告可以分为以下几种类型:

1. 典型经验调查报告 这类调查报告是对先进活动、事迹进行调查、分析,总结概括出具有参考价值和指导意义的经验和方法,以推动有关单位或人员相关工作的进一步开展。

2. 揭露问题调查报告 这类调查报告是对存在的问题展开调查,获得可以说明问题性质、阐明问题程度的材料,从而揭示问题的成因,分析问题的危害、探究解决问题的方法。这类调查报告是处理有关责任单位和有关责任人的重要依据。

3. 新生事物调查报告 这类调查报告的目的是支持和促进社会新生事物的成长与壮大。报告围绕新生事物产生的背景、特点、发展趋势、在现实生活中的意义等方面展开介绍。

4. 社会情况调查报告 这类调查报告往往围绕着社会风气、衣食住行、人民意愿等和百姓生活息息相关的各个生活侧面展开,反映出老百姓的生活动态和思想倾向,有助于引起有关部门的重视,是制订相关决策的重要依据。

三、调查报告的特点

调查报告具有以下几个特点:

1. 针对性 调查报告围绕一个中心进行,分析现象、揭示问题、总结经验,并将结果形成书面报告,以引起有关方面的重视。

2. 真实性 客观、真实的材料是写作调查报告的前提,调查报告必须从实际出发,以事实为依据,不能夸大或缩小问题,更不能歪曲事实,要实事求是地分析评价问题。

3. 叙述性 调查报告是首先叙述通过调查所获取的材料,再进行综合分析,最后得出结论和意见。可见它是以叙述为主,议论为辅。

4. 时效性 调查报告是为现实服务的,解决的都是具有现实意义的问题,这就决定了它必须具有时效性。

四、调查报告的基本写法

调查报告由标题、前言、主体、结语和落款五部分组成。

(一) 标题

标题有两种写法,一种是规范化标题,一种是自由化标题。

1. 规范化标题　由主题加文种,如"关于××××的调查报告""××××调查""××××调查报告"等。此类标题的优点是读者可以一目了然地知道调查对象和调查目的,缺点是形式老套,缺乏吸引力。

2. 自由化标题　可以采用灵活多变的标题,如《大学生网购知多少》《漫漫打工路,维权何其难》;也可以使用正副标题相结合的形式,如《大爱无疆——敬老院调查报告》。自由化标题的优点是形式新颖,生动活泼。

(二) 前言

前言是调查报告的导语部分,简明地介绍调查的基本情况。常用的有以下几种写法:

1. 开门见山地概括出对调查对象形成的调查结果,或指出问题、总结经验、提出主要观点,提纲挈领,统率全文,使读者在文章开头就对基本情况有一个大致的了解。

2. 先介绍调查时间、调查目的、调查对象、调查范围、调查方法和调查背景等,再从中引出中心问题或基本结论。

3. 首先综述调查对象的历史背景、发展过程、现实情况、取得成绩和存在问题,再在此基础上表明主要观点或提出中心问题。

(三) 主体

这部分是调查报告中最重要的部分。它详细叙述调查的基本情况、做法、经验,以及从调查材料中所得出的观点、结论和思想认识。本部分主要采用叙述的表达方式,叙议结合。

按照调查报告内容的不同可以选择不同的写作结构:

1. 典型经验调查报告　可采用"成果—具体做法—经验"式结构。

2. 揭露问题调查报告　可采用"问题—原因—意见或建议"式结构。

3. 新生事物调查报告　可采用"现状—发展情况—社会意义"式结构。

4. 社会情况调查报告　可采用"情况—成果—问题—建议"式结构。

(四) 结语

结语的写法较多,常用的有以下四种:

1. 总结全文,深化主题。

2. 指出不足,启发思。

3. 点明问题,提出建议。

4. 展望前景,发出号召。

(五) 落款

落款要写明调查者的单位名称、个人姓名和完稿时间。如果标题下面已注明调查者,则落款时可以省略。

五、例文评析

医学生就业状况调查报告

一、前言

为全面反映毕业生的就业状况,建立起就业与人才培养良性互动的长效机制,学院招就办对我院 2018 届医学生就业情况进行调查,以此作为我院人才培养和就业指导等工作的重要依据。

调查对象是我院 2018 届应届专科毕业生,共 1 809 人。其中,男生 115 人,占毕业生总人数的 6.36%;女生 1 694 人,占毕业生总人数的 93.64%。调查报告主要涉及毕业生的规模和结构、就业率、毕业去向等,数据统计截止日期为 2018 年 10 月 23 日,有效问卷回收率为 56.54%,使用统计软件 SPSS 等对数据进行分析。

二、调查结果分析

1. 截至 2018 年 11 月 7 日,学院 2018 届毕业生就业率为 91.98%,基本实现充分就业。从具体毕业去向来看,"灵活就业"为毕业生主要去向选择,占比为 69.87%;"升学"次之,占比为 21.56%。

2. 学院 2018 届毕业生分布在 5 个专业,各专业就业率均在 90.00% 以上。其中口腔医学技术专业的就业率最高,达到 95.83%,药学专业就业率为 95.20%,护理专业就业率为 91.41%,医学检验技术就业率为 91.06%,助产专业的就业率为 90.70%。

3. 学院 2018 届毕业生中 85.36% 主要选择在山西省内就业,服务地方经济发展。

4. 毕业生中 69.20% 就业行业主要集中在"卫生"领域,这一行业流向与学校专业设置及人才培养定位相符合。

5. 学院 2018 届毕业生税前月均收入为 2 102.56 元,其工作满意度为 89.85%,专业相关度为 89.57%,职业期待吻合度为 85.53%。

6. 2018 届毕业生对母校的满意度、推荐度分别为 99.78%、76.43%;对课堂教学总评价的均值为 3.95 分,偏向"比较满意"水平;对实践教学的满意度均值为 3.97 分,偏向"有些帮助"水平;对任课教师的满意度均值为 4.29 分,处于"比较满意"水平。

三、取得的经验

学院历来重视毕业生的就业工作,将毕业生的充分就业和高质量就业作为工作重心。近三年,我院毕业生规模逐年扩大,就业率呈稳定上升趋势,就业状况良好。其中 2018 届毕业生就业率较 2017 届上涨 6.77 个百分点,较 2016 届上涨 12.56 个百分点。这表明学校"贴近学业、贴近产业、贴近就业"的人才培养模式保障了毕业生的顺利就业。

1. 宣扬"大国工匠"精神,推动职业教育发展 近年来,我院紧密围绕国家中长期教育改革和发展规划纲要,切实执行教育部"关于全面提高高等教育质量的若干意见"精神,以培养"动手操作能力强、终生学习力足、就业竞争力优、职业道德佳"的高素质应用型人才为目标,建立起了一套注重专业操作能力和彰显个性化培养的多元化技能型人才培养体系。

学院注重加强与各实习、就业基地的沟通,及时调整、加强教学模式和内容,学生在校期间的实习、实训教学及时参照用人单位的岗位要求开展,多次到各地实习单位取经,努力做到实习生、毕业生到相关单位的无缝对接。

2. 就业工作机制完善 学院高度重视毕业生就业工作,落实"一把手工程",以"全局部署、全员参与、全程关注、全心服务"为理念,以"培养高质量的技能型人才""全面提升毕业生就业质量"为总目标,学校成立了毕业生就业工作领导小组,院领导担任组长,有关职能部门负责人担任组员。形成了全院、全员通力合作的运行机制,充分调动各方力量共同做好就业工作。

这份调查报告的题目属于规范化标题:主题 + 文种。"医学生就业状况"是主题,"调查报告"是文种。

前言部分指出了调查目的、调查对象和调查方法。

主体第一部分,从毕业生的规模和结构、就业率、毕业去向、收入满意度等方面对 2018 届毕业生就业状况进行了叙述。叙述部分内容丰富,文字简洁,重点突出。

主体第二部分,在数据分析的基础上,总结了 2018 届毕业生就业工作取得的经验。

3. 举办多场毕业生就业双选会 2018年，我院除接待实习医院、药企选拔实习生，还举办多家单位专场选聘会；利用学院官网平台，首次与"码上招聘"合作，5月中旬覆盖全院毕业生的校企见面会如往年一样在毕业返校时如期举行，与会用人单位达110余家；招就微信群也及时发布、转发就业信息；以上累计提供就业岗位2 100余个。

4. 就业指导科学化 学院教学坚持就业指导课每学期列入课表进课堂，就业指导老师、创业培训老师都有相关资质，根据学生成长规律，分别开展"专业规划与就业前景""职业生涯规划""实习与就业指导""就业与创业"专题教学，实现创业教育与就业指导的全过程、全覆盖。

5. 坚持校企合作不动摇 多年来，我院坚持开展校企合作，药学专业的实习基地在原有×××药业、国大药房××连锁有限公司、××药业等公司的基础上，2017年以来又新增××药业，学生与企业的互相选择或意向就业在实习期基本达成，保证了毕业时的高就业率；口腔医学技术专业与多家企业开展校企合作，部分技术优秀的实习生在实习中期的待遇已超过月收入3 000元，实习期满后的就业供不应求。

6. 以技能大赛带动技能培养 我院2018年承办了全省高职院校护理、口腔技术两项技能大赛，在比赛中取得了骄人的成绩。通过各类技能比拼，掀起了学生苦练动手能力的热潮，为后期实习与就业打下了扎实的根基。

四、存在的问题及对策

虽然我院近年来毕业生就业率持续保持上涨，但面临2019年紧迫的就业形势，学院在就业指导方面还存在很多问题。

1. 整体就业质量仍有待提高 学院2018届毕业生主要流向单位类型为"民营企业"，占比达到72.37%；其次为"其他事业单位"，占比仅有11.84%，进入正式医疗卫生事业单位的毕业生数量不多。

2. 对学院整体满意度较高，但实践教学满意度偏低 2018届毕业生对母校的满意度、推荐度分别为99.78%、76.43%；对课堂教学总评价的均值为3.95分，偏向"比较满意"水平；对实践教学的满意度均值为3.97分，偏向"有些帮助"水平。

> 主体第三部分，在认真分析材料的基础上，指出学生就业指导工作方面存在的问题，并提出了相应的改进对策，为进一步提高学院毕业生就业率提供了新的建议。

面对以上问题，我院在未来工作中需做到以下几点，以进一步提高毕业生就业率：

1. 优化人才培养方案，重点培养学生实践能力 学校将进一步发挥办学优势，依据市场需求、就业导向开展人才培养，明确和完善专业培养目标和建设重点，推进教学团队、课程教材、实践资源等专业内涵建设。在课程设置方面，随着就业形势及社会需求的变化相应地调整专业基础课和专业课的课程设置，适时地增减课程内容，让学生学到科学、有用的东西。在教育教学方面，创新教学方法，突出学习、实践、科研、创新等多方面的素质和能力的培养，提升学生的专业知识和专业技能。此外，学校将继续走产学研合作办学之路，同时深入探索人才培养的校企事业单位合作机制，建立创新创业基地和实践教学平台，更加突出理论联系实际，培养学生的实际工作能力。

2. 强化就业指导服务，为毕业生就业提供更多就业、创业机会 学校将继续整合各方资源，多管齐下，为毕业生提供全方位、立体化的就业创业指导服务：一方面，继续提高就业指导水平和服务能力，增强就业指导工作的针对性和有效性；加强信息平台建设，保障网上信息交流为主的无形就业市场的建设，促进信息服务水平，为毕业生提供更完善的就业服务。另一方面，丰富就业、创业指导服务，构建以提高实践能力为核心，以全面提升学生就业素养为目的的活动模式；如开展生涯规划比赛、素质拓展训练、实践观摩比赛及专题互动式论坛、模拟创业活动等，让学生在活动中培养自身的职业生涯意识、提高自己的就业、创业能力。

××医学院招就办 ×××
2018年11月

> 落款书写完整，写明了调查单位名称，个人姓名和完稿时间。

六、调查报告的写作要求

1. 要有正确的立场和观点。

2. 运用合理得当的调查方法。

3. 广泛地占有大量调查材料。

4. 立足材料,提炼主题。

5. 合理安排文章的结构。

扫一扫,
看总结

第四节 述 职 报 告

扫一扫,
测一测

扫一扫,
自学汇

📖 **导入案例**

　　为给医院职工的年终考核提供依据和参考,方便医院正确选拔和任用干部,医院决定要求每位职工写一份述职报告,汇报自己一年的工作。作为医院的一名护士,你该如何完成这份述职报告呢?

　　请问:

　　1. 什么是述职报告?

　　2. 述职报告的格式是怎样的?

　　3. 述职报告的写作要求有哪些?

一、述职报告概述

　　述职报告是个人向上级或主管部门陈述自己在一定任期内履行岗位职责、完成工作业绩、进行自我评述的书面报告。

　　述职报告有助于上级主管部门考核、培养、评议干部,有助于述职者接受群众监督、加强与群众之间的沟通交流。述职报告通过回顾工作情况,总结工作经验,有助于改进工作方法,不断提高自身素质和工作能力。

二、述职报告的类型

1. 根据表达形式不同　　述职报告可以分为书面述职报告和口头述职报告。

2. 根据述职对象不同　　述职报告可以分为个人述职报告和集体述职报告。

3. 根据述职内容不同　　述职报告可以分为综合性述职报告和专题性述职报告。

4. 根据任职时间不同　　述职报告可以分为任期述职报告、年度述职报告和临时性述职报告。

三、述职报告的特点

　　述职报告,最初曾用"总结"或"汇报"的形式出现,经过一段时间的使用,逐步形成了独具特色的体式,其主要特点是自述性、自评性、报告性。

　　所谓自述性,就是要求报告人,自己述说自己在一定时期内履行职责的情况。因此,必须使用第一人称,采用自述的方式,向有关方面报告自己的工作实绩。这里的所谓实绩,是指报告人在一定时期内,按照岗位规范的要求,为国家做了些什么事情,完成了什么指标,取得了什么效益,有些什么成就和贡献,工作责任心如何,工作效率怎样,实实在在地反映出来。但是,要特别强调所写的内容必须真实,是实实在在已经进行了的工作和活动,事实确凿无误,切忌弄虚作假。

所谓自评性,就是要求报告人,依据岗位规范和职责目标,对自己任期内的德、能、勤、绩、廉等方面的情况,做自我评估、自我鉴定、自我定性。述职人必须持严肃、认真、慎重的态度,既要对自己负责,也要对组织负责,对群众负责。对工作的走向,前因后果,要叙述清楚,评得恰当;所叙述的事情,要概述,让人一目了然,并从中引出自评。但要强调:切忌浮泛的空谈,切勿引经据典的论证,定性分析必须在定量证明的基础上进行。

所谓报告性,就是要求报告人,明白自己的"身份",以被考核、要接受评议、监督的身份,履行职责做报告。要认识到,自己是在向上级汇报工作,是严肃的、庄重的、正式的汇报,是让组织了解自己,评审自己工作的过程,因此,语言必须得体,应有礼貌、谦逊、诚恳、朴实、掌握尺寸,切不可傲慢,盛气凌人,不可夸夸其谈,浮华夸饰。报告内容必须实在、准确,而且要用叙述的方式,将来龙去脉交代清楚。

四、述职报告的格式

述职报告的结构由标题、称谓、正文、落款四部分组成。

(一) 标题

(1)直接以文种为标题,如《述职报告》。

(2)以内容为标题,根据报告内容拟定题目。

(3)年限+职务+文种为标题,如《2014—2015 年担任 ×× 医院院长的述职报告》。

(4)主副标题相结合的形式,如《完善医疗管理组织,构建良好管理体系——×× 科室主任的述职报告》。

(二) 称谓

述职者对听众的称呼,如"各位领导""各位同志"。

(三) 正文

正文通常包括三个方面:开头、主体、结尾。

1. 开头 也叫前言,一般简要的概括任现职的有关情况,包括述职者的姓名、担任的职务、任职的期限、岗位的职责以及自己的尽职情况等。开头要写得简明扼要,概括自己任职的基本情况即可。

2. 主体 这是述职报告的中心,主要从以下几个方面来阐述。首先是指导思想、工作态度,只有在正确的思想指导下才能更好地开展工作。第二要围绕岗位职责展开,包括工作的主要内容、工作业绩。着重阐述工作的完成情况和取得的成绩,还要总结工作中的经验教训和不足之处。如何发扬成功的经验,吸取失败的教训,在以后的工作中避免再次失败。最后指出今后努力的方向。

3. 结尾 结尾简述自己对任职期间的工作评价"我认为自己是称职的",或者直接用结束语"以上报告,请领导和同志们批评指正! 谢谢大家! "或是"以上报告,请审查。"以及"特此报告,请审查。"等。

(四) 落款

落款写述职者的单位、姓名和日期。

五、例文评析

述 职 报 告

尊敬的各位领导、各位同事：

大家好！

我叫×××，系××科护士，一年来在院领导、科室主任和护士长的领导下，我踏踏实实做好本职工作，不断提高自己业务水平。现将这一年的工作从思想政治、履职尽责、缺点不足和努力方向等四个方面做如下汇报：

一、思想政治方面

作为一名党员，我深深地认识到思想是行动的先导，只有扎实的思想指导作为基础，才能做好护理工作，保证工作的质量。近一年来，我进一步认真学习马列主义、毛泽东思想、中国特色社会主义理论，学习党的各项路线、方针、政策，努力联系实际，不断提高理论水平和指导工作的能力。我热爱祖国，热爱中国共产党，拥护党的领导及路线、方针、政策；积极参与党组织的各项活动，自觉交纳党费，始终以一名共产党员的标准严格要求自己。时刻牢记全心全意为人民服务的宗旨，始终践行入党誓言，吃苦在前，享受在后；脚踏实地、甘于奉献；不怕困难，不畏艰险。

二、履职尽责方面

只有爱岗才能敬业，只有爱一行才能专一行。我热爱护理工作，有强烈的事业心和职责感，这使我用心主动地学习护理专业知识，端正工作态度。在实际工作中，我能严格遵守医院的各项规章制度，严格要求自己，遵守护士职业道德，树立全心全意为伤病员服务的思想，用语礼貌，杜绝态度生、硬、差，以优质护理服务标准来要求自己，精心护理每一位患者，使患者在住院期间最大限度地解除痛苦，及时解决生活所需，带给患者更人性化的服务。

我深知要想做一名护士，做一名优秀护士，工作不能简单地停留在打针、发药、执行医嘱上，更重要的是丰富自己的理论知识和实践能力，为了提高自身素质，增强服务意识，培养理论强，技术硬的基本技能。我积极要求上进，积极参加医院和科室组织的义务学习，不断充实自己，提高自己各方面的修养，努力提高自己的业务水平。在护理工作的每个日日夜夜我始终坚持自己信念："用心做好每一件事，认真对待每一天。"

在工作中我本着"把工作做得更好"这一目标，严格执行医嘱，三查七对制度及无菌操作原则，坚守慎独精神，即使是一瓶维生素也决不马虎，不凭经验，不凭印象，积极完成各项任务。

医院定期进行护士技能操作培训，不仅提高了我们的动手能力，还强化了我们的各项操作技能，切实保证了护理工作的安全性；我本着"一切以患者为中心，以质量为核心，以安全为前提"的服务理念，勤奋工作，用心进取，想患者之所想，急患者之所急，需患者之所需，通过自己的努力，获得了家属及病患的一致好评，这是对我工作最大的肯定。

作为科室护理骨干，在不断提高自身业务素质同时，充分发挥个人优点，在工作与生活中，关心帮忙新同志，发挥传帮带作用，言传身教，互相学习，团结协作，共同进取。在工作任务重的状况下，加班加点，任劳任怨，高标准高质量地完成各项任务，做到让患者放心，让领导放心。

三、缺点不足

在肯定成绩的同时，我认真查找自身存在的不足，主要有以下几点：

1. 在学习上，主要是还不够深入。按照上级安排做的多，主动学习的少，尤其是缺少一个长期的学习计划，不能围绕一个中心进行积累，知识形不成系统，比较零乱，对于提高工作能力效果不明显。在这种情况下，不求甚解的学习比较多，学习上浅尝辄止、蜻蜓点水，导致学习不透，不能很好地用于实践，用于工作。虽然学了些政策理论和业务知识，但不能围绕解决实际问题去应用，去理解，因而无法做到深入把握和灵活运用。

标题居中。

称谓顶格。

正文：

开头简明扼要地概括述职者的姓名、担任的职务、任职的基本情况即可。

任职期间的工作、学习情况是述职报告的主体部分。报告中所写的内容，必须是围绕自己的岗位职责，如实地汇报。主体部分要写得具体、充实，有理有据、条理清楚。

总结工作中的不足之处。

2. 工作创新不够。对于社会发展形势,本单位的发展状况,了解不够,不深入,不全面,看不清潜在的困难和问题,缺少危机感和迫切感,因此有时会安于现状,在一定程度上缺乏闯劲、拼劲,精神状态有些懈怠。有时局限于上级布置什么做什么,有时产生的新想法也只是停留于心动而无行动的状态,缺少自觉谋划,积极进取的精神,缺少有计划有步骤,发现问题、研究问题、解决问题的创新意识。

四、努力方向

针对以上存在的不足,在以后的工作主要从以下几个方面努力:

1. 继续学习专业知识和技能,明年争取在专业素质方面有质的飞跃,全面提高自身的护理水平。

2. 用心参加科研活动,加深对护理事业的研究,争取在论文发表方面再有建树。

3. 用心支持和参与护理部的各项工作。进一步增强主人翁思想,把医院当家来建,把患者当亲人来待,把信誉当生命来看。

以上是我的年度述职总结,古人云"以人为镜,能够明得失",通过总结,我深感自己和其他同事的差距,这也更加激励了我今后要迎难而上,加倍努力,争取更大进步。不足之处,请各位批评指正。

×××

××年×月×日

(右栏批注:)
明确今后的努力目标。

结尾再次总结自己今后的努力方向,直接用结束语结束报告。

落款包括署名和日期。

六、述职报告的写作要求

1. 实事求是 述职报告的内容要客观、公正,如实地汇报自己的工作实绩,绝不能无中生有、夸大其词;也要正确处理个人和集体,成绩和不足之间的关系。

2. 突出中心 要以岗位职责和工作目标为中心来阐述自己的工作,尤其是重点工作。对于成绩突出、有重要影响的工作要着力阐述,日常性工作可以简单带过。

3. 特色鲜明 根据不同的岗位特点、不同的岗位职责突出与众不同之处,彰显述职者的个性。

4. 语言庄重、简练 行文语言要简洁得体,多用叙述性语言,注意语言的通俗性和口语化。

七、述职报告的写作技巧

写好述职报告要把握五个要点:

1. 写出信心 不管你的工作情况如何,写述职报告时一定要写出你的信心。干好了,总结经验;干得不好,找出问题,分析原因,制订切实可行的对策,树立来年能做好此项工作的信心。一般领导都是向前看的。你干得不好,交了学费,知道了不足,来年会改进。若换了新人,没准还要交更多的学费。这里关键是看你的态度和信心。今年没干好,你对自己都没信心,灰头丧气,别人怎能会对你有信心? 不怕有缺点,就怕没自信。

2. 写出成绩 可不是成绩不说没不了,问题不找不得了,成绩不说也不得了,现在都实行层次管理,况且人力资源部门对你不会有太多了解,成绩一定要写足,这也是培养自信心的好办法。写成绩时切忌两大"戒":

一戒"吹"。让人感觉你有一点在吹,不实事求是,对你的好印象立即减少 50%,搞不好会归入"另类"。

二戒"傲"。只谈个人的努力,大谈自己的本领,不讲领导和同事的帮助,不讲客观上遇到好的机遇,自信心过强,叫自大了。这样也会进入"骄傲""不合群""不成熟"的另类。

3. 写出特点 一定要发现你的优势与特点,即你与众不同的地方在工作中的具体体现。不论是写文章,还是在做事时就要发挥自己的独特优势,发现时间的特殊规律,采取与众不同的做法做出成绩来。述职报告90%都是千篇一律,像"催眠曲",让听的人昏昏欲睡。你讲得与众不同,让评委们精神一振,就会记住你的。

4. 写出不足 不足之处一要找准,二要分析透彻,三要有切实可行的改进措施。不足既是给别人听的,让他们看到你的实事求是的客观分析,监督你不断改进;更是给自己说的,不断改进、完善自己,在市场竞争中才会立于不败之地。

5. 写出方向 要通过述职报告,给自己定一个来年的前进方向,建立"一年前进一大步"的信心;给别人一个振奋,看到一个自信的、充满活力的你在前进!不要把述职报告当成是"年终过关",而要把它当成是展示自己才华的"最佳时机"!抓住人生的每一个机遇,你会比别人进步得更快!

八、述职报告与总结的区别

1. 概念不同 述职报告是各类公职人员向所在单位的组织、人事部门、上级机关和职工群众,如实陈述本人在一定时期内履行岗位职责情况的一种事务文书。《孟子·梁惠王上》说:"诸侯朝天子曰述职,述职者,述所职也。无非事者。"可见,所谓述职是陈述职守,报告职责范围内的工作,而不涉及与本职无关的事。而总结则是个人对做过的某一阶段的工作进行系统的回顾、分析,从中找出收获、经验教训及带有规律性的认识一种事务文书。

2. 目的不同 述职报告是群众评议组织、人事部门考核述职干部的重要文字依据,不仅有利于述职者进一步明确职责,总结经验、吸取教训、提高素质、改进工作,还有利于增强民主监督的良好风气。而总结则是总结出带有规律性的理性认识,借以指导今后的工作,同时,也有利助于针对性地克服工作中存在的问题,不断提高自身的工作能力。

3. 回答的问题不同 总结是对一项或一段时间里工作给予归纳;主要回答的是做了哪些工作,有哪些成绩,取得了哪些经验,存在哪些不足,要吸取什么教训,今后有哪些打算等问题。而述职报告要回答的是有什么职责,履行职责如何,是如何履行职责的,称职与否等问题。即要表述履行职责的结果,展示履行职责的过程,又要介绍履行职责的出发点和思路,还要申述处理问题的依据和理由。

扫一扫,
看总结

扫一扫,
测一测

第五节 会 议 记 录

导入案例

如果你是职场新人,领导通知你本周末单位要召开一个中型会议,由你来负责筹备并做好会议记录。这是你第一次组织单位重要会议,是领导考验你的一次机会,也是你表现自己能力的一次机会。

请问:

1. 筹备会议的流程是什么?

2. 会议记录的基本写法是什么?

3. 如何做好会议记录?

扫一扫,
自学汇

一、会议记录的概念

考点提示:什么是会议记录?

会议是指有组织、有领导、有目的的议事活动,它是在限定的时间和地点,按照一定的程序进行的。会议一般包括议论、决定、行动 3 个要素。会议是一种普遍的社会现象,几乎有组织的地方都会有会议,会议的主要功能包括决策、控制、协调和教育等功能。

会议按照参加人数和会议规模可分为小型会议、中型会议、大型会议和特大型会议四种;按照性质可分为法定或制度规定性会议、决策性会议、工作性会议、专业性会议、告知性会议、商务性会议等。

会议记录是指在会议过程中由会议组织者指定专人,如实、准确地记录会议的组织情况、会议内容的一种应用性文书。会议记录要求真实、全面、准确地反映会议的本来面貌。简而言之,会议记录是有关会议情况的原始材料,也是写作会议纪要、传达会议精神的基本参考资料。因此会议记录应整理存档,以备查阅之需。

会议记录一般用于比较重要和正式的会议。

📖 知识拓展

会议流程知多少

会议流程一般分为三个阶段:

会前准备阶段:确定会议主题与议题、会议名称、会议规模和规格、会议成本和经费预算、召开会议时间地点、参加会议人员、制订和发布会议通知(包括书面通知,电话通知和口头通知,其中口头通知只适用于参会人员较少的非正式会议)、确定会议的组织和分工、印制会议材料、会场布置,座位及主席台席位安排、检查会场设施,如桌椅、扩音、灯光照明,准备录音设备等。

会议进行阶段:会议开始前检查核对参会人员并签到,会议开始后进行会场组织、会场服务等。在会议进行中,工作人员不允许随便进出会场,要保持并维持会场秩序,使会议能够在安静的环境中顺利进行。

会议结束阶段:会议结束后整理好会议中的文字记录和图片、视频、音频资料进行备案和归档;完成会议总结材料,材料内容应包括会议议程各项内容、主要人员发言材料、会议讨论内容和总结性结论;整理完成会议总结材料报领导审批,将审批通过的材料分发至各参会人员遵照执行。重要会议结束后可考虑在网上发布会议相关新闻。

二、会议记录的类型

按照会议性质来分,会议记录大致有办公会议记录、专题会议记录、座谈会议记录等。

1. 办公会议记录 是记录机关或企业、事业单位等对重要的、综合性工作进行研究、讨论、决定等事项的一种会议记录。办公会议记录一般有例行型办公会议记录和现场办公会议记录两种。例行型办公会议记录即记述例行办公会议情况及其议决事项的会议记录;现场办公会议记录即为解决某重大问题而召集有关方面和有关单位在现场研究议决与协商的办公会议记录。

2. 专题会议记录 是某单位围绕某一个专题展开的会议情况的记录。其主要特点是主题的集中性与观点意见的纷呈性相结合,既要归纳比较集中、统一的认识,又要将各种不同观点和倾向性意见都归纳表达出来。

3. 座谈会议记录 是专门记述座谈会研究、讨论的情况与成果的一种会议记录。

三、会议记录的特点

1. 真实性 会议的记录者只能如实记录会议情况,不能对内容进行改动。记录时不能根据主观想法与个人好恶随意增减内容,也不能进行加工、提炼,只需要随着会议进程顺序记录内容即可。

2. 原始性 会议记录是会议情况与内容的原始化记录。所谓原始,就是忠实会议内容,没有经过整理和综合。这一点,会议记录和会议纪要、会议简报差别很大,会议记录保持着原始形态,而会议纪要、会议简报必须经过加工整理而成。

3. 完整性 会议记录对会议的时间、地点、出席人员、列席人员、主持人、议程等基本情况,对领导讲话、与会者的发言、谈论和争议、形成的决议和决定等内容,都要完整记录下来。

四、会议记录的基本写法

从结构上看,会议记录一般由会议标题,会议组织情况,会议内容三部分构成。

> 考点提示:会议记录包括哪些结构? 为什么需要这些结构?

(一) 会议标题

会议记录的标题很简单,写为"××会议记录"即可。会议标题为今后快速查找所需材料提供了方便。

会议标题,一般由单位名称加会议事由加记录构成,如《××市第一人民医院关于××会议记录》。如果使用的是专用的会议记录本,一般都印有"××会议记录"字样,记录者只需记录会议名称或第几次会议即可。

(二) 会议组织情况

会议组织情况通常包括时间、地点、出席人员、缺席人员、列席人员、主持人、记录人等要素。

1. 时间 要写明会议召开的具体时间,如年、月、日、上午、下午、晚上,×时×分。

2. 地点 写明具体地点即可。

3. 出席人 根据会议的性质、规模和重要程度,出席人记录时也有所不同。有时在决定重大事项的会议上,要写清楚有关出席人的具体单位、姓名、职务。而一般会议,出席会议的单位和人员较多或不需要一一列出时,只写主要参加会议人员或参加会议人员总数即可。

4. 缺席人 一般要写清缺席人的姓名和缺席原因。缺席人较多时,也可只写缺席人数。

5. 列席人 不属于本次会议的正式成员,但与会议有关的相关人员,一般写清单位、姓名和职务。

6. 主持人 写明主持人的姓名和职务。

7. 记录人 写清记录人的姓名,必要时注明其职务。

每项分行依次排列,且需详细清晰。这些内容要在会议主持人宣布开会之前写好。

(三) 会议的内容

这部分内容随着会议的进展一步步完成,没有具体的固定模式,但一般包括会议的议题、宗旨、目的,会议议程,会议的报告和讲话、讨论和发言、表决情况,会议决定和决议、遗留问题等。记录时应该注意以下问题:

1. 如果有多个议题,可以在议题前分别加上序号。

2. 记录每个发言人的发言时都要另起一行,写明发言人的姓名,然后加冒号,再记发言内容。

3. 会议决议事项应该分条列出。有表决程序的要记录表决的方式和结果。一般由主持人加以系统归纳。归纳结果,应逐字逐句记录。与会者无异议时,应随即写上"一致同意"或"一致通过"。有持异议者,必须详细记录不同意见,有弃权者,也应如实记录上。

记录发言内容的方法有两种,一是详细具体地记录,即尽量记录原话,这种记录方法主要用于重要的会议和重要的发言;二是摘要性记录,即只记录会议要点和中心内容,这种记录方法多用于一般性会议。

两种记录方法各有优点,根据具体情况采用。一般来说,如果会议内容较为简单,摘录要点即可,即记录实质性的内容和观点;如果会议内容比较复杂,或者内容非常重要,或者内容需要讨论,则要详细记录。还有一种情况,涉及会议的决定或者决议,或者会议需要强调、表决的内容,需要详细记录,而一般的讨论性、解释性、展开性的内容,则可以摘要记录。另外,与会议主题密切相关的内容可以详细记录,与主题无关的,则略记或者不记录。有时候,会议通报的重要事件或者审议的重要报告还可以附件的形式保存在会议记录之后。因此,是详细记录还是摘要记录要根据会议的性质、目的以及重要程度来决定。这要求会议的记录人提前知道会议的内容或者议题。

会议结束,记录完毕,要另起一行写"散会"二字,如中途休会,要写明"休会"字样。

一般来讲,会议记录最后应有主持人和记录人的签字。

为了方便记录,提高效率,现已经有印刷好的会议记录表格,其格式见下表。

会议记录		
会议名称:		
会议时间:		
会议地点:		
主持人:		记录人:
参会人员:		
应到人数:		实到人数:
缺勤人员:		
会议内容:		

五、例文评析

××医院党支部书记述职述廉及测评大会会议记录

时间:2019年 ×月××日

地点:××××会议室

出席人员:医院党委书记×××,党委副书记、院长×××,副院长×××,
　　　　　副院长×××

参加人员:全体党员

列席人员:非中共党员科室负责人及部分入党积极分子

缺席人员:×××(缺席原因,如学习、出差、生病等)

应到××人,实到××人

主持人:院党委书记×××

记录人:党办干事×××

会议内容:

第一阶段:各支部书记向大会述职述廉(上午8:00—12:00)

　　会议主持人:院党委书记×××

　　1.行政科党支部书记×××述职述廉;

　　……

　　2.后勤科党支部书记×××述职述廉;

　　……

　　3.医务科党支部书记×××述职述廉;

　　……

　　4.……

　　(述职人员的述职述廉报告收回归档,不做详细记录)

第二阶段:民主评议和大会测评(下午2:30—4:30)

会议主持人:院党委副书记、院长×××

　　1.工作人员发放民主评议和民主测评表。

　　2.主持人讲解民主评议和民主测评的要求。

　　3.与会人员填写民主评议和民主测评表。

　　4.与会人员将民主评议和民主测评表不记名投入指定票箱。

　　5.由院纪委书记×××负责组织相关人员对测评表进行汇总并对评议意见进行归纳整理。

第三阶段:院党委书记×××作总结讲话(下午4:30—5:30)

　　今天的述职述廉会议开得很好。上午有9名党支部书记向大会做了述职述廉发言,我认为大家讲得都很好,既充分肯定了一年来的工作,又实事求是地查找了工作中存在的问题和差距。总结工作不张扬,寻找差距不护短。一年来各支部书记、各科室负责人认真履行岗位职责,团结带领本支部、本科室医护人员务实创新,勤奋工作,强化服务,努力提高医疗质量和服务水平,促进全院工作上了一个新台阶。特别是在加强党风廉政建设方面,各支部书记都能率先垂范,认真落实中央和省市关于加强党风廉政建设的各项规定,在抓好自身廉政建设的同时,对科室党员和医护人员也严格要求、严格管理。一年来,全院近千名医护人员没有发生违反党风廉政建设规定的人和事,同时,各支部、各科室还狠抓了医护人员的医德医风教育,使全院的整体服务质量和服务水平有了新的提高,树立了良好的社会形象。对于今后的工作,按照党委研究的意见,我再提三个方面的要求:

　　第一,进一步加强党的建设,全面提高党建工作水平;(略)

　　第二,进一步加强医德医风建设,树立良好的服务形象;(略)

　　第三,进一步加强医护人员业务培训,全面提高医护人员业务水平。(略)

续表

主持人做会议小结,对于贯彻落实会议精神提出具体要求。 　今天的会议各项议程全部完毕,散会。 (本会议记录共 ** 页) 主持人:(签名) 记录人:(签名)	注明"散会"以及 "会议记录"的页数。

　　　　　　　　　　　　　　　　　　　　　×××医院

　　　　　　　　　　　　　　　　　　　2019年×月×日

六、会议记录的要求

考点提示:会议记录的要求有哪些? 为什么要这样要求?

1. 要素齐全　准确写明会议名称(要写全称)、开会时间、地点,详细记下会议主持人、出席会议应到和实到人数,记录缺席、迟到或早退人数及其姓名、职务,记下记录者姓名。如果是大型会议,需要记参加的对象和总人数,以及出席会议的领导成员即可。如果某些重要的会议,参加人员来自不同单位,可以请出席人签名(签名包括姓名、单位、职务等)。

2. 如实记录会议上的发言和有关动态　会议发言的内容是记录的重点。多数会议一般只记录发言要点,如果重要的会议或特别重要人物的发言,需要详细记录全部内容。会议记录要求忠于事实,不能夹杂记录人的任何个人主观意愿,更不允许随意增删发言内容。尤其是会议决定之类的内容,不能有任何出入。

3. 记录要突出重点　记录发言内容需要突出重点,主持会议人或重要领导成员以及代表人物的发言记录要详实;其他参会人员的发言可记主要观点和重点;会议已决定的事项或者议而未决的事项以及会议表决情况都是会议重点,需要详细记录。

4. 工整、整洁、清晰　会议记录要求字迹工整、整洁、清晰,应避免在记录过程中的随意涂改,造成今后辨认不清的情况。如确需删改,应在删改处签名以示负责。

七、如何快速做好会议记录

(一) 会前准备工作

一般来说,会议之前要做好以下准备工作:

1. 准备好会议签到表、议题表以及会议记录纸、笔等。

2. 提前了解会议议题、内容以及会议相关的报告、文件等。

3. 了解参会人员,尤其是可能发言的相关人员。

4. 确定记录席或者选择最适合听与记录会议内容的位置。

(二) 会议记录技巧

考点提示:会议记录的技巧有哪些?

记录的快慢、好坏决定了会议记录的质量。通常来说,有四条技巧:一快、二要、三省、四代。

1. 一快　指书写速度要快,可以把字写得小一些、轻一些,写连笔字,通常是顺着肘与手的自然去势去写。

2. 二要　指择"要"记录。"要"首先是指重要,即重要的内容要记,一般是围绕会议的内容、议题的重要内容或者重要人物(一般是领导)发言的中心思想;其次是指主要,即结论、决定等主要内容,一般来说,讨论的过程可以只记发言人的主要观点,但是结论性的内容是必须要记录的;最后,"要"还指要点,即记录要点,主持会议人员的发言需要详实记录,其他参会人员的发言,记录其发言要点即可。

3. 三省　是指记录过程中正确使用省略法,比如使用一些简称或者统称,如"因为"可以只记"因","如果"只记"如"等;可以省略会议发言中一些无关的词语和句子中的一些不必要的附加成分;有时候句子的后半部分太长,可画一曲线代替;有时候记录两头,省略中间等,会后再补充完整。

4. 四代　是指可以用代替的方法来记录。比如可以用某人的姓代替其全名;可用笔画少、易写的同音字代替笔画多、难写的字;可用一些数字和国际上通用的符号代替文字;可用汉语拼音的声母代替一些词语等。在会后整理议记录时,要补充完整。

八、会议记录与会议纪要的区别

会议记录一般是客观详细地将会议的全过程记录下来,包括每个与会者的讨论发言都应详细忠实地记录,发言人是怎么说的,就怎么记录。

而会议纪要则是将会议的主要内容、事项、决议、发言要点等经过整理概括后,将其具有重要意义的内容传达给受文者;与传达事项贯彻精神没有关系的内容等就没有必要在会议纪要中记载。因此可以说"会议记录"是一种"过程记录",而"会议纪要"是一种"精神传达"。

二者的主要区别在于:

1. 性质　会议纪要是法定行政公文;会议记录是机关、单位内部用于记录会议发言的事务文书。

2. 内容　会议纪要是经过整理加工的会议上达成一致认识,是会议内容的要点;会议记录是会议发言的原始记录,基本上要做到有言必录。

3. 形式　会议纪要基本上按照行政公文的规范格式;会议记录没有统一格式,多是各单位自定。

4. 发文形式　会议纪要按公文程序发,但没有主送和抄送机关;会议记录仅作为内部资料保存,绝不公开发布。

5. 提炼加工程度　会议记录,无论详细记录还是摘要记录,原始记载,参加会议的人怎么说就怎么记,既不能遗漏重要内容,更不能添枝加叶;会议纪要则是在记录的基础上,通过执笔人的分析综合后,摘其要点,舍其芜杂,按一定的逻辑顺序,编排加工而成。记录不是文章,只能做文章的原始材料;纪要则是经过抽象思维,加工制作之后形成的文章。

扫一扫,
看总结

扫一扫,
测一测

第六节　求　职　信

扫一扫,
自学汇

> 📖 **导入案例**
>
> 　　李 × 是一名即将毕业的护理专业学生,准备写一封求职信参加学院的人才招聘会,为获得自己人生的第一份职业做准备。
>
> 　　请问:
>
> 　　1. 求职信的格式是怎么样的?
>
> 　　2. 如何写好一封求职信?

一、求职信概述

求职信是求职者通过自我介绍、自我展示,向用人单位提出求职意愿的专用书信,是个人对公并有求于公的信函。求职信是求职者的敲门砖,一封好的求职信不仅在格式方面有一定的要求,内容方面也要尽量简练、明确、有条理,切忌模糊、笼统、面面俱到。

二、求职信的功能目的

1. 功能是沟通交往,意在公关　求职信是沟通求职者和用人单位之间的桥梁。通过一定的沟通,在相互认识、交流的基础上,实现相互的交往,是求职信的基本功能。实现交往,求职者才可能展示才干、能力、资格,突出其实绩、专长、技能等优势,从而得以录用。因此,求职信的自我表现力非常明显,带有相当的公关要素与公关特色。

表现自我,求得录用。实现自己的求职目的,就要求自己必须充分扬长避短,突出自我优势,在众多的求职者中崭露头角,以自己的某些特长、优势、技能等吸引用人单位。表现自我,意在录用,也是求职信的又一基本功能。

2. 目的是起到毛遂自荐的作用　好的求职信可以拉近求职者与人事主管(负责人)之间的距离,获得面试机会多一些。求职信是自我表白,其目的和作用是要让人事主管看,因人事主管有太多的求职信函要看,因此要简明扼要。

撰写一封得体的求职信可能是你在准备应聘的过程中遇到的最棘手的问题。在求职的过程中,只有能体现个人才智的求职信,才能帮助你顺利地得到面试机会,谋求一份理想的工作。你需要仔细考虑你所写的求职信的目的,及其所可能产生的影响。信件要引起读者的兴趣,既要反映出你的目的,也要符合特定的环境要求。

三、求职信的种类

1. 从职业类型划分　有专业技术型求职信、商业服务型求职信等。

2. 从求职的时间划分　有短期性求职信、长期性求职信等。

3. 从求职者身份划分　有毕业生求职信、待业人员求职信、在职人员求职信等。

四、求职信的特点

1. 自荐性　求职信是求职者和用人单位之间的桥梁。求职者在信中的自我介绍实质是一种自我推荐,以引起用人单位注意,达到争取面试机会和求职成功的目的。求职者在有限的篇幅内向用人单位介绍自身所具备的职业能力和职业素养,目的是树立一个良好的符合用人单位要求的从业者形象。

2. 针对性　求职信中求职者一般会明确指出求职岗位,如某公司的销售员、某企业的文秘等,求职者会针对该岗位介绍自身的优势和特长。岗位特点的不同会使求职者在自我介绍方面各有侧重。如果求职目标不明确,针对性不强,介绍时只是笼统的说明自身情况,往往很难引起用人单位注意,取得成功。

3. 真实性　真实性是指求职信中涉及的求职者信息应当真实有效,如成绩单、实习证明和获奖证书等,不能为树立良好形象、获得职位而夸大或是编造事实。

五、求职信的写作方法

求职信包含标题、称谓、问候语、正文、结尾、附件和落款。

1. 标题 与一般书信不同,求职信作为专用书信必须有标题,以较大、醒目的字体,将"求职信"放在页面首行居中的位置。

2. 称谓 求职信的阅读者一般为用人单位人事处或者人力资源部的工作人员,所以求职信的称谓既可以是人也可以是部门,如"尊敬的领导""××单位人事处"或"××单位人力资源部"。称谓要顶格写,后面加冒号。

3. 正文 正文是求职信的主体部分,一般包括自我介绍、求职目的、具备条件和重申愿望四部分。

(1)自我介绍:主要介绍求职者的毕业院校和所学专业,是否为应届毕业生等个人信息。

(2)求职目的:自我介绍之后,开门见山提出求职目标。求职目标最好与所学专业相关,能大大提高求职成功率。

(3)具备条件:具备条件是指求职者自身所具有的与求职岗位相匹配的素质与能力,包括理论知识、职业技能、实践经验、人际交流、团队协作等能力。理论知识是指所学专业的专业课程;职业技能是指取得的职业资格,如教师资格、秘书等级资格、护士资格等;实践经验是指实习或从事某职业的经验;人际交流与团队合作是指有与人协作,共同完成工作任务的能力。

(4)重申愿望:阐述渴望进一步面试,获得岗位的意愿,如"期盼佳音""希望贵公司能给我一次面试的机会"等。

4. 结语 结语是指祝颂语,一般另起一段写"此致,敬礼""祝贵公司事业蒸蒸日上"等。

5. 附件 另起一行空两格写附件两字,下面罗列后附的个人材料,如成绩单、资格证和实习证明等。

6. 落款 文末标明求职者的姓名和日期。

六、例文评析

求 职 信

尊敬的领导:

您好!

感谢您在百忙之中看我的求职信。我叫李红,是××医学院护理专业2018级应届毕业生。我想在贵院应聘护士一职,下面向您诚挚的推荐自己。

在校期间,我勤奋刻苦,学习了医学基础课,有人体解剖、生理学等;护理专业课包括基础护理学、健康评估、内科护理等,掌握了护理学方面的基础理论知识。考试成绩优异,两次获得学院一等奖学金。护理技能方面,我较全面地掌握了护理专业技术,如无菌技术,导尿术,灌肠术,置胃管等技能。在2018年全省护理技能大赛中,我获得了二等奖。

在我省××医院实习期间,我所学的专业知识和专业技能得到了实践检验。在医院老师悉心地指导下我的护理操作水平大幅度提高,具有了较强的独立作业的能力。各科病房的工作,让我学会了临危不乱,耐心护理,微笑待人的工作态度。实习期结束,我获得了科室的领导和同事们的一致好评。同时,扎实的专业理论知识和过硬的护理技能使我顺利取得了护士资格证,大大加强了我从事护士一职的信心和决心。

求职信的标题居中用醒目的字体,或加粗的方式突出标题。

自我介绍简明扼要,开门见山提出求职目标,可以根据所学专业进一步细化求职目标,如应聘贵院的儿科护士、外科护士等。

首先介绍自身具备的理论知识和职业技能,包括学习的课程、掌握的技术,以及取得的成绩。

续表

在生活中我把自己锻炼成为一名吃苦耐劳的人,工作热心主动,脚踏实地,勤奋诚实。大学期间我积极参加学生会工作,和同学一起策划大学生辩论赛、诗文朗诵会,组织同学们参加无偿献血,在学院的带领下去养老公寓开展健康医疗志愿服务。通过两年的大学学习和一年的医院实习工作,培养了我良好的工作态度和团队意识,使我能够很快地融入工作团队。

其次介绍自己的实习或实践经验,证明自己有能力承担岗位任务。

成绩属于过去,对于未来的工作,我相信我能够很快适应工作环境,并且在工作中不断学习,不断完善自己,认真做好本职工作。如果有幸能够成为贵院的一员,我坚信在我的不懈努力下,一定会为贵院的发展做出应有的贡献。后附个人求职简历,盼面谈! 最后,请接受我最诚挚的谢意!

具备条件的说明条理清楚、层次分明,先是理论知识、专业技能,然后是实践经验,最后是团队合作能力。内容安排突出了自身优势,逻辑清晰、详略得当。

此致
敬礼
附件:
1. 成绩单
2. 护士资格证成绩单
3. 实习证明
4. 获奖证书

文末再一次重申愿望。

附件罗列成绩单、资格证和获奖证书等。

李红
2019 年 3 月

落款包括求职者的姓名和日期。

七、求职信的写作要求

1. 有所侧重,针对性强　求职信要针对求职岗位,有所侧重地展示自身能够胜任该岗位的特长和优势。笼统、没有目标的自我介绍,很难引起用单位的重视。

2. 言简意赅,逻辑清晰　求职信的遣词造句应当言简意赅,避免使用华而不实的词句。在自我介绍时,应逻辑清晰、重点突出、主次分明。

3. 实事求是,不卑不亢　求职信中所涉及的内容应是真实的,切忌为了树立良好形象而胡编乱造、过分夸大事实。语用既要谦恭礼貌,又要坦诚、自信。

八、写信求职要避免四种失误

1. 不够自信,过于谦虚　求职者应当在信中强调自己的强项,即使不可避免地要说明自己的弱项,也没有必要那么坦率。

2. 主观意愿,推理不当　许多求职者为了取悦招聘单位,再三强调自己的成绩,而不知有关经验与能力对职位的重要性。

3. 语气过于主观　对于招聘单位来讲,他们大都喜欢待人处世比较客观与实际的人,因而求职者在信中尽量要避免用我认为、我觉得、我看、我想等字眼。

4. 措辞不当,造成反感　写求职信最忌用词不当,例如:有我这样的人才前来应聘,你们定会大喜过望。对方看到这样的词语,怎么会不反感呢?

值得注意的是,随着办公电子化、信息表格化的趋势,一些用人单位在招聘时不再使用传统信函式求职信,一些人力资源管理人员更倾向于将可量化信息以更便于查看和对接岗位要求的表格形式呈现出来的求职者信息列表。例如:

求 职 信

姓名:李××	性别:女
毕业院校:××大学	专业:汉语言文字学专业　，
出生年月:1995年11月	政治面貌:党员
联系电话:×××××××××××	电子邮件:********@126.com
求职意向:教师　编辑　文职	
教育背景: 2013年—2017年　本科　山西××大学对外汉语专业 2017年—2019年　硕士　山西××大学汉语言文字学专业	
实践与实习: 2017年9月—2018年1月　在××省委党校校刊编辑部实习 2018年1月—2018年6月　在××大学文学院教务办实习 2018年9月—2019年6月　在××大学国际文化教育交流学院实习	
语言水平: 英语:基本技能:听、说、读、写能力;大学英语四级548分、六级492分 普通话:一级乙等	
职业资格:2016年取得中级秘书资格证;2018年取得高级教师资格证	
学术成果:本科至研究生期间在各类报刊上发表文章十余篇(详见附件)	
自我评价: 　本人性格开朗,待人真诚,对待工作认真负责,善于沟通、协调,有较强的组织能力与团队精神;活泼开朗、乐观上进、勤于学习,能不断提高自身的能力与综合素质。在未来的工作中,我将以充沛的精力,刻苦钻研的精神来努力不断提高自己,充实自己。	

扫一扫,
看总结

扫一扫,
测一测

　　表格式求职信与传统信函式求职信各有优势,可根据自身优势和岗位需要选择合适的使用。

思考与练习

一、简答题

1. 计划的特点有哪些?

2. 计划的格式要求是怎样的?

3. 总结有哪些种类?

4. 总结的格式包括哪几部分?

5. 会议记录与会议纪要有什么区别?

二、问答题

1. 计划写作中的注意事项有哪些? 为什么需要注意这些问题?

2. 什么是总结? 写作总结有哪些要求?

3. 会议的组织包括哪些要素?

4. 结合自己的经验和理解,你觉得应当如何快速记录会议内容?

三、写作题

1. 请你就上学期语文学习情况写一篇总结。要求格式完整、正确、语言流畅,字数不少于600字。

文种需要真名时要用×××代替。

2. 参加一次学生会议,做份会议记录,注意会议记录的格式和要素。

3. 假设你明年6月就要毕业,为参加今年11月的双选会,结合实际准备一份求职信。

四、病文修改

根据所学到的计划写作知识修改下面的"班委会工作计划"。

班委会工作计划

1. 学期初召开班委会扩大会议,分工明确各班委及科代表工作职责。

2. 班委会在全班每月组织起一次主题班会。

3. 班委每天轮流值日,检查班级常规,如班级纪律、卫生值日等。

4. 班委每人和班上一名后进生组成"一帮一"小组。

此致

敬礼

××班全体同学

××××年×月×日

第四章　医学商务文书

第一节　经 济 合 同

扫一扫,
自学汇

导入案例

为了进一步加强医用设备购销管理,规范供销渠道,严格执行采购程序,某医院根据临床需要,通过公开招标的形式采购相关设备。为确保医用设备的产品质量,保证临床医疗安全,医院和 × × 公司达成协议,决定签订一份医用设备购销合同。

请问:

1. 合同是什么?

2. 怎样制订这份购销合同?

3. 签订合同有哪些注意事项?

一、经济合同概述

根据《中华人民共和国合同法》规定:"合同是平等主体的自然人、法人、其他组织之间设立、变更、终止民事权利义务关系的协议。"

经济合同是经济活动中使用的合同,是自然人、法人、其他

🖺 考点提示:经济合同的概念

91

组织之间为了一定的经济目的,明确相互债权债务关系而订立的共同遵守的书面协议。

随着市场经济的发展,人们之间的经济交往也越来越频繁,经济合同在维护合同当事人的合法权益,扩大经济交流与合作,提高经济效益,维护正常的经济秩序等方面都起着重要作用。

二、经济合同的类型

根据《中华人民共和国合同法》,经济合同可以分为以下 15 种:买卖合同,供用电、水、气、热力合同,赠与合同,借款合同,租赁合同,融资租赁合同,承揽合同,建设工程合同,运输合同,技术合同,保管合同,仓储合同,委托合同,行纪合同,居间合同。

按照形式分,经济合同可分为:

(一) 口头形式

就是合同双方当事人以口头形式达成的协议。口头协议是合同形式中一种重要的表现形式。根据《中华人民共和国合同法》第十条关于"当事人订立合同,有书面形式、口头形式和其他形式"的规定,人们除法律、行政法规规定采用书面形式的合同外,均可采用口头形式订立合同或协议。只要其内容不违反法律和行政法规的强制性规定;一方没有以欺诈、胁迫的手段订立合同,损害国家利益;双方不是恶意串通,损害国家、集体或者第三人利益;双方不是以合法的形式掩盖非法目的;也没有损害社会公共利益;订立合同的主体具有民事行为能力和民事权利能力;意思表示真实,这个合同就成立并具有法律效力,受法律保护。

口头协议作为协议的一种,其优点是方便快捷省时没有太多的格式要求,也基本不受环境限制,但口头协议也有非常明显的局限性,例如变更性强、稳定性差、取证难等。虽然理论上来说,如果双方都认可的口头协议,在法律上认定为有效,如果一方违约,主张一方的举证能形成完整的证据链,口头协议也具有法律效力。甚至国家法律规定的应当采取书面合同的,当事双方却仅进行口头约定,主张方能举证证明自己已经履行了协议,也可以视为有效。但是不用书面的形式固定证据的口头协议,一旦事后发生纠纷,很难确切举证。随着技术手段的进一步发展,在没有第三方当事人证明或口供时,口头协议也可以通过录像、录音等方式留证,不过这样一来,口头协议还算不算纯粹的口头协议,或是应当定义为其他协议形式如"视频协议"或"录音协议"尚有争议。

(二) 书面形式

《合同法》虽然认可口头协定,但同时也规定,法律、行政法规规定采用书面形式的,应当采用书面形式;当事人约定采用书面形式的,应当采用书面形式。相比口头协议,书面形式的合同由于对当事人之间约定的权利义务都有明确的文字记载,能够提示当事人适时地正确履行合同义务,当发生合同纠纷时,也便于分清责任,正确、及时地解决纠纷。在实践中,一般具有标的额大、合同内容复杂、履行期限较长等的合同关系,为慎重起见,要采用书面形式订立,法律明确规定,如案例一所涉及的技术合同、保险合同、委托代理合同、建设工程合同、运输合同,应当采取书面合同。根据书面合同的表现形式,可以分为如下三类:

1. 条款式合同 对合同所涉信息以相对固定的分条列项方式记录的合同称为条款式合同,例如一份条款式《供需合同》中,会以条款式的方式记载合同编号、供方、需方、签约时间、签约地点等签约信息,同时还会记录下所涉产品名称、型号、约定单价、数量、总金额,以及交货地点、时间、验收方法、货款结算方式和期限、违约责任等合同约定内容,有的还会详细记载合同签订双方的单位名称、地址、法人、开户行及账号等内容。条款式合同写法可以较为简单,只要记录清楚合同约定的内容要点就可以;也可以根据实际需要,记录更为复杂的约定内容。例如通讯营运商、银行、房地产交易等经常采用条款式合同。

2. 表格式合同　即将合同内容表格化,和某些模式化程度较高的条款式合同很相近,其区别在于,条款式合同为分条列项记载约定内容,表格式合同则将约定内容项目表格化了,更加适用于合同内容模式化程度高、签署量大、约定逻辑相对简单的协议情况,例如产品供需合同。

3. 综合式合同　综合式合同结合了条款式和表格式合同的优点,对于约定内容既包括模式化程度较高的部分,又包括更复杂约定条款的情况更为合适。例如房屋租赁合同,对于出租房所提供的出租房条件可以用表格进行记录,对于使用过程中双方的责权则可以用条款进行约定。

值得注意的是,随着技术手段的进步,双方通过电子邮件、QQ 聊天约定的合同,也可以视为书面合同,除了一般意义上的合同书以外,信件以及数据电文,包括电报、电传、传真、电子数据交换和电子邮件等可以有形地表现所载内容的形式,在一定条件下都可以视为书面合同。

(三) 其他形式

《合同法》所述双方约定的其他形式合同,一般是指根据当事人的行为或者特定情形推定成立的合同,也称之为默示合同。此类合同是指当事人未用语言明确表示成立,而是根据当事人的行为推定合同成立。如房屋租赁合同,租赁期满后,出租人未提出让承租人退房,承租人也未表示退房而是继续交房屋租金,出租人仍然接受租金。尽管当事人没有重新签订合同,但是可以依当事人的行为推定合同仍然有效,继续履行。

三、经济合同的特点

在订立合同的过程中,合同当事人的法律地位平等,一方不得将自己的意志强加给另一方。当事人依法享有自愿订立合同的权利,遵循公平原则确定各方的权利和义务。当事人订立、履行合同,应当遵守法律、行政法规,尊重社会公德,不得扰乱社会经济秩序,损害社会公共利益。依法成立的合同,受到法律保护,对当事人具有法律约束力。当事人应当按照约定履行自己的义务,不得擅自变更或者解除合同。

四、经济合同的基本写法

无论经济合同采取哪种格式,只要是书面合同,一般都由标题、立合同当事人名称、正文、结尾四部分组成。

> 考点提示:经济合同的写法

(一) 标题

(1)合同的性质 + 文种,如《借款合同》。

(2)经营范围 + 合同性质 + 文种,如《农副产品订购合同》。

(3)订立合同的单位 + 合同有效期 + 文种,如《××百货公司 2019 年订购合同》。

(二) 立合同当事人名称

第二行空两格写明签订合同当事人名称。单位或个人都要写出准确的全称。为行文方便,在前面或后面注明代称,一般为"甲方""乙方","供方""需方"或"卖方""买方",不能用"你方""我方"来指代。写法有两种:

一是并列式,如:

　　　　×××××(甲方)

立合同单位

　　　　×××××(乙方)

另一种是并排式,如:

立合同单位　×××××(甲方)　　　　　　　　×××××(乙方)

（三）正文

1. 开头　交代双方签订合同的依据和目的，"为了×××（目的），经双方协商，签订本合同，双方遵照执行。"开头也可以省略。

2. 主体　这是经济合同的核心部分，主要是按照双方的协议，逐条写明需要共同遵守的条款。根据《中华人民共和国合同法》规定，一般包括：

（1）标的：标的是合同当事人权利义务所共同指向的对象，合同的必要条款。标的有有形财产、无形财产、劳务等。

（2）数量和质量：数量和质量是标的的具体化。标的的数量要确切，要采用双方公认的计量单位。标的的质量要写的详细具体，如质量要求、规格、型号等。有国家标准或专业标准的必须按照标准执行，没有标准的由双方协商制订。

（3）价款或酬金：价款是指合同标的的价格，是获得标的的合同一方以货币形式向对方支付的代价。价款要大写。

（4）履行期限、地点和方式：履行期限就是合同当事人实现权力和履行义务的限定时间，要具体写清年、月、日。履行的地点和方式则是指当事人提交标的、付款等具体地点。履行方式是指当事人采用什么方法来完成合同规定的义务。

（5）违约责任：违约责任是指合同当事人一方未履行合同条例或是未按照合同约定履行，应当采取补救措施或承担相应的责任。违约责任订立的目的是督促当事人要认真履行合同规定的条款，维护合同的法律性、严肃性。

（6）解决争议的方法：合同当事人约定在履行合同时，如果发生争议应当采取什么样的方法进行解决。

3. 附则　附则一般注明合同的生效时间、合同的份数、补充说明、合同附件的名称等。

4. 结尾　写合同当事人单位的全称、签订人签字并加盖公章，还要写上签订合同的日期及合同当事人的地址、邮编、电话、银行账号等，签约日期要写明年月日。

例如：

×××××××合同

甲方：×××××××　　　　　　　　　　　　　　　合同当事人。
乙方：×××××××

　　根据《×××××法》及相关法律法规的规定，甲、乙双方在平等、自愿的　　　　按照双方的协议，
基础上，为明确双方权利义务，经协商一致，订立本合同。　　　　　　　　　逐条写明议定的条款，
　　　　　　　　　　　　　　　　　　　　　　　　　　　　　　　　　　包括标的，数量和质量，
第一条 ×××××××××××××××××××××　　　　　履行的期限、地点及违
第二条 ×××××××××××××××××××××　　　　　约责任等。
……
第 × 条 ×××××××××××××××××××××
第 × 条附则
本合同及其附件一式二份，由甲、乙双方各执一份。具有同等法律效力。

甲方：单位名称（盖章）　　　　　乙方：单位名称（盖章）
甲方代表：（签字）　　　　　　　乙方代表：（签字）　　　　　落款。
地址：××××××　　　　　　　地址：××××××
电话：××××××　　　　　　　电话：××××××
××年××月××日　　　　　　　××年××月××日

知识拓展

立合同当事人名称

　　在签订合同时,一般我们习惯性地将签订合同双方称为甲方和乙方,那么甲方和乙方这个称呼是如何区分的呢?一般合同中的甲方是合同要约的提出方,就是提出要实现什么目标。乙方是接受要约方,在合同中提出如何保证实现甲方的目标,并获得一定的收益。在合同实施过程中,甲方主要是监督乙方是否按要求达到自己的目标,在合同执行结束后,甲方一般需要支付报酬。甲方乙方只是名称上的不同,双方在法律上地位是平等的。

五、例文评析

医用耗材采购合同

合同编号:

这是一份购销合同。

买方:××市人民医院(以下简称甲方)
卖方:××医用耗材有限公司(以下简称乙方)
　　甲乙双方根据《中华人民共和国政府采购法》《中华人民共和国合同法》及其他有关法律法规,遵循平等、自愿、公平和诚信的原则,经双方协商一致,签订本合同。
　　第一条　供货范围、品名及价格等。
　　乙方按甲方需求量向甲方提供合同产品,产品目录详见下表:

产品名称	规格型号	生产厂家	数量	单价	总价	交货时间

成交金额(大写):人民币

主体部分说明所要采购产品的具体数量和要求、明确双方的职责、合同的主要条款都包含其中。条款具体,格式规范。

　　第二条　医用耗材质量标准
　　乙方交付的医用耗材必须符合国家规定的质量标准,并与投标时的承诺相一致,随货附上生产企业同批号的出厂医用耗材批次检验记录或合格证,否则甲方有权拒收货物。乙方应对所提供的医用耗材的质量和由于质量原因造成的后果负责。
　　第三条　医用耗材有效期
　　乙方提供给甲的医用耗材的有效期自货物通过最终验收之日起计算,且有效期限不低于1年;若在有效期内出现质量问题,要按质量承诺,由乙方负责退货并承担因此而导致的经济和法律责任。
　　第四条　包装标准
　　乙方交付产品的规格应与中标通知书规定的规格一致。使用的计量、数量单位应使用国家通用的计量、数量单位。医用耗材应使用乙方原厂包装物并必须符合国家有关规定;乙方提供的全部医用耗材均应按国家规定的标准保护措施进行包装,以防止医用耗材在转运中损坏或变质,确保安全无损运抵甲方指定地点,额外包装乙方不得另行收费。每一个包装箱内应附一份装箱单和该生产企业同批号的出厂医用耗材批次检验记录或合格证质量检验报告书,包装、标记和包装箱内外的单据应符合合同的要求。

第五条　产品配送及验收

乙方应在甲方书面通知供货后最迟一周内送达甲方指定地点,急需医用耗材按买方的要求 24 小时内送达。乙方负责办理运输和保险,将货物运抵甲方住所地,有关运输和保险的一切费用由乙方承担。货物运抵甲方收货地点的日期为交货日期。

甲方在验收中,如发现产品的品种、型号、规格和质量不符合规定,有权拒收或拒付不符合合同规定部分的货款,乙方如有异议,应在十日内向甲方提出书面异议,并提供相关证明。甲方在接到乙方书面异议后,应在十日内负责处理,否则即视为默认乙方提出的异议和处理意见。

第六条　服务与保证

乙方负责货物的现场搬运或入库。甲方开箱时发现的破损、失效期产品或其他不合格包装产品的,乙方应无条件及时更换。乙方负责所供医用耗材的临床应用进行现场讲解或培训。甲方在使用产品的过程中发现问题,乙方应及时解决。

第七条　价款结算及支付方式

价款结算以双方实际验收签字确认的货物清单为依据。甲方在收到货物、验收合格后 30 天内付款。甲方不得以任何理由拖延付款时间。在合同期内,遇国家或省价格主管部门调整价格时,对未供货部分,甲乙双方及时协商调整中标供货价格。

第八条　违约责任

如果乙方未能按合同规定的时间按时交货(不可抗力除外),每逾期 1 天,乙方应按迟交货物金额的 0.2% 向甲方支付逾期交货的违约金。逾期交货违约金的支付甲方有权从未付的合同金额中予以扣除。

如果甲方未能按合同规定的时间按时付款(不可抗力除外),每逾期 1 天,甲方应按合同金额的 0.2% 向乙方支付逾期付款的违约金。

第九条　不可抗力

甲乙双方或任何一方由于不可抗力原因不能履行合同义务时,应及时采取措施并向对方通报不能履行或不能完全履行的理由,以减轻可能给对方造成的损失,在取得有关机构证明后,允许延期履行、部分履行或不履行合同,并根据情况可部分或全部免于承担违约责任。

第十条　解决争议的方法

因本合同或与本合同有关的一切事项发生争议,由双方友好协商解决。协商不成的,可向当地仲裁委员会申请仲裁或当地人民法院提起诉讼。

第十一条　附则

本合同自签字之日起生效,合同签订后,未经双方同意不得撤销合同。本合同一式贰份双方各执壹份。未尽事宜,双方另行补充。

甲方:(盖章)　　　　　　　乙方:(盖章)

单位地址:　　　　　　　　单位地址:

法定代表人:　　　　　　　法定代表人:

电话:　　　　　　　　　　电话:

开户银行:　　　　　　　　开户银行

账号:　　　　　　　　　　账号:

××年××月××日　　　　××年××月××日

六、经济合同的写作要求及注意事项

1. 合法性　经济合同当事人、经办人和代理人的资格要合法,主体必须具有法定主体资格。经济合同的标的、内容要合法,要符合国家的政策、法律法规,不能损害国家利益和社会公众利益。

2. 平等性　合同当事人要遵循平等互利,协商一致的原则,任何一方不得把自己的意志强加给对方。

3. 完整性　经济合同应当条款完整,责任清晰。合同包含的几个条款必不可少,如有遗漏,应经过双方共同协商,签订维修或撤销。

4. 准确性　经济合同的用语要准确周密、概念清楚。切忌表达不清,语意模糊。如果有错误的地方,不能随意修改。而要将双方修改的内容作为附件附上,如果在原合同上修改,在修改处需要双方加盖公章。

案例

×× 医院房屋租赁合同

出租方(简称甲方):×× 医院

承租方(简称乙方):×× 公司

根据《中华人民共和国合同法》以及其他有关法律法规规定的原则,为保护双方的合法权益,甲、乙双方在平等、自愿、协商一致的基础上,就甲方将房屋出租给乙方使用,乙方承担甲方房屋事宜,特签订本合同(包括本合同附件和所有补充合同),共同遵守。

第一条　房屋的坐落、面积

房屋地址:×× 市 ×× 路 ×× 医院 ×× 楼,房屋建筑面积 ×× 平方米,共 × 层。

第二条　房屋租赁用途、期限

1. 甲方于 ×××× 年 ×× 月 ×× 日前将本合同项下所约定的房屋及设施交付给乙方使用。该房屋租赁期自 ×××× 年 ×× 月 ×× 日起至 ×××× 年 ×× 月 ×× 日,共 ×× 年。

2. 此房屋仅供乙方开办超市使用。

3. 租赁期满,甲方有权收回出租房屋,乙方要如期交还。

合同期满乙方仍需租赁该房屋,则应在租赁期满前三个月提出续租请求,否则甲方将视为乙方放弃在同等价格条件下的优先承租权。否则,合同期届满,乙方应无条件迁出。如双方同意继续租赁则应当重新签订租赁合同。

第三条　房屋租金

1. 该房屋月租金 ××× 元,双方约定租金为半年支付,乙方通过现金或银行汇款方式支付给甲方半年房租款,甲方收款后应开具收款凭证给乙方。

2. 合同签订后乙方应付甲方押金:人民币 ××× 元整(¥×× 元),租赁期满或合同解除后,房屋租赁押金应如数退还给乙方。

第四条　租赁期间其他费用

在租赁期限内乙方租赁范围内的水、电设施的维修、保养及更新的费用由乙方承担。

第五条　基础设施及装修

租赁期内甲方保障乙方水电等基础设施的正常供应;甲方有义务协助乙方办理消防、水电等相关手续;乙方如改变房屋的内部结构、装修或安装对房屋结构有影响的设备,均须事先征得甲方的书面同意后方可施工。

第六条　房屋维护和修理

1. 合同签订后,在租赁期内,甲方应保证出租房屋的使用安全。该房屋及所属设施的维修责任由甲方负责(乙方使用不当除外)。

2. 因房屋质量问题需要进行维修时,乙方向甲方提出维修请求后,甲方应及时提供维修服务,维修费用由甲方承担。

3. 因乙方原因造成的房屋损坏由乙方自行负责维修,所需修理费用由乙方承担。

第七条　转租

租赁期内,未经甲方同意,乙方不得转租、转借承租房屋。

第八条　违约责任

1. 合同签订后,合同任何一方提出解除合同或无论因何原因违约造成合同无法履行的,应及时通知另一方,经双方协商同意后,可办理终止或延期履行合同手续,违约方应向守约方支付年房租××%的违约金。

2. 甲方未按期交付租赁房屋时,每延误一日向乙方支付年租金××%的违约金,如房屋延迟交付,租金顺延至交付之日起计算。

3. 乙方未及时支付给甲方租金,甲方须书面通知乙方支付房租款;书面通知后乙方超过30天仍未支付房租的,甲方有权将房屋收回,取消押金作为赔偿。

第九条　合同的变更、解除与终止

1. 双方可以协商变更或终止本合同。

2. 甲方有以下行为之一的,乙方有权解除合同:

(1)不能提供房屋或所提供房屋不符合约定条件,严重影响使用的。

(2)租赁期满合同自然终止。

(3)因不可抗力因素导致合同无法履行的,合同自动解除。

第十条　合同争议的解决方式

合同履行过程中,双方发生争议由双方友好协商解决。协商不成的,可向当地仲裁委员会申请仲裁或当地人民法院提起诉讼。

第十一条　附则

本合同一式两份,双方签字(盖章)后生效,甲、乙双方各持一份。未尽事宜,双方另行补充。

甲方:(盖章)	乙方:(盖章)
单位地址:	单位地址:
法定代表人:	法定代表人:
电话:	电话:
开户银行:	开户银行:
账号:	账号:
××年××月××日	××年××月××日

第二节　招标书　投标书

📖 导入案例

××市××医院刚刚升格为三级甲等医院,医院拟成立重症监护室。因科室需要,故急需购置呼吸机一台,经医院领导研究,拟通过招标方式购买呼吸机。医院采购部门主任让秘书小王负责该项工作,拟写招标书,面向社会公开招标采购。

请问:

1. 招标书的格式是怎样的?

2. 招标书的结构内容是怎样的?

3. 招标书写作中应注意哪些问题?

一、招标书

(一)招标书概述

所谓招标,就是业主按照规定条件发布招标书,邀请投标人投标,在投标人中选择理想合作伙伴的一种方式。通常单位、

企业或个人在兴建工程或进行大宗商品交易时,先把有关工程或商品的标准、价格、条件、说明等内容以招标书的形式对外发布,以完全公开或邀请的方式招人承建、承买或承卖。

招标书是招标的惯用文书,此外,还常用招标公告、招标广告、招标通告、招标启事、招标说明书等,是招标人利用投标者之间的竞争,达到优选买主或承包项目、降低标的成本而形成的一种书面文书。

招标书是招标过程中介绍情况、指导工作,履行一定程序所使用的一种实用性文书,是一种告知性文书。

采用招标的方式,招标者根据自己提出的要求,对投标书进行择优比选,既可以节约工程或交易成本,尽可能地获得最优的招标价格,还可以缩短建设工期或商品交易的交货期,确保工程项目或商品的质量,从而获得最大的经济效益,有利于招标单位或企业的发展。采用招标的方式,还可以打破国家地区的限制和部门垄断,促进我国市场经济的公平竞争。

(二)招标书的类型

按照不同标准招标书可以有多种类型。

1. 按照招标的方式划分　可以分为公开招标书和邀请招标书。采用公开招标的,招标人应当通过国家指定的报刊、信息网络或者其他媒体发布招标公告,邀请具备相应资格的不特定的法人投标。采用邀请招标的,招标人应当以发送投标邀请书的方式,邀请三个以上具备相应资格的特定的法人投标。

2. 按照招标的内容和性质划分　可以分为生产经营性招标书和技术性招标书。

生产经营性招标书又可分为货物、工程和服务三大类,具体包括工程招标书、承包招标书、产品销售招标书、劳务招标书等。根据具体标的物的不同还可以进一步细分,如工程类招标书进一步分为施工工程、装饰工程、水利工程、道路工程、化学工程等招标书。

技术性招标书包括科研课题、技术引进或技术转让招标书等。

3. 按照招标的范围划分　可以分为国际招标书和国内招标书。国际招标书面对的是国际单位和企业,它没有地域国别的限制。而国内招标书主要面对国内单位和企业,限制国外有更强竞争力的企业的进入,以保护民族产业。国际招标书要求有中英两种版本。按国际惯例以英文版本为准,但考虑到我国企业的外文水平,标书中常特别说明,当中英文版本产生差异时以中文版本为主。

(三)招标书的特点

1. 竞争性　招标的目的是从诸多投标的竞争者中选择最好的合作者,招标者在招标书中鼓励竞争者加入,从而保证工

程(货物)价格、质量、完工或交货日期达到最优化。

2. 公开性　招标书通常要借助媒体公开向社会发布,将项目、内容、条件以及联系方法等公开告知竞标者,以便投标者充分研究,进行投标。

3. 规定性　招标书中有许多规定的项目、内容,尤其是对竞标者的资质、重大项目的保证金、投标期限等必须要有明确、具体的规定。

(四) 招标书的写法

招标书通常由标题、正文两部分组成。

1. 标题 常见的写法有四种。

(1)由招标单位、事由和文种三部分构成:如《××市精神病医院救助药品采购公开招标公告》《××医院2015年食堂承包经营招标书》。

(2)由事由和文种构成:如《施工图审查服务招标公告》《演播室集控系统招标公告》。

(3)由招标单位和文种构成:如《××医院招标广告》。

(4)由招标文种构成:如《招标通告》《招标公告》。

2. 正文 正文由引言、主体、结尾三个要素组成。

(1)引言:要写明招标的缘由、目的、依据及招标的项目。引言部分要求语言简洁、要点突出。

如《××医院住宅小区建筑工程施工招标通告》:"本公司负责组织建设的××医院住宅小区建筑工程的施工任务,经××市城乡建设委员会批准,实行公开招标,择优选定承包单位,现将招标有关事项通告如下:"

(2)主体:主体部分要详细交代招标的内容、要求及有关事项。一般采用条文式书写,有时还须列表说明。

1)招标方式:写明本次招标是公开招标还是邀请招标。

2)招标范围:应说明投标单位的资质及应提交的文件。如凡持有一、二级建筑安装企业营业执照的单位皆可报名参加投标。报名时应提交下列文件:①投标单位概况表;②技术等级证书(复制件);③工商营业执照(复制件);④外地建筑企业在本市参加投标许可证。

3)招标内容及要求:以建筑工程招标为例,要标明工程名称、建筑面积、设计要求、承包方式、交工日期等。如《××医院住宅小区建筑工程施工招标通告》的招标内容及要求:

"工程名称和地址:××医院住宅小区,坐落于××市东城区内城东北角。

工程主要内容:总建筑面积10.7万平方米,其中14~18层大模外挂板住宅楼7座,计7.85万平方米,砖混结构6层住宅楼5座,计2.25万平方米,其余为配套附属建筑,也是砖混结构。工程质量要求应符合国家施工验收规范。

承包方式:全部包工包料(建设单位提供三材指标)。

交工日期:××年×月。

4)招标程序:包括开标、投标的有关说明,比如招标文件发售时间、地点,招标文件售价,投标截止时间、地点,开标时间、地点等。如《××市环境质量自动监测(控)网络平台建设招标书》中的招标有关说明:①招标文件发售时间为2018年12月8日至12月22日工作时间。②招标文件发售地点为××市政府采购中心(××市××区××村78号国际商会大厦504室)。③招标文件售价为人民币500元/份(售后不退);投标人缴纳标书费后,在××市政府采购网下载招标文件。④投标地点为××市政府采购中心5楼开标厅。⑤投标截止时间为2018年12月29日北京时间14:00。⑥开标时间为2018年12月29日北京时间14:00。⑦开标地点为××市××区××村78号国际商会大厦5楼。

5)其他有关事项:可写明双方签订合同的原则、招标过程的权利和义务、组织领导、其他注意事项等内容。如《××市环境质量自动监测(控)网络平台建设招标书》中的有关规定:①超过投标截止时间、不按规定密封的投标或不按《招标文件》规定提交有效足额投标保证金(以汇票、支票、现金支付)的投标,我中心恕不接受。②交投标保证金户名:××招标采购(集团)有限责任公司。③开户行:工商银行红五路分理处。④账号:3100××××××××。

(3)结尾:应写明招标单位名称、地址、电话、电报、邮政编码等,以便投标者联络、参与。

📖 **知识拓展**

订、定字同音 "订金"非"定金"

在合同、招标书等商务文书中,常有"保证金""定金""订金""预付款"等词,它们有何区别呢?又如何正确使用呢?"保证金"是为了保证履行义务而缴纳的钱,如果支付方履行了义务或者接受方不能履行义务,支付方都可以要求返还"保证金";如果支付方不能履行义务,则无权要求返还"保证金"。"订金"即"预付款",是商务活动中由一方预先给付另一方一定数额的货币,如果给付方履行了合同,"订金(预付款)"就成为应支付的价款的组成部分;但是不管接受方还是给付方不能履行合同,"订金(预付款)"都要原额退回。而对于"定金",《经济合同法》有明确规定:"当事人一方可向对方给付定金。合同履行后,定金应当收回,或者抵作价款。""给付定金的一方不履行合同的,无权请求返还定金。接受定金的一方不履行,同样的,则应当双倍返还定金。"因此,要准确使用它们。

(五) 例文评析

招标书

××市政府采购中心受××学院委托,经××市政府采购管理办公室批准,对××学院2018—2019学年教材进行公开招标。欢迎有资格者参加投标。

一、项目编号:××××××

二、项目名称:2018—2019学年教材(预算金额约××万元)

三、招标项目要求

见《招标文件》中项目技术规格、数量及质量要求。

四、投标人资格要求

1. 在××省公共资源交易网注册并办理了CA证书的供应商。

2. 必须符号《中华人民共和国政府采购法》第二十二条之规定。

3. 采购人根据采购项目的特殊要求规定的特定条件证明。

(1)具有独立法人资格,经营范围包括国内版图书、电子出版物、批发兼零售等。

(2)无销售盗版教材、劣质教材的经历和偷税漏税等不良行为。

(3)拥有一定规模的经营场所和较大的经营规模,具有承担本项目的能力。

(4)具有从事大中专教材经营权及相关出版社代理权。

4. 投标人报名时应提供营业执照副本复印件、经办人身份证(复印件加盖单位公章)。

五、投标、开标有关说明

1. 购买招标文件与递交投标文件地点:××市政府采购中心(××市××区××大厦3楼)。

2. 标书发售及时间:标书售价人民币500元/份(售后不退)。2018年

这是一份××市政府的采购招标书。

正文第一段为引言部分,交代了招标的依据及招标的项目。

正文主体部分交代了招标项目名称;招标内容要求;招标程序(招标文件发售时间、地点,投标时间、地点,开标时间、地点等),其他有关规定等。

6月13至2018年7月4日上午9时之前。投标人缴纳标书费后,在××市政府采购网下载招标文件。

正文结尾部分,标明了招标单位的名称、地址、联系人、电话、邮编等信息,便于投标者联络。

3. 投标截止时间及开标时间:2018年7月4日上午9点

4. 开标地点:××市政府采购中心(××大厦3楼第三开标厅)

5. 网址:www.××××.com

六、有关规定

1. 超过投标截止时间、不按规定密封的投标或不按《招标文件》规定提交有效足额投标保证金的投标,我中心恕不接受。

2. 提交投标保证金户名:××招标采购有限责任公司

3. 开户行:中国工商银行××市分行××分理处

4. 账号:620000××××××××××××

七、联络

1. 招标采购单位全称:××市政府采购中心

2. 详细地址:××市××区××大厦3楼

3. 联系人:黄××　　陈××

联系电话:××××、××××、××××

邮编:×××××

传真:××××-××××××××

(六) 招标书的写作要求

1. 要符合法规　写作招标书前,应熟悉国家及地方的相关政策、法律法规,遵守国家对招标工作的有关规定和具体办法,执行国家颁布的技术规范及质量标准。这样才能保证招标书的法律有效性。

考点提示:招标书的写作要求

2. 要严谨周密　招标书不但是一种"广告",而且也是签订合同的依据,是一种具有法律效力的文件。因此在内容和措辞上,要特别严谨与周密。具体事项和内容一定要写得具体、明确,严密无误,绝不能模棱两可。

3. 要清晰简洁　招标书没有必要长篇大论,只需要简要介绍内容,突出重点即可,切忌胡乱罗列、堆砌。

4. 要注意礼貌　招标书涉及的是交易贸易活动,因此要遵守平等、诚恳的原则,切忌盛气凌人或者低声下气。

案例

招标书是招标人利用投标者之间的竞争达到优选买主或承包方的目的,从而利用和吸收各地优势于一家的交易行为所形成的一种告知性文书。它提供全面情况,便于投标方根据招标书提供情况做好准备工作,同时指导招标工作开展,在招标过程中起到介绍情况、指导工作的作用。比如××卫生学院想购买一批医学实训设备,委托××省机电设备招标股份有限公司对所需医疗设备进行国际公开竞争性招标。

招标公告

日期:2018年1月29日

招标编号:×××××

1. ××招标股份有限公司受××学校委托,对其所需语音室空调进行公开竞争性招标。于2018年1月29日在××省招标网公告。本次招标采用传统招标方式,现邀请合格投标人就所需物品和有关服务提交密封投标:

续表

招标货物一览表

序号	货物名称	数量	主要技术规格	交货期	目的地
1	柜式空调-格力	1套	型号:T爽KFR—72LW(72532)/NhAa 类型:定频、冷暖 功率:7 200W/2 337W 适用面积:32~50 环保产品:是 节能产品:节能3级	合同签订后 1个月	学校
2	随机附件	1套			
3	技术资料	1套	中文说明书		

2. 有兴趣的合格投标人可在××招标股份有限公司得到进一步的信息和查阅招标文件。

3. 有兴趣的投标人可从2018年1月29日起每天(节假日除外)8:30至17:30,在××招标股份有限公司购买招标文件,本招标文件每包售价为600元人民币,售后不退(邮购需另加邮资50元人民币)。

4. 所有投标书应于2018年2月27日上午10:00之前递交到××招标股份有限公司3楼开标室。

5. 定于2018年2月27日上午10:00,在××招标股份有限公司公开开标。届时请参加投标的代表出席开标仪式。

开标地址:××招标股份有限公司3楼开标室

招标机构名称:××招标股份有限公司

详细地址:××市××区××街富丽大厦3楼

邮　编:××××××

联系人:洪××

电　话:×××-×××××××

传　真:×××-×××××××

电子信箱:××××××@126.com

开户行:中国建设银行××支行××分行

户　名:××招标股份有限公司

账　号:×××××××××××××××××

招标人:××学校

地　址:××市××区城关镇文化路1号

联系人:于××

联系电话:139×××××××

二、投标书

(一)投标书概述

投标书是指投标单位按照招标书的条件和要求,向招标单位提交的报价并填具标单的专用文书。它要求密封后邮寄或派专人送达招标单位,故又称投标函。

> 🖐 **考点提示**:投标书的概念

它是投标单位在充分领会招标文件,进行现场实地考察和调查的基础上所编制的文书,是对招标书提出要求的响应与承诺,并同时提出具体的标价及有关事项来竞争中标。

对于投标单位而言,因为参与公平竞争而拥有了获得新的市场的机会;同时为了在竞争中取胜,必须不断改善经营环境,提高管理水平,进行技术改造和更新,尽可能挖掘潜力,进而提升企业的整体素质和综合实力。

(二) 投标书的类型

投标书是依托招标书而存在的一种文书,因此其分类与招标书的分类密切相关。

考点提示:投标书的分类

1. 按照招标的内容和性质划分,可以分为生产经营性投标书和技术性投标书。

2. 按照应招标的范围划分,可以分为国际投标书和国内投标书。

(三) 投标书的特点

1. 针对性　投标书必须针对特定招标工作的具体内容和要求写作,如果偏离、遗漏招标的内容,则不能中标,因此投标书具有很强的针对性。

考点提示:投标书的特点

2. 求实性　投标书是经济活动中达成合作的重要参考,因此投标内容必须真实准确,不得弄虚作假,夸大或隐瞒。

3. 合约性　投标书作为招投标双方达成合作意向后签订合同的基础文书,本身具有合约的性质,一旦投标,意味着投标方已做好了与招标方合作的准备,一旦中标就必须履行约定的责任。

(四) 投标书的写法

投标书通常由标题、送达单位、正文、结尾四部分构成。

考点提示:投标书的写作

1. 标题　标题最常见的是只写投标文种,如《投标书》《投标函》《投标申请书》;也可以由投标项目和文种两个要素组成,如《简易录音室设备项目投标书》;还可以由投标单位、投标项目和文种三个要素组成,如《××公司医疗设备采购项目投标书》,标题居中编排。

2. 送达单位　在标题下顶格位置写明送达单位,即投标书所针对的招标书制作单位。

3. 正文　投标书的正文一般包括引言和主体两个部分。

(1)引言:简要说明投标的依据和目的等,如"我方研究了××医院住宅小区建筑安装工程的招标条件和勘察、设计、施工图纸,并参观了建筑安装工地后,经认真研究核算,愿意承担上述工程的施工任务。"

(2)主体:主体部分应根据招标书的目标、要求,要交代清楚投标项目的基本情况,如质量要求、竣工日期;要具体提出完成投标项目所要采取的措施,如专业技术、组织管理、安全生产措施等。有的还要附上关于投标单位优势的分析,阐明投标单位的指导思想和经营方针等。

4. 结尾　结尾部分通常要写出投标书发出日期、投标单位名称、地址、电话号码、投标单位法人代表名称或姓名,并加盖印章。如有附件,如法人证书、生产许可证、授权书等,还需注明附件名称及附件原文,复印件要加盖印章。

(五) 例文评析

投标书

××市政府采购办公室:

1. ××技术责任有限公司研究了××学院实训室建设采购项目2018—801号招标文件(含补充文件)后,我们愿意按照人民币(大写:壹佰叁拾玖万圆整)(小写:1 390 000.00元)的投标总价,遵照招标文件(含补充文件)的要求承担本招标项目的实施,完成本次招标项目的全部内容及其保修工作。

2. 如果你单位接受我们的投标,我们将保证在60个日历天的供货期内完成本招标项目的全部工作内容,并达到招标文件要求。

这是一份实训室建设采购项目的投标书。标题采用了只写文种的方式。

正文第1~7条交代了投标目的、投标项目的基本情况,如报价、质量要求、完工日期、保证金以及双方的一些法律约定等。

续表

3. 我们同意从规定的开标之日起 30 个日历天的投标书有效期内严格遵守投标文件的各项承诺。在此期限届满之前,本投标书始终对我方具有约束力,并随时接受中标。

4. 在合同书正式签署生效之前,本投标书连同你单位的中标通知书将构成我们双方之间共同遵守的文件,对双方具有约束力。

5. 我们理解你单位不负担我们任何的投标费用。

6. 根据投标人须知第 3 条规定,我方承诺,与对本次招标货物进行设计、编制规范和文件的单位或其附属机构均无关联。我方不是买方的附属机构。

7. 随同本投标书,我们出具人民币叁仟伍佰元的投标保证金。我们完全接受招标文件中投标人须知第 11 条 5 款的规定。如有违反,你单位有权撤销我单位中标资格,另选中标单位。

投标 人:×× 技术责任有限公司(印章)

单位地址:×× 市经济开发区平安路 36 号

法人代表或投标人授权代表:谢 ×(签字或盖章)

邮编:×××××××

电话 / 传真:×××× - ××××××××

开户银行名称:中国建设银行 ×× 开发区支行

开户银行账号:×××××××××××××

投标日期:2018 年 10 月 12 日

结尾部分写明了投标单位名称、地址、法人代表、邮编、开户银行及账号、投标日期等,便于招标单位联络。

(六) 投标书的写作要求

1. 内容要实事求是　投标单位必须在认真研究招标书的基础上,客观估计自身的技术、经济实力,经充分论证后,再决定是否投标,并实事求是地填写标单和撰写投标书,绝不可弄虚作假。因为一旦中标,就必须在规定期限内与招标方签订合同,按合同办事。

> 考点提示:投标书的写作要求

2. 方案要切实可行　制订投标方案,一定要依据国家有关政策和投标单位的实际情况,使投标方案切实可行。

3. 要讲究时效性　投标单位一定要在招标单位规定的时间内写好并递交投标书,因为招标单位在招标书中明确了投标期限,过时不候。

案例

投标书是指投标单位按照招标书的条件和要求,向招标单位提交的报价并填具标单的专用文书。投标不仅可以让投标单位拥有获得新的市场的机会,还可以通过投标促使投标单位不断改善经营环境,提高管理水平,进行技术改造和更新,提升企业的整体素质和综合实力。例如:×× 学院以邀请招标方式采购教材,×× 图书发行有限公司根据 ×× 学院采购教材的要求,提交了投标书。

投标书

×× 学院采购中心:

×× 图书发行有限公司(投标方全称)收到贵方的教材招标采购文件,经详细研究,决定参加该招标采购项目,现正式授权 ×××(姓名,职务)为全权代表,参加贵方组织的 ×× 学院 2018—2019 学年教材采购招标的有关活动,并进行投标。

1. 提交投标须知规定的全部投标文件,正本壹份,副本贰份。

2. 保证遵守招标文件中的有关规定和要求。

3. 保证忠实地执行双方所签订的合同,并承担合同规定的责任与义务。

4. 投标方已详细审查全部招标文件,完全理解并同意放弃对这方面有不明及误解的权力。

5. 投标方投标折扣为×××。

6. 投标方同意提供按照招标方要求的其他与投标有关的一切材料。本投标自开标之日起有效。

7. 投标方通讯地址及相关信息:

地址:××省××市××区××街

邮编:×××××

传真:××××-×××××××

电话:××××-×××××××

开户银行:中国建设银行××分行××分理处

账号:×××××××××××

投标方全权代表(签名):×××

投标方名称(公章):

日期:20××年×月××日

扫一扫,
看总结

扫一扫,
测一测

第三节　市场调查报告

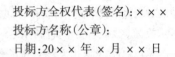

📖 **导入案例**

近年来,随着我国保健知识的普及,以及人们自我保健意识的不断提高,许多家庭便携式电子仪器在市场上逐渐活跃起来。××市新华电子医疗仪器有限公司有意拓展产品市场,开辟家用血糖仪市场,因此决定组织专业人员对××市的家用血糖仪的使用情况进行调查,市场部张××负责本次市场调查。在调查结束后,要撰写一份关于××市的家用血糖仪的使用情况的调查报告。

请问:

1. 市场调查该怎样开展?

2. 市场调查报告应该包括什么内容?

3. 市场调查报告写作注意事项有哪些?

一、市场调查报告概述

市场调查报告简称"市场调查",就是运用科学的方法,有目的、有条理地对市场、顾客、购买对象、购买习惯等情况,进行局部或全面的搜集、分析、整理和研究,做出调查结论,提出合理化建议,而形成的一种报告性文书。

📌 考点提示:市场调查报告的概念

市场调查报告是经济活动中经常使用的一种文书,它对于市场环境中的企业和经济管理部门都具有非常重要的作用。市场调查报告可以帮助企业把握特定市场环境中特定商品的市场动态和发展态势,为企业决策者做出正确决策提供重要的依据;有利于企业适应市场环境,改善经营管理,促进生产发展,增强竞争力;还可以帮助经济管理部门及时传递市场信息、指导经济活动,推动经济活动沿着正确的方向和轨道前行。如《针对 ×× 群体的医疗旅游市场的调查报告》就可以为海南省的旅游业的发展提供决策和指导。

市场调查常用的方法有现场调查法、询问调查法、实验调查法、统计分析法等。现场调查法，就是调查者到现场直击观察，实录调查对象的行为、言辞等情况，向调查对象直接了解对商品的意见、购买意向。询问调查法，要求调查者事先确定调查问题，通过书面或口头的形式询问被调查者，可以有问卷调查、个别访谈、开座谈会、电话询问、邮件调查等方式，从而获得有关情报资料。实验调查法，多采用试销方式进行，比如展销会、试销会、订货会、博览会等。统计分析法，是对企业销售报表、会计报表等材料进行分析统计的方法。

二、市场调查报告的类型

作为揭示经济现状、探索经济规律、反馈市场信息的工具，市场调查报告可以通过其调查活动和结论，为经济管理部门和企业确定市场经营目标、拟定工作计划、制订经营决策提供科

考点提示:市场调查报告的分类

学依据;还可以为市场预测、产品价格确定、解决市场供需矛盾提供科学依据，有利于提升企业的经济效益和管理水平。根据调查内容的不同,可以将市场调查报告分为以下四类:

1. 市场需求类　该类市场调查报告主要是了解消费者的数量、分布的地区、经济状况、消费习惯、消费水平、消费规律和消费心理等,以及市场对产品的需求量和影响需求量的因素,如实际购买力、潜在购买力、潜在需求等。

2. 市场供给类　该类市场调查报告包括市场供给情况和企业产品供应情况的调查报告。市场供给情况的调查,主要了解该种商品在市场上的供求比例、商品生产厂家有关情况、商品供给价格等;企业产品供应情况的调查主要了解企业的生产情况和销售情况、企业商品的市场占有率以及影响销售的主要因素、商品销售的渠道与构成等。

3. 市场价格类　该类市场调查报告主要了解商品成本、税金、市场价格变动情况,消费者对商品市场价格变动的反应等内容。

4. 市场竞争类　该类市场调查报告主要了解市场竞争程度、竞争对手的基本情况、竞争手段、竞争产品质量、性能、价格等信息。

三、市场调查报告的特点

1. 针对性　市场调查报告是经济管理部门和企业决策的重要依据之一,必须有的放矢,反对假、大、空。因此,一份市场调查报告价值的大小,要看它的选题是否具有现实针对性、是否抓住了当前迫切需要解决的问题。

考点提示:市场调查报告的特点

2. 真实性　市场调查报告必须真实客观地反映市场情况,才能为企业提供有价值的信息,帮助企业更好地发展。因此市场调查报告的内容必须真实准确,其中所涉及的现实材料、统计数据、典型事例、法规政策和有关史料,都是真实可靠、准确无误。

3. 典型性　市场调查报告如果只是泛泛而谈的真实性,显然不具备说服力。所以调查研究的对象在同类对象中必须具有较强的代表性,能集中反映某个领域中共性的问题。因此在写作市场调查报告时,必须从各种材料中找到最具代表性的内容和最具代表性的本质问题,这样的市场调查报告才有意义。

4. 时效性 随着经济工作节奏加快,市场的变化也在加快,企业只有及时、迅速地把握市场动向,才能获得商机。因此企业必须根据市场规律,经常、及时地开展调查,对市场发展做出及时反应,才能真正发挥其在经济活动中的决策与依据作用。

四、市场调查报告的写法

市场调查报告一般由标题、正文、落款三部分组成。

考点提示:市场调查报告的格式写法

(一) 标题

市场调查报告的标题可根据调查的内容、范围、对象、结论来确定,应言简意赅、醒目新颖,编排在首页开头正中。具体来说,市场调查报告的标题在形式上通常有单标题和双标题两种。

单标题,一般要写明市场调查的地区、项目,或者直接提出某一种商品在市场上存在的问题,点明文章的中心,如《上海地区大型医疗器械产品的市场调查报告》《药品营销市场调查报告》《保健品市场调查报告》。

双标题,即主标题+副标题,主标题一般提示或概况报告的主旨或结论,副标题则补充说明调查的对象和内容,如《医疗器械市场步入活跃期——2009 年中国医疗器械市场调查》。

(二) 正文

市场调查报告的正文由前言、主体和结尾三部分组成。

1. 前言 市场调查报告的前言部分,一般包括调查目的、对象、时间和方法等,有时也可简要交代调查对象的背景,或直接以调查报告结果作为开头以突出调查的核心内容。前言部分应简明扼要,紧扣调查目的、指导思想,总述调查概貌,概括基本情况,要提纲挈领,揭示全文主旨。

2. 主体 市场调查报告的主体部分,是全文的中心论点根据所在。一般包括基本情况、分析与预测、措施与建议三方面内容。

(1)基本情况:介绍和说明调查对象的客观情况,如历史资料、调查数据、典型事例。一般以文字说明为主,必要时可辅以图表、数字。

基本情况部分一般采用叙述或说明的方式,将调查到的有关情况实事求是地表达清楚,如果这部分内容较多,可采用条列式。或者按问题的性质表述,或者按时间、地点等顺序进行表述。

(2)分析与预测:以基本情况为依据,对调查搜集到的原始材料进行科学的分析研究、归纳推理,预测出市场未来的发展趋势,总结出规律或得出结论性意见,以便为企业或决策机关提供全面准确的市场情况,为其下一步拟定措施和建议提供依据。这部分内容主要采用议论的方式和结论性的语言加以表述。

(3)措施和建议:在前面分析、归纳和预测的基础上,要提出切实可行的措施和建议,这是市场调查报告的目的所在,也是其价值所在。

3. 结尾 结尾是市场调查报告的收尾部分,应重申观点,总结全文,以加强认识。要注意与开头相照应。篇幅短小的市场调查报告也可不写结尾部分,自然收尾。结尾应力求简洁有力。

此外,有的市场调查报告还在结尾处,标明附件。附件一般包括数据及原始资料、背景材料等,是对正文信息的补充。

(三) 落款

落款包括调查单位名称和个人姓名及调查日期。署名可写在标题下行的居中处,或结尾部分后另起一行的右侧。

五、例文评析

关于老年服务与管理专业人才需求的调查报告

一、基本情况

（一）调查背景

我国自 1999 年开始步入老龄社会，养老产业需求旺盛，潜力巨大。根据联合国公布的数据，目前我国老年人口 2.2 亿，是世界上老年人口最多的国家。我国人口老龄化基数之大、速度之快、高龄人口之多更属世界前茅，它带来的一系列重大社会问题，必将对社会经济的发展产生深远的影响。我国目前千人养老床位为 26 张，考虑到年龄、健康状况和个人意愿等因素，到 2025 年养老机构床位需求将净增 470 万以上。面对银发浪潮，解决老年社会保障和服务的问题已刻不容缓。

目前，我国共有北京社会管理职业学院等 169 个院校开设了老年服务与管理专业。

（二）调查对象

1. 长期从事于养老机构一线的行业专家。

2. ××地市民政局、福利院等多家机构的负责人。

（三）调查内容

1. 以《国家"十三五"健康老龄化规划重点任务分工》为依据，了解我国老年健康服务人员队伍建设规划要求。

2. 老年服务与管理从业人员性别；学历分布；人员素质要求；老年服务与管理专业人才需求情况；

3. 对三年制高职老年服务与管理专业课程设置的意见和建议。

（四）调查方法

1. 进行资料收集，深入了解××地市及周边地区养老技术人才岗位需求情况。

2. 采取问卷调查、个别访谈等方式。

二、调查结果分析

1. 专业养老人才发展现状及趋势

《中国智能养老产业发展报告（2018）》显示，预计到"十三五"末，全国 60 岁以上老年人口将增加到 2.55 亿人左右，占总人口比重提升到 17.8% 左右，老年抚养比提高到 28% 左右；养老服务需求呈现总量和质量双提升的发展态势。我国第一次老年人口增长高峰（年均增长 840 万人）将于 2018 年左右结束，而在 2022 年后，又将迎来第二次老年人口增长高峰（年均增长 1 100 万），"十三五"时期正好是两个增长高峰间的低谷，是做好积极应对老龄化各项战略准备的有利时机，也是建设现代养老服务体系、发展养老服务业的机会窗口期。

根据中国城乡老年人生活状况抽样调查结果显示，2018 年我国失能半失能老年人约 4 000 万人，占老年人口总数的 18%；按照国际标准每 3 个失能老人配备一名养老服务人员推算，我国至少需要 1 300 多万养老服务人员。

2018 年，××地市人民政府发布《关于印发××地市老龄事业发展"十三五"规划的通知（××地市府发〔2018〕2 号）》（以下简称《通知》）指出，我市 2005 年进入人口老龄化社会以来，人口老龄化速度不断加快，并呈现出高龄化、空巢化趋势，失能、半失能老年人口占比逐年攀升。到 2016 年 10 月底，我市总人口 1 983 412 人，其中 60 周岁以上老年人口 313 478 人，占全市总人口的 15.8%，预计到 2020 年，全市老年人

这份市场调查报告的标题采用单行标题，写明了调查项目。

正文先介绍调查情况（包括调查背景、对象、内容和方法），然后以调查数据资料为依据，分析并得出调查结果。

续表

口将达到 36 万人,超过总人口的 16%。按照国际标准每 3 个失能老人配备一名养老服务人员推算,我市至少需要 12 万养老服务人员。

《通知》同时指出:"为应对养老服务快速增长的需求,在专业建设、师资培训、招生就业、学生资助、基地建设等方面制定并落实相应的优惠政策,对开设养老服务与管理专业的院校在招生计划安排及有关资源配置上予以倾斜。"

2. 三年制高职老年服务与管理专业人才需求分析

我国养老服务和管理队伍建设以及培养模式还存在着诸多问题,表现为文化素质不高、专业技能水平不够、年龄偏大、流动性强,不稳定、缺乏系统培训等。随着社会的发展,医学的进步,人类进入老龄化时代,我国也提高了对养老服务的重视程度,民政部于 2001 年发布了《老年人福利机构基本规范》,其中明确规定从事老年人社会福利机构的人员要经过专业培训,获得职业资格证书后持证上岗,更应该熟练掌握所从事工作的基本知识和专业技能;国务院于 2006 年下发了《关于加快发展养老服务业的意见》,其中明确指出要加快培养老年护理学专业型人才,要有计划地在高等院校和中等职业学校增设养老服务相关专业和课程,随着国家政策法规的发布以及社会对养老护理问题的关注,高职高专专业目录中开始设置"老年人服务与管理、老年护理、康复护理等相关专业",从而加快了养老服务与管理人才的培养。通过调研表明,老年服务与管理专业生源有现有的优势和潜在的市场。

2019 年 4 月,国务院办公厅发布《关于推进养老服务发展的意见》(国办发〔2019〕5 号),指出"鼓励各类院校特别是职业院校(含技工学校)设置养老服务相关专业或开设相关课程,在普通高校开设健康服务与管理、中医养生学、中医康复学等相关专业。推进职业院校(含技工学校)养老服务实训基地建设。"

三、职业分析和教学分析(略)

四、专业建设思路

根据以上调查分析,提出制订三年制老年服务与管理专业人才培养方案的建议,整合院校资源开设老年服务与管理专业,向社会输送优质老年服务与管理专业人才。(略)

最后在前面分析基础上,提出对策和建议。

六、市场调查报告的写作要求

1. 调查要科学全面　没有调查就没有发言权,因此在写作市场调查报告前,必须进行科学而全面的调查。科学全面的调查,不仅是调查者写作市场调查报告态度的反映,更是调查报告的写作基础。全面掌握真实准确的第一手市场情报资料,是写好市场调查报告的前提。

> 考点提示:市场调查报告的写作要求

2. 材料典型,方法恰当　调查时不仅需要最大限度地覆盖被调查内容,而且还需要注意选择典型的材料,这样得出的结论才有说服力,提出的建议才更有参考价值。同时,根据调查对象和目的,必须选择恰当的调查方法。无论是定性调查、定量调查还是统计调查等方法,必须要适合调查的特定内容。

3. 理论严密,语言平实　市场调查报告是为了揭示市场内在规律和本质,因此一定要凸显其理论性。写作者要具有一定的理论修养和政策水平,不能泛泛而谈。在写作时要思路清晰、逻辑严密,重点突出、主次分明。同时,鉴于市场调查报告是要为领导决策提供依据,因此,对事件的叙述、经验的介绍、具体做法的陈述,都要注意语言的简洁平实,切忌华而不实。

案例

<h2 style="text-align:center">关于 ×× 地区医疗美容行业发展的调查报告</h2>

1. 调查目标

作为一种新兴高附加值的产业形态,医疗美容市场 2017 年全球市场规模已达 1 234 亿美元,随着全球医疗美容市场稳步增长阶段的到来,这个数据在未来 5 年预计还将以超过 7% 的复合增速持续上升。随着老龄化进程和人均可支配收入的提升,以及民众对生活质量要求的不断攀升,作为我国沿海经济较发达地区的 ×× 地区,医疗美容市场也得到长足发展。医学美容在 ×× 地区近年来的美容市场中占比不断提升。创新医学美容业态,大力发展高附加值的医学美容业,成为 ×× 地区医疗美容行业建设的一项重大课题。

在发展增速快、单项医疗美容项目投资周期普遍较长、技术投入较高的情况下,×× 地区的医疗美容行业应如何选择投资项目,如何针对有效目标客户开发产品?这就需要先了解 ×× 地区医疗美容市场的现状和问题,有针对性地解决 ×× 地区医疗美容行业面临的问题,促进 ×× 地区医疗美容行业的发展。

2. 方法与数据

本次调查主要以发放调查问卷的形式,并结合相关的统计数据进行分析。调查问卷分为从业人员问卷和消费者问卷,发放的对象是 ×× 地区医学美容行业从业者与消费者,从业者问卷发放主要采取医学美容机构按员工规模比例发放,消费者问卷在本地商圈定点随机发放。定点发放地点包括 ×× 广场、×× 商圈、××× 广场等 5 个人流量集中的本地区主打女性时尚消费商圈一共 20 个问卷发放点。本次调查共发放调查问卷 5 000 份,回收 4 351 份,去掉 ×× 无效问卷 213 份,回收有效问卷共 4 138 份。

3. 结果与分析

3.1 ×× 地区医疗美容市场现状

3.1.1 目前 ×× 地区医疗美容市场已经形成并初具规模。2017 年本地区医疗美容市场规模仅 ×× 万元,2018 年市场规模达到 ×× 万元,医美消费市场增速高,成为拉动消费市场一支不可小觑的力量。在过去 12 个月,本地区医疗美容行业从业者数量增长了 57%,薪资增长了 13.3%,超过 72% 的受访从业人员对工作表示总体满意。

3.1.2 目前 ×× 地区医疗美容市场仍具有强劲的成长动力。有 13% 的受访消费者表示"已经在接受医疗美容,目前效果满意",有 52% 的受访消费者表示"目前还没有体验过医美但最近 1 年内考虑体验和消费",还有 3% 的受访消费者表示"已体验过部分医美项目,还会考虑尝试其他医美项目"。从业者数量的增长和薪资的增长也证明了这一点。

3.1.3 30 岁以下女性消费者逐渐成为 ×× 地区医疗美容市场消费主力。本次问卷调查中,67% 受访消费者为 30 岁以下女性;"已经在接受医疗美容,目前效果满意"的受访消费者全部为女性,其中 82% 年龄在 30 岁以下。

3.1.4 目前 ×× 地区医疗美容市场消费项目集中于微整项目。本次受访消费者消费医美项目调查显示,当前医疗美容市场效果立现的微整项目最受好评,其中玻尿酸和肉毒素填充位列最受欢迎 / 期待医美项目,分别得到了 3 122 次点选和 2 156 次点选。

3.2 ×× 地区医疗美容市场当前存在的问题

3.2.1 医疗美容安全性仍是消费者主要担忧。尽管相当一部分受访消费者对医疗美容持乐观和信任态度,仍有 29% 的受访消费者对医美"有点犹豫,想再观望一下",而主要的担忧仍是"安全性"问题。一些受访者表示了解过医美业务,但是对技术的成熟度和从业人员的素质表示担忧。

3.2.2 医疗美容行业不规范经营行为仍然存在。高达 13% 的消费受访者表示曾在购买医疗美容产品和服务时遇到过捆绑式营销或其他消费陷阱,不想做的项目和想接受的项目捆绑为套餐,无法单独购买,造成消费体验不愉快。对从业者的调查显示,64% 的受访从业人员承认在培训中接受过关于营销技巧和捆绑式营销手段的话术培训;51% 的受访从业人员承认曾经对客户进行过捆绑式营销;72% 的受访从业人员有营销任务压力。

3.2.3 医疗美容行业媒体形象经营有待提升。78% 的受访消费者对本地区医疗美容行业资讯的了解渠道是"熟人或朋友推荐",15% 的受访消费者是通过街头散发传单和宣传资料了解医美行业,仅 2% 的受访消费者是通过大众媒体宣传知晓医疗美容行业资讯的,显示本地区医疗美容行业媒体形象尚未有效树立。

4. 基于调查结论建议

4.1 从行业发展角度,×× 地区医疗美容行业发展应将注意力放在以下几方面:

4.1.1 提高 ×× 地区医疗美容行业技术水平,增强医美安全性宣传。

4.1.2 规范 ×× 地区医疗美容行业经营行为,建立行业规范性准则。

扫一扫,
看总结

续表

4.1.3 针对30岁以下女性目标人群精准提升医疗美容行业媒体形象。

4.2 从投资者角度,××地区医疗美容行业发展未来增长点和投资建议为:

4.2.1 产品投资。推荐玻尿酸和肉毒素产品,其中××生物制药生产的透明质酸原料目前占据国内医美行业玻尿酸项目半壁江山,价格企稳,适宜稳健投资。

4.2.2 机构投资。按照当前本地区医美发展速度和市场测算,建议本地投资不要盲目投资新机构,宜投资现有一定市场基础的医美机构,并促进其市场份额扩展;此外,可投资引进尚未在本地开展业务的上市医美连锁服务提供商进驻本地区,如××集团(123456.OC);另一投资渠道为医美APP服务商,如××××。

4.2.3 投资风险提示。由于医美行业的技术性和个性化特点,该行业仍处于医疗纠纷高发行列,行业监管政策出台低于预期,投资对象不规范经营行为风险难以有效控制。

扫一扫,
测一测

第四节　医药说明书

扫一扫,
自学汇

📖 导入案例

小王半夜忽然发热,需要吃退烧药。小王的妈妈匆匆忙忙到药店买了退烧药,回到家却犯了愁,该给小王吃多少呢? 小王告诉妈妈找到药盒内的说明书,按照说明书上的用法和用量来服用。

请问:

1. 医药说明书是什么?

2. 医药说明书的有什么特点?

3. 医药说明书的写作要求有哪些?

一、商品说明书概述

商品说明书是用简洁、直白的语言向消费者介绍商品的名称、性能、特征、用途、使用方法、保养维护及注意事项等内容的一种应用文。

🖐 考点提示:医药说明书的概念

商品说明书也叫产品说明书,主要作用是帮助消费者认识、了解、科学使用产品,有效的发挥产品的使用价值。同时它还有宣传推销产品、扩大信息交流的作用。

医药说明书是药品说明和医疗器械说明书的总称,都属于商品说明书,能指导消费者安全、合理使用药品和医疗器械。

二、医药说明书的分类

按写作形式分,医药说明书可以分为条款式说明书、叙述式说明书、表格式说明书等。

按照包装方法不同,医药说明书可以分为包装式说明书(印在包装盒外的说明书)和内装式说明书(在纸上印制说明书,放在产品的包装盒内)。

除了以上分类之外,还可以按照说明书的内容,将医药说明书分为医疗器械说明书和药品说明书等。医疗器械说明书还可再分为医疗器械使用说明书、医疗器械安装说明书等。药品说明书则是介绍药品,使消费者对药品的使用能快速了解,正确使用。医学生应当掌握阅读和写作医药说明书的能力,并通过对医药说明书的阅读和写作,形成准确严谨的专业口头语言习惯。

三、医药说明书的特点

1. 实用性　医药说明书的实用性是指说明书对产品的特征、性能进行介绍,对消费者的使用进行指导。使消费者在阅读说明书后,能迅速了解产品,正确使用它,避免因不了解产品功能而出现误用或其他意外情况。

> 考点提示:医药说明书的特点

2. 真实性　医药说明书涉及消费者的人身安全,不允许夸大其词,拒绝以假冒伪劣产品来谋取自身的经济利益。

3. 科学性　医药说明书是为了让广大消费者科学认识和使用产品。它的说明要准确,不能表达含糊不清,更不能有错误和疏漏。

4. 通俗性　为了使一般群众都能轻易读懂医药说明书的内容,它的语言必须通俗易懂,深入浅出,尽量少用专业术语。

四、医药说明书的基本写法

医药说明书的格式由标题、正文、落款三部分组成。

1. 标题

> 考点提示:医药说明书的结构

(1)直接写产品名称,如《板蓝根颗粒》。

(2)产品名称或说明对象加上文种构成《×××说明书》。

2. 正文　正文是医药说明书的核心部分,是介绍产品的特征、功能、原理、使用方法、保养维护、注意事项等内容的核心所在。

药品说明书的正文主要包括药品功能主治、组成成分、用法用量、贮藏方法、有效期、注意事项、产品批号等。

医疗器械说明书的正文主要包括产品的构成、型号、功能、使用方法、保养维护、注意事项等。

3. 落款　落款一般包括单位名称、地址、联系电话等。

药品说明书(图 4-1):

```
              ×××说明书                              标题

[药品名称]×××××××
[主要成分]本产品含×××××××××
[性状]×××××××××
[功能与主治]××××××××××              主体
[规格]×××
[用法与用量]口服,一次×××,一日××
[不良反应]×××××××××
[禁忌]×××××××××
[注意事项]×××××××××××
[贮藏]×××××××
产品批号:×××××
有效期:××年                                      落款
生产厂家:××××××××
地址:×××××××××××
电话:××××-×××××××××
```

图 4-1

医药器械说明书(图 4-2):

××× 说明书	标题
[产品名称]××××	
[规格型号]××××××	
[品牌]××××××	
[功能与主治]××××××××××××	主体
[规格]×××	
[使用方法]××××××××	
[注意事项]××××××××	
[贮藏]××××××	
产品批号:×××	
生产厂家:××××××	
地址:××××××××××	
电话:×××-××××××××	落款

图 4-2

知识拓展

药品说明书你看懂了吗?

我们常在药品说明书上看到"慎用""忌用""禁用"三个看上去差不多的词,但是它们的区别你知道吗? "慎用"就是用药时应小心谨慎,使用药物后应注意观察,若出现不良反应立即停药。"忌用"是指避免使用或最好不用。此类药品某些患者服后可能会带来明显的药物反应和不良后果。如果病情急需用该药,也可以用类似作用的药品代替。"禁用"是指禁止使用,因为患者一旦服用,就会出现严重的不良反应。

五、例文评析

×××× 血糖仪

[产品名称]××× 血糖仪

[规格型号]HAC-×××

[品牌]××××

[产品包装]血糖仪、说明书、采血笔、保修卡、合格证。

[功能主治]本产品用于测试人体毛细血管全血中葡萄糖的浓度。本产品用于体外监测,测试结果仅供参考,不能作为糖尿病的诊断工具。

　　本血糖仪采用生物电化学侦测技术,使用本产品可让使用者长期监测血糖,适用于糖尿病患者在家庭中进行自我血糖监测。

[设定时间、日期]本血糖仪具有记录您测量每笔结果的时间日期功能,在使用本产品之前,请先将本仪器的时间日期设定正确,以方便您更好掌握您的血糖动态。

1. 按开机键开机。

2. 在全屏幕显示及短哔声之后,仪器即进入时间设定,此时年码会开始闪烁。

3. 按压左右键,选取正确年份,然后按右键确定,机器会自动跳到月份设定。

4. 按照以上步骤依序设定月份、日期、时、分。

[试纸准备]为了得到准确的测试结果,当您第一次使用血糖仪或更换一盒新

这份说明书采用了条款式的写法,条理清晰、要点突出。

主体部分主要从操作和测试方法上对产品进行详细的解说。语言简洁精练。消费者使用时易于参照,进行实践。

续表

的试片时,需要调整血糖仪的校正码同试片罐外包装上的校正码一致,确保检测结果的正确。请依照以下设码程序设定您的血糖仪。

1. 从试片罐内取出新试片(取出后请马上盖回罐盖),将试片插入试片插口内。试片插入后血糖仪自动开机,并显示当前机器的校正码。

2. 检查屏幕的校正码是否与试片罐卷标上的密码相同。若不同须先进行设码。

3. 按右键 3 秒钟,屏幕上的校正码开始闪烁,此时机器进入设码模式。按左键选取校正码,当屏幕显示的校正码与试片罐卷标上的校正码一致后停止按键,校正码闪烁三次后回到测试状态即可进行采血测试。

[采血笔的使用说明]请利用采血笔和采血针来采集血液样本,步骤如下:

1. 将采血针插入置针座。

2. 将针帽拧开后盖上笔盖。

3. 轻拉采血笔的弹拉柄,将采血笔上膛,可以开始进行采血动作。

[血糖测试步骤]

1. 请用清水洗手后以酒精棉片(不得用碘酒,否则测值会偏高)擦拭指尖采血部位,温暖手指、搓揉手指等方法可增加手指的血液量,得到正确的足量血滴。采血前指尖采血点一定要干净干燥。取出试片后,请立即盖回罐盖。将试片插入试片插口,机器自动开机。

2. 开机后会显示机器的校正码,请确认机器校正码与试片罐标上的校正码是否一致,若不一致请执行设码程序。

3. 插入试片后,仪器发出一声短促的哔提示音,滴血符号闪动,表示可以开始做血糖测试。

4. 取出准备好的采血笔进行采血,挤出血样,使血样成滴状置于手指上,将血液样本轻触试片反应区的吸血端侧面,血液自动吸入。

5. 当吸满血样后,血糖仪发出一声短促的哔提示音,此时移开手指,血糖仪开始自动测试血糖值并进入倒计时。

6. 倒计时 5 秒后,血糖值会显示在屏幕上。记下测试结果后,拔出试片,仪器发出一声短促的哔提示音,血糖仪自动关机。

7. 用过的采血针与血糖试片请依医疗器材废弃物法规丢弃。

[注意事项]

1. 本机器须在摄氏 10℃ ~40℃ 环境下操作。

2. 使用前须将血糖仪设定成与试片罐身所示相同的试片代码。

3. 由于环境、人为操作等因素影响,血糖仪监测结果会与生化分析仪有些微误差。下列情形容易造成误差超过 15% 以上:

  刚进食完毕,指尖血会比静脉血监测值高。

  使用者身体处于脱水的状态。

  使用者监测环境温度过高或过低。

4. 应注意将试片保存在干燥阴凉的地方,每次取出试片时注意不要触碰试片的测试区,注意其有效期,开启试片罐后,请于 90 天内用完。

5. 请勿私自拆卸、修理和改造。

6. 避免主机受到碰撞或强烈冲击。

7. 长期不用时,请取出电池。

[贮藏]遮光、密闭处。

[产品特点]大屏显示、5 秒钟显示精准结果。

产品批号:×××监械(准)字×××第×××号

生产厂家:×××××××有限公司

地址:××省××市×××路××号

服务电话:××××××

六、医药说明书的写作要求

1. 突出重点、抓住特征　医院说明书的篇幅相对短小,想要在有限的文字中介绍产品,就一定要抓住主要特征进行概述。一般来说,药品说明书是人们常用的,容易掌握的,所以它的内容可以相对简单,重点介绍药物的用法、用量和禁忌。而医疗器械说明书由于性能通常比较复杂,所以它的说明书一般篇幅较长,有的装订成册。它的内容比较详实,一般重点突出产品的使用方法,维修保养和注意事项。

2. 条理清晰　在陈述产品的各种要素时,要有一个由浅入深、循序渐进的顺序。根据人们的接受规律,有条理、具体的对商品进行说明。

3. 语言简洁、准确　医药说明书在写作中要把握读者的心态,内容如果过于烦琐,会造成读者花费了大量时间仍无法掌握产品的使用。要用尽可能简洁、精练的语言说明事物,使人一目了然。用语要准确,表达不能造成歧义,要考虑可能承担的责任和后果。

案例

　　这是一份条款式说明书,内容详尽、条理清晰、语言简洁、结构完整。内容上该说明书从药品的名称、成分、性状、功能等方面,全面详尽地介绍了药品的特点和相关知识。药品的批号则为药品的质量做了保证。生产厂家的情况又为消费者联系和了解厂家提供了方便。

阿莫西林克拉维酸钾片说明书

[通用名称] 阿莫西林克拉维酸钾片

[主要成分] 本产品为复方制剂,其组分为每片含阿莫西林 ××mg 和克拉维酸 ××mg。

[性状] 本品为类白色至淡黄色片或薄膜衣片,除去包衣后显类白色至淡黄色

[适应证] 本品可用于治疗如下的敏感菌株引起的感染:

1. 下呼吸道感染　急性支气管炎,慢性支气管炎急性发作,肺炎、肺脓肿和支气管扩张合并感染。

2. 耳鼻喉感染　鼻窦炎、中耳炎、扁桃体炎、咽炎。

3. 皮肤和软组织感染　疖、脓肿、蜂窝组织炎、伤口感染、腹内脓毒症。

4. 泌尿生殖系统感染　膀胱炎、尿道炎、肾盂肾炎、前列腺炎、盆腔炎、淋病奈瑟菌尿路感染及软性下疳等。

5. 其他感染　骨髓炎、败血症、腹膜炎和手术后感染等,由氨苄西林敏感菌引起的感染也可用本品治疗。

[规格] ××mg。

[用法与用量] 本品可直接吞服,或置于适量温开水中,搅拌至完全溶解后服用,成人及大于 12 岁儿童,一般每次 ××mg,一日三次;7~12 岁儿童,每次 ××mg,一日三次;严重感染时,剂量可加倍或遵医嘱。未轻重新检查,连续治疗期不超过 14 天。

[不良反应] 本品一般耐受良好,不良反应多为轻度和一过性,以下是观察到的主要不良反应:

1. 常见胃肠道反应,如腹泻,恶心和呕吐,腹部不适,胃肠胀气等。

2. 皮疹,尤其易发生于传染性单核细胞增多症者。

3. 可见过敏性休克、荨麻疹、药物热和哮喘等。

4. 偶见血清转氨酶升高,嗜酸性粒细胞增多,白细胞降低及念珠菌或耐药菌引起的二重感染。

[禁忌] 青霉素皮试阳性反应者,对本品及其他青霉素药物过敏者及传染性单核细胞增多症者禁用。

[注意事项]

1. 患者每次开始服用本品前,必须先进行青霉素皮试。

2. 对头孢菌素类药物过敏者及有哮喘、湿疹、枯草热、荨麻疹等过敏性疾病史者和严重肝功能障碍者慎用。

3. 本品与其他青霉素类和头孢菌素类药物之间有交叉过敏性。若有过敏反应产生,则应立即停用本品,并采取相应措施。

续表

4. 本品与氨苄西林有完全交叉耐药性,与其他青霉素类和头孢菌素类有交叉耐药性。

5. 如服用过量或出现严重不良反应,应立即就医。

6. 长期或大剂量服用本品者,应定期检查肝、肾、造血系统功能和检测血清钾或钠。

7. 如正在使用其他药品,使用本品前请咨询医师或药师。

[孕妇及哺乳期妇女用药]

1. 本品可通过胎盘,脐带血中浓度为母体的××,故孕妇禁用。

2. 本品可分泌至母乳中,可能使婴儿致敏并引起皮疹、念珠菌属感染等,故哺乳期妇女慎用或用药期间暂停哺乳。

[儿童用药] 尚不明确。

[药物相互作用]

1. 阿司匹林、吲哚美辛、保泰松、磺胺药可减少本品在肾小管的排泄,因而使本品的血药浓度升高,血消除半衰期延长,毒性也可能增加。

2. 本品与别嘌醇合用时,皮疹发生率显著增高,应避免合用。

3. 本品不宜与双硫仑等乙醛脱氢酶抑制药合用。

……

[贮藏] 密闭,在凉暗干燥处保存。

[包装] 铝复合膜包装,外用铝复合膜袋密封,6 片 / 板 ×2 板 / 盒。

[批准文号] 国药准字 ××××

[有效期] 24 个月

[执行标准]《中国药典》2015 年版第二部

[生产企业]

企业名称:×××××× 有限公司

地址:×× 省 ×× 市 ×× 路 ×× 号

电话号码:×××××××

扫一扫,
看总结

扫一扫,
测一测

思考与练习

一、简答题

1. 经济合同的结构一般由哪几个部分组成?

2. 经济合同的主体包括哪些内容?

3. 医药说明书可以分为几类?

二、问答题

1. 制订经济合同有哪些注意事项? 为什么?

2. 医药说明书有哪些特点? 为什么?

三、写作题

1. 某医院与本市中国建设银行签订借款合同。合同规定,由建设银行向医院提供 350 万元贷款来建筑医院新住院部大楼,借款期限为 5 年,届时医院还清借款,另付利息 50 万元。假如你是银行工作人员,请拟定一份借款合同。

2. 根据以下材料,撰写一份招标书。

×× 医院为进一步提高保洁质量,提高卫生服务质量,决定将医院 2019 年的保洁服务向社会公开招标。要求投标单位必须具有独立法人资格,能独立承担民事责任且从事相关行业;具有三级资质的保洁公司,向医院资格资质证明、委托授权书原件;谢绝联合体投标。投标截止时间是 2018 年

12 月 1 日 18：00；投标地点：(略)；投标价格：(略)；各项服务指标：(略)。投标单位投标时应该提交各类证明和报价等。联系人为王××，电话为 15912345678。

3. 写一份红霉素软膏的说明书。

四、病文修改

1. 下面这份经济合同有多处不符合要求，请指出并说明理由。

经济合同

××百货公司(简称甲方)

××服装厂 (简称乙方)

甲方为保证市场供应,经与乙方商定同意以下几点,特签订本合同,共同遵守。

货物名称：服装。

产品规格和数量：按双方议定规格(后附)。

产品总额：63 000 元。

交货日期：201×年 12 月 5 日。

交货地点：××百货公司仓库。

交货办法：由乙方负责将货送到甲方仓库。

付款办法：交付之日,用转账支票一次付清。

本合同自签订之日起经双方盖章后生效,一式三份,双方及签证机关各执一份。

附件：产品规格(略)

甲方：××百货公司(盖章)   乙方：××服装厂(盖章)

总经理：×××(盖章)   厂长：×××(盖章)

签证机关：××工商管理局(盖章)

签证日期：201×年×月××日

---

2. 下面是一篇药品说明书,请根据所学知识修改。

×××混悬液是最新研制的抗病毒药品。本产品疗效好,使用方便,无毒副作用。

使用方法：成人口服每次 10mg,每日三次。1~3 岁的儿童每次 4mg,每日三次。4~6 岁的儿童每次 5mg,每日三次。

产品规格：35ml/瓶。

产品有效期：有效期暂定 1 年半。

贮藏：密闭,置阴凉干燥处。

生产厂家：×××××制药厂

地址：××市××街××号

电话：××××××××

第五章 医学宣传文书

1. 掌握医学宣传文书的基本概念、分类、特点。
2. 熟悉医学宣传文书的格式及写法。
3. 了解医学宣传文书书写常见问题，做到行文规则、书写规范。
4. 学会简报、通讯、事迹报告、演讲稿、倡议书、医学科普文章的内容结构、写作要求。
5. 具有培养观察分析能力和总结概括能力。

第一节 简 报

0501
扫一扫，
自学汇

导入案例

为了及时全面地了解、掌握医院各部门工作的运行状况，为医院的决策提供依据和参考，××医院经研究决定要求院办公室每月编制一份医院业务工作情况简报。办公室主任要求小张秘书具体负责该项工作。

请问：

1. 简报的格式是怎样的？

2. 为了编好简报，张秘书必须从哪些方面着手准备？

3. 这份简报的编制要求有哪些？

一、简报概述

简报是机关、团体、企事业单位及时沟通思想、反映情况、汇报工作、交流经验、揭示问题的一种文书材料。概括地说，"简报"就是情况的简要报道。

简报是领导部门和领导同志及时掌握动态、了解下情的手段之一，它为领导决策提供重要依据。本部门、本系统的各平行机关、单位间，通过简报可以互通情况，交流信息，介绍经验，探讨问题，协调工作。

下行简报,既可以传达、解释上级文件精神,指导下级工作,又可以在简报上直接提出意见和要求,供下级参照执行;还可以表彰先进,批评后进,运用典型推动工作。

简报是信息传递的工具,它的容量可大可小,篇幅可长可短。通过它,可以宣传党和国家的方针、政策,可以传达各级领导的指示、讲话,甚至群众的呼声、意见。

简报可定期或不定期印发,并可根据简报的任务、性质冠以名称,如"情况反映""情况交流""内部参考""科技简讯""××动态"等。

二、简报的类型

> 考点提示:掌握简报的类型,能够根据宣传需要选择合适的简报

根据内容,简报大体上可分为情况简报、经验简报和会议简报。

1. 情况简报　也称"动态简报",是反映思想新趋势、工作新动态、情况新变化的简报。这种简报,要求反应快、内容新。

2. 经验简报　这类简报主要用来交流经验,介绍先进典型事迹。写这类简报,只需简明扼要地反映他们的一些做法,而不能像一般经验总结那样作详尽阐述。

3. 会议简报　会议简报是大型会议召开期间反映会议进程、交流代表意见、沟通各组情况、通报会议决议的简报。会议一旦结束,这种简报也就停办了。

知识拓展

简报与信息的区别

简报与信息在具体使用过程中,经常被混淆。二者都以反映情况、动态为目的,不同的是,简报是正式文件,信息一般只用于内部了解;信息较短,而简报可长可短。简报不是一种独立的文体,也不是刊物,是一种运用范围较广的单位内部的一种文书材料。

三、简报的特点

> 考点提示:简报的特点有哪些?

简报具有简、准、快、新、活等基本特点。

1. 简　简报的内容往往精简扼要。文字短,内容精,开门见山,直接叙事,一语中的,尽可能一事一议,少做综合报道,简报字数一般为几百字,至少不过千字。

2. 准　简报要求材料真实、准确,问题抓得准,语言表达准确恰当。

3. 快　简报具有新闻性,准求实效性,要求发现、汇集情况快,撰写成文快,编印制发快。

4. 新　简报要求内容新鲜,有新意。要善于捕捉工作、社会生活中的"新",提出新情况、新问题和新经验,这样才能使简报具有更强的指导性和交流性。

5. 活　简报的形式较为灵活,单篇编写或多篇合编均可,内容和表现方式也较为灵活。

此外,有些简报用于单位内部交流,还有一定的机密性。

四、简报的基本写法

> 考点提示:掌握简报的格式和写作

简报的结构由报头、本体、报尾三部分组成(图5-1)。

(一) 报头

报头在首页上端,约占三分之一版面,共有五项内容:

1. 简报名称　居中排印,字要套红,如"简报""××简报"等。

2. 期号　标注于简报名称正下方,有的以年度为单位编号,有的则统编总期号。期号用圆括号括起。

3. 密级　有密级的简报,密级标注在简报名称左上方,如"内部刊物,注意保存"等。

4. 印发单位　顶格写于简报名称的左下方。

5. 印发日期　在简报名称的右下方写明印发简报的年、月、日,与编发单位位于同一水平线上。

(二) 本体

本体包括以下内容:

1. 按语　它写在"间隔线"的下方,顶格标明"按语"或"编者按"等字样。按语有三种写法:①评价性按语,标明编者对简报的倾向性态度。②说明性按语,介绍文章材料的来源、转发目的、转发范围。③提示性按语,一般用来提示简报文章的内容,帮助读者加深理解文章的精神。

按语不是简报必备的结构要素,有些简报可以不写按语。按语是代表编发简报机关的意见的,而不是编者个人的观点。

2. 标题　标题要简明扼要地概括正文内容,编制方法类似于新闻标题。

3. 正文　简报的正文由导语、主体、结尾三部分组成。

(1)导语:即首段,用极其简洁的语言,概括简报的主要内容。

(2)主体:它紧承导语,用典型材料把开头总提的内容或观点具体化。

(3)结语:结语是简报正文的结尾部分。多数简报没有专门的结语,有的简报在结语部分用一句话或一段话概括主题,对正文内容作一个小结,或集中总结成绩,强调效果;或指出发展趋势,引人关注;或发出号召,推动工作;或补充未尽事宜等。

简报一般不具名,必要时可以在正文右下方加括号注明撰稿人姓名或供稿单位名称。

(三) 报尾

报尾一般由"发送范围""印发份数"两项构成。左边写"发送范围"("报""送""发"),右边写"印发份数"。

密级		编号
	简报名称 （期号）	
编发单位		印发日期
按语××××		
	标题	
正文		
（××供稿）		
报:××		
		（共印××份）

图 5-1　简报

五、例文评析

国务院深化医药卫生体制改革领导小组简报
（第 × 期）

体制改革司编   2019 年 × 月 × 日

按：××省、×××省、××省×××县等地高度重视基层医疗卫生服务能力建设，大力推进综合医改，取得积极成效。

××省推进县域医疗卫生综合改革

2017 年以来，××省通过探索建设县域医院集团，整合县域医疗资源，抓住分级诊疗制度建设关键环节，系统推进体制机制改革，提升基层医疗卫生服务能力，取得积极进展。

一、主要做法

（一）高位推动，完善综合改革顶层设计。

××省委、省政府高度重视医改工作，由省委全面深化改革领导小组统一领导，由省长担任省医改领导小组组长，将医改重点工作任务纳入各地党委、政府年度目标责任考核，自上而下建立"一把手"负责制。

（二）整合资源，推进医疗卫生供给侧改革。

一是成立县级医院管委会，由县长担任主任，医管委办公室设在县卫生计生局。二是组建医疗集团。三是推动资源下沉。将普通门诊下沉到基层医疗卫生机构，县级医院人员下沉到乡级帮扶，促进医疗卫生工作重心和优质资源"双下沉"。四是发挥三级医院的引领作用。每个县域医疗集团均有一所三级综合医院牵头组建医联体，通过多种形式，帮扶医疗集团补齐薄弱学科短板，提升县域大病救治能力。

（三）突破瓶颈，形成改革保障新机制。

一是建立政府卫生投入长效机制，按照"建设靠政府，运行靠服务"的原则，加大财政投入力度，提高资金使用效益。二是推动医疗服务价格动态调整。三是实行医保总额打包付费，按照"总额管理、结余留用、超支合理分担"的原则，采取"总额预算、按月预拨、年终结算"的方式。四是实行药械供应统一管理，在优先采购使用基本药物的前提下，实行县乡村三级药械"五统一"管理。五是改革人事薪酬制度。六是加强信息化支撑。医疗集团内实现医疗、公共卫生、健康管理、计划生育、医疗保险等信息互联互通。

（四）防治结合，构建健康服务新模式。

一是落实家庭医生签约服务制度。推行县、乡、村"1+1+1+×"（村医＋乡镇卫生院全科医生＋县医院全科医生＋县医院专科医生）家庭医生团队服务模式。二是明确医疗集团疾病预防管理责任，实行疾病预防控制一体化管理。强化疾控机构疾病报告、监测检测、考核评价管理体系，督导医疗集团疾病控制工作，保证工作质量。

二、主要成效

（一）基层医疗卫生服务能力得到提高。

通过综合改革，医疗集团共下派医疗专家 12 826 人次，派驻医务人员 5 803 人次，培训基层医务人员 27 954 人次，为基层新招聘 1 132 人，引进新技术、新项目 134 项，投入设备 639 台件。目前全省县域就诊率接近 90%，门急诊总人次同比增长 10.8%，住院总人次同比增长 4.7%；乡镇卫生院门急诊人次和住院人次分别增长 14.98% 和 8%，强基层的效果逐步显现。

这份简报由报头、本体和报尾组成。

在按语中对内容进行了提要概括，属于提示性按语。

标题概括了主体内容，简明扼要，便于检索和速览。

主体中的第一部分陈述工作中的四个主要做法，条理清晰。

主体中的第二部分对该项工作产生的成效进行阐述，采用数据更具有说服力。

续表

（二）群众满意度和医务人员积极性双提升。

××省县级医院门急诊患者次均费用同比下降3.4%，自费比例同比下降6.4%，居民个人卫生支出占卫生总费用比重从改革前的35.6%降至31%，患者看病的直接成本和间接成本明显下降，群众就医获得感明显增强，群众满意度提升到85%以上。同时，医务人员的薪酬待遇提高，一些地方乡镇卫生院院长、社区卫生服务中心主任年薪可达8~12万元，一线医护人员月工资最高达1.5万元，基层医务人员收入增加20%~30%，有效调动广大医务人员的积极性。

因为这份简报刊发在办公网上，所以报尾部分可以省略。

（××省卫生健康委供稿）

六、简报的写作要求

1. 真实性　简报必须绝对真实，不能夸大、歪曲和虚构事实。

2. 简明性　简报是"千字文"，文字要简明扼要、辞约义丰。

3. 时效性　简报反映的情况，必须及时、快捷、迅速。

4. 保密性　简报有程度不同的机密性，只供一定范围内阅读。

案例

简报作为各行政机关、企事业单位和团体用来交流情况及信息的一个文种，在日程工作中凭借汇报性、交流性、简短性、连续性和快捷性等特点，能够有效地实现快捷交流信息的作用，使工作具备更大的辐射作用。

××医院简报

总第××期

××医院主办　　　　　　　　　　　　　　　　　　　2018年×月×日

人间天使　生命如歌

为弘扬南丁格尔精神，展现我院护理人员风采，5月10日下午，××医院举行庆祝"5.12国际护士节"暨优秀护士表彰大会。

表彰结束后，资深护士为新入职护士进行了庄严的授帽仪式，全体护士共同重温了《南丁格尔誓言》。随后，各科室结合各自特点，以展现"优质护理服务"为主题，进行了情景剧表演比赛，将健康知识宣讲与生动剧情相结合，展示了护士们在工作中优质的服务理念和良好的沟通技巧。

通过表彰优秀，鼓励先进，让护理人员更清楚地认识到自身的社会价值；通过情景剧比赛，更好地提升了我院护理人员健康教育水平，促进了我院的内涵建设，展示了护理人员的职业素养和职业风貌。

发：各科室

抄送：院领导

抄报：×市卫生健康委员会　　　　　　　　　　　　　　　　　　共印20份

扫一扫，
看总结

扫一扫，
测一测

第二节 通 讯

扫一扫，
自学汇

📖 导入案例

×医学高等专科学校护理系非常重视学生护理操作技能训练,每年举办护理操作技能大赛。比赛当日,院领导亲临比赛现场,并从校外邀请护理专家担任评委。比赛分组进行,选手按编号依次进场,评委现场评分,比赛现场紧张有序。小王作为学校的宣传员,需要就此次比赛情况写一篇通讯。

请问:

1. 什么是通讯?

2. 为了写好通讯,小王需要收集好哪些资料?

3. 通讯写作有哪些要求?

一、通讯概述

通讯是运用叙述、描写、抒情、议论等多种手段,具体生动,形象地反映新闻事件或典型人物的一种新闻报道形式,是报纸、广播电台、通讯社常用的文体。

> 🏴 **考点提示**:通讯与消息的区别是什么?

通讯是一种比消息更详细地报道具有新闻意义的事件、经验或典型人物的一种文体。通讯与消息同属新闻体,它们的共同点是都要求及时、准确地报道生活中有意义的人和事。它们的区别主要有:

1. 从选择材料的容量上看,通讯选择的容量较大、事实详细、较为典型,不但要告诉读者生活中发生了什么样的事情,而且还要将事情的来龙去脉交代清楚,一般篇幅长;消息容量相对小些,事实概括,一般篇幅短。

2. 从报道对象看,通讯选取的材料具有真实性、典型性,相对较严,它一般只报道有意义的、人们普遍关心的事实;消息选材范围较宽。

3. 从结构上看,通讯灵活多变,往往根据写作对象不同而采取灵活多样的结构。通讯的结构与一般记叙文章相同,按时间、逻辑及二者结合的顺序安排结构;而消息相对稳定,有固定的结构形式,按照导语、主体、结尾、背景材料等几个部分来写。

4. 从表达上看,通讯以叙述描写为主,还要运用议论、抒情等手段,表达比较灵活自由,而消息以叙述为主,较少用描写、议论、抒情。

5. 从报道时效上看,通讯不如消息快,消息要争分夺秒,耽误了时间就丧失了新闻的价值。

二、通讯的分类

通讯的类型一般有两种分法:

> 🏴 **考点提示**:通讯有哪些分类?

(一) 按报道内容分

有人物通讯、事件通讯、工作通讯、风貌通讯。

1. 人物通讯　是以报道各方面的先进人物为主的通讯,以表现人物为中心,从不同角度反映人物的事迹和思想,有的写一人一生的,为人物全面立传的;有写一个人的一个或几个侧向的,集中反映人物的某一思想品质;也有写群像的。

2. 事件通讯　是以记写事件为中心,重点描绘社会生活中带倾向性和典型性的生动事件及具有普遍教育作用的新闻事件。它的特点是以记事为主,交代清楚事件的原委,从而表达某种思想。

3. 工作通讯　又称经验通讯,是以报道先进工作经验或某项工作的成就和存在的问题为主要内容的通讯。写工作通讯要有针对性,抓住当前带有普遍性的,又需要解决的问题。介绍经验要科学、有理论根据。经验要写得具体,使人看得见、摸得着、学得到。

4. 概貌通讯　也叫风貌通讯、上题通讯、综合通讯。它是反映社会生活、风土人情、自然风光和现实中的建设成就为主的报道。这类通讯取材广泛,气势大,笔墨重,给人以完整深刻的印象。

(二) 按报道形式分

有访问记、专访、特写、大特写、新闻小故事、集纳、巡礼、侧记、记者来信等。

1. 访问记　由记者出面登场,以采访活动的过程为主要线索来结构和组织材料。写作时有问有答,现场感较强,而且可以穿插各种背景材料,使通讯有一定深度。

2. 专访　访问记的一种,是就特定的问题、特定的对象进行的专门的访问,内容集中。专访以人物、现场和记者为三要素,突出"专""访"二字。专访涉及面一般不宜太宽,不应贪大求全。

3. 新闻小故事　或称新闻故事、小故事。其要求一是"小",二是有"故事",三是以小寓大。通常反映一人一事,表现一个片断,内容单一,篇幅短小、线索简单,不求写繁多人物,不必横生庞杂枝节,但求精悍、生动。

4. 特写　将生活中某个特定的画面予以放大,集中突出地描绘事件和人物的某些片断、细节和部分,给人以深刻的印象和强烈的感染。

5. 大特写　是抓住社会热点中的事件、人物或现象,对新闻事实做全方位、多侧面的报道,用优美的文笔、新颖的题饰、突出的照片吸引读者的一种报道形式,也有人认为它是深度报道的一种形式。

6. 集纳　把表现一个主题的而又相对独立的小故事或片断事实组合起来,"集纳"而成为一篇。集纳中的事实,可以是发生在同一时间的,也可是不同时间的;可以是发生在同一单位、一条战线,也可以不是。

7. 侧记　从一个侧面反映新闻事件或新闻人物的通讯。取材自由,不求反映事件全貌、全过程,但求抓住特点,扣紧受众的兴趣点、回答受众普遍关心的问题。写作时往往夹叙夹议,兼谈感受。

8. 巡礼　边走边看,巡游浏览,很自由地把所见所闻写出来告诉受众;讲求动态感、现场感、亲切感;常用移步换形的方法,有较多议论和抒情。

三、通讯的特点

1. 现实性　通讯要求迅速、及时地报道新近发生的有意义的事实,新时代涌现出来的新人、新事、新经验,紧密配合当前形势,为现实中心工作服务。

2. 形象性　通讯常通过叙述、描写、抒情、议论相结合的手法,用看具体、生动、典型的事例来揭示事件的本质,以此来感染、启迪读者。

3. 评论性　通讯采取夹叙夹议的手法,对人或事作出直接的评论。在报道的同时揭示事件的思想意义,议论色彩较浓,常常表现出强烈的政治倾向和流露出作者的感情与倾向。

4. **详细性** 这是区别于消息的一个显著特点,通讯要求在真人真事的基础上选材、安排场面和刻画人物,常常要详细展示所报道的人或事的具体情况、事件的来龙去脉,并对重要环境,背景做具体描写。

四、通讯的基本写法

通讯的结构由标题、开头、主体、结尾四个部分组成。

> **考点提示:** 掌握通讯的基本结构,及每部分的写作基本要求

(一) 标题

通讯的标题一般与记叙文的标题比较接近,多数为单行式;有的有副标题,也只是交代报道的对象和新闻的来源。通讯的标题既可直接揭示新闻事实,也可曲笔达意。

如《时代的楷模——黄大年的故事》,该标题就直接叙述新闻人物,正标题虚写,点明黄大年在人们心目中的地位和影响;副标题直接体现报道的具体对象。再如《急诊,你为什么急不起来?》通过运用拟人和反问的手法,针对医院急诊室工作效率不高的现象予以质疑,引起人们的关注和思考。这些标题形式,都是不拘一格、机动灵活的体现。应该说,通讯的标题只要能够很好的表情达意,能够为通讯的主题服务,就应该允许大胆创新。

(二) 开头

通讯的开头多姿多彩,不拘一格,最为常见的开头形式有以下几种:

1. **直入式** 是指开门见山地直接叙述人物、事件,以情节尽快切入来吸引受众。

2. **描写式** 从新闻现场的环境氛围或人物的形象、行为入手,在交代相关人物事件的环境中展开对主体内容的详尽描述,在对人物形象或行为的刻画中为人物树立一个清晰的形象,给受众一个深刻的印象。

3. **引用式** 通讯的开头直接引用诗词典故、名人名言,这样不仅装点了通讯的艺术形式,更为主体的叙写营造有力的文化氛围。同时,通讯的开头也可直接引用新闻事件中人物的语言,包括口头语言和书面语言,这种语言要经典、简明,富有个性、饱含深意。

4. **介绍式** 在通讯的开头可以介绍新闻事件的缘起、结局或人物的生平、事迹等,使受众从总体上把握事件的思想内容或人物的身份品质,对主体的展开起着总领和铺垫的作用。

5. **评议式** 媒体针对新闻事件或人物本身的价值、意义、影响等做出客观公正的评价,给受众以情绪上的感染和思想上的启迪,并为下文主体新闻事实的叙写定下基调。

(三) 主体

主体是通讯的主干部分,是对事件或事实报道的核心。从通讯的内容来看,叙述单一事实的,多采用纵式结构,而叙述较为复杂的通讯多采用横式结构或纵横结合式结构。

1. **纵式结构** 即按单纯的时间发展顺序、事物发展的顺序、作者对所报道事物认识发展的顺序、采访过程的先后顺序等来安排层次。在这种结构里,时间发展的顺序、情节展开的顺序、作者认识事物的顺序成为行文的线索。在采用这种结构时,要详略得当,布局巧妙,富有变化,避免平铺直叙。

2. **横式结构** 是指用空间变换或按照事物性质来安排材料。这种结构概括面广,要注意不同空间的变换,恰当地安排通讯所涉及的各方面的问题。采用空间变换的方法组织结构时,要用地点的变化组织段落;按事物性质安排结构时,要围绕主题,并列地写出不同的几个侧面。常见的有:

(1)空间并列式:围绕一个新闻事件所体现的不同空间、不同领域内所发生的动态事实或人物的行为活动来安排材料。

(2)性质并列式:围绕一个新闻主题,选择性质上互不隶属的事实材料,即按新闻事实各个侧面

之间的关系来安排材料。

（3）群相并列式：抓住新闻的主题，通过不同人物及其事迹来组织材料、再现其新闻价值。

（四）结尾

通讯的结尾应该是言简意赅的收束之笔、耐人寻味的点睛之笔。总结一些通讯的结尾方式，在这里列举几种较为常见的结尾技巧。

1. 评议式结尾　这种结尾方式通常以总结性的句式点明新闻事件的主题思想，即所谓的卒章显志，这种写法符合人们认识事物时从感性到理性、从现象到本质的思维规律。

2. 引用式结尾　这种结尾类似于通讯开头所采用的引用法。也就是说，在通讯结尾处同样可以引经据典、也可以直接引用新闻当事人的言词观点。

3. 展望式结尾　在通讯写作中，针对一些新闻事件的动态特点或是发展变化的不固定性，依据主体内容的现实基础所做出的富有前瞻性的预测、憧憬和展望。

4. 补充式结尾　在通讯写作的过程中，有时根据内容表达的需要，要把那些与主要事实材料相关、但又不需浓墨重彩的材料有意放在结尾，做必要的补充交代；有时为了使新闻事实的动态性得以突出，有意将一些新闻事实留到最后显现出来，表面上是补上一笔，实是为了强化人们对新闻事实的进一步关注。

五、例文评析

×× 学院举办庆祝 5.12 国际护士节暨传光授帽仪式

为庆祝"5·12"国际护士节,弘扬南丁格尔精神,增强护理职业的凝聚力和责任感,展示护理工作者奋发向上、不断进取的自信心,5月10日下午,×× 学院隆重举行庆祝 5.12 国际护士节暨传光授帽仪式。院党委书记某某,党委副书记某某,系部及相关科室负责人与广大师生共 400 多人参加了本次活动。

活动开始,院领导首先为在"天使文化节"中获奖的先进集体和个人,以及在省护理职业技能大赛中获奖的选手、指导老师颁发奖状及证书。

接着,护理系优秀毕业生、市第一人民医院神经内科护士长结合在学校学习、医院工作的经历,给学弟、学妹们讲述了自己从学校到工作岗位的成长过程和心路历程,分享了一些宝贵的心得体会和人生体验,深深打动了在场的师生,现场响起了阵阵热烈的掌声。

副院长某某为本次活动致辞,他在讲话中阐释了"5·12"护士节的意义,结合实际对即将走上护士岗位的同学们提出了殷切的期望,并送上美好的祝福。

在熠熠生辉的烛光中,神圣庄严的授帽仪式拉开帷幕。伴随着悠扬的乐曲和深情的朗诵,护理教研室的老师们为护生们戴上了一顶顶象征圣洁的燕帽,点燃了象征南丁格尔手中那盏明灯的红烛。郝老师带领护生面对南丁格尔像庄严宣誓,所有护生齐唱《中国护士之歌》,嘹亮的歌声表达了同学们弘扬南丁格尔精神,发展现代护理事业的决心,将现场气氛推向高潮。庄严的气氛净化了现场每个人的心灵,充分体现了护士天使般的圣洁与光荣。

传光授帽仪式结束后,领导和师生们一起欣赏了"庆祝 5·12 国际护士节文艺汇演"。节目生动活泼,形式多样,特别是健康花辊表演和心肺复苏展示彰显了专业特色,深受师生的喜爱。

据悉,护理系为庆祝今年的护士节举办了天使文化节系列活动,并在职教宣传周前往市人民广场为市民们开展义诊活动。通过一系列的活动加强了师生对"护士节"和护士职业的认识和了解,使广大师生接受了心灵的洗礼,激发了学生对于护士职业的神圣感和使命感,对于学生积极地投身学习和今后的工作都具有重要的意义。(文:某某　图:某某)

这份通讯由标题、开头、主体、结尾组成。

标题采用单行式标题形式出现。交代报道的对象、事件和新闻的来源。

开头交代了开展活动的目的、事间、地点、参与的人物和人数等。

主体内容陈述了活动的流程。此部分要将整个流程中重点环节详细介绍,其余环节一笔带过。领导讲话的大意要写出来。

结尾部分介绍了与本次活动相关的重要事项,并强调通过该活动学生受到什么样的启迪意义。

六、写作要求

1. 选好典型,确立主题　典型是通讯的筋骨,主题是通讯的灵魂。选好典型,确立主题对通讯来说十分重要。通讯要选择那些具有代表性、具有普遍意义、具有宣传价值和教育意义的人和事,选择那些在一定时期内人们所关注的问题,选择、确立能够体现时代精神,表现时代风尚,反映人物和事物、本质和规律的主题。

2. 写好人物　写好人物是通讯写作的重要任务。无论是人物通讯还是事件通讯,都要把人物写好。写人离不开事,因此,写人必写事、写人物自己所做的事实的事,写能揭示人物内心世界的事。写人物还要用人物自己的语言、行为、活动来表现人物;人物要写得有血有肉,有音容笑貌,有内心活动,着重揭示先进人物的精神境界,通过写人物的先进事迹,反映出人物的先进思想,使之成为社会的共同财富。同时,也报道转变中的人物和某些有争议的人物;写事要具体形象,有原委,有情节,反映现实生活中发生的重大的、振奋人心的典型事件和突出事件。

3. 安排好结构　纵式结构,是按时间顺序、事物发展的顺序或作者对报道事物认识发展的顺序来安排结构。在这种结构里,时间发展的顺序、情节展开的顺序、作者认识事物的顺序成为行文的线索。在采用这种结构时,要详略得当,布局巧妙,富有变化,避免平铺直叙;横式结构,是指用空间变换或按照事物性质来安排材料的。这种结构概括面广,要注意不同空间的变换,恰当地安排通讯所涉及的各方面的问题。采用空间变换的方法组织结构时,要用地点的变化组织段落;按事物性质安排结构时,要围绕主题,并列地写出不同的几个侧面;纵横结合式结构,是以时间顺序为经,以空间变化为纬,把两者结合起来运用。采用这种形式,要以时空的变化组织结构。

扫一扫,
看总结

扫一扫,
测一测

案例

运动会通讯稿

金秋的阳光洒在赛场上,男子甲组100m比赛即将开始。赛道上,运动健儿等待发令枪声的响起。健儿们,迈开你们的步伐吧,带着我们的热血和期待,在红色的跑道上飞驰,向终点前进。加油吧!

第三节　事迹报告

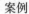

扫一扫,
自学汇

📖 **导入案例**

××市第×人民医院精神科护士王某上班时,在护士站内被患者掐住了脖子,患者扬言要掐死她。在紧急状况下,王某面不改色,以多年的护理经验冷静沉着应对,同时采取说服教育的方式,制止了突发事件。该院认为王某处置得当,研究决定在全院职工大会上对王某事迹进行表彰,要求院办写一份王某的事迹报告。

请问:

1. 什么是事迹报告?

2. 事迹报告的格式是怎样的?

3. 事迹报告的写作要求有哪些?

一、事迹报告概述

事迹报告指党政军机关为了弘扬正气、表彰先进、推动工作,对本单位具有突出事迹的集体和个人整理出的文字宣传材料,属于事务公文。

二、事迹报告的类型

事迹报告种类,可根据不同的标准进行分类。

1. 从范围上分,有集体事迹报告和个人事迹报告。

(1)集体事迹报告:是体现群体的先进事迹。

(2)个人事迹报告:是体现个体的事迹材料。

2. 从先进对象的形成和内涵上来分,有阶段性事迹报告和典型事件事迹报告。

(1)阶段性事迹报告:是在一个较长时间内形成的先进事迹的报告材料。

(2)典型事件事迹报告:是在一时因突发事件而产生的先进事迹的报告材料。

三、事迹报告的特点

鲜明地体现特定的时代精神。事迹材料不是单纯为其单位和个人评功摆好,而是为了鲜明地体现和积极宣扬一种特定时代所需要的精神。这是由事迹材料的宗旨和根本目的所决定的。

以叙写先进事例为旨要。事迹材料以先进对象的先进事迹为主要内容,以叙事为主要表达方式。事迹材料所要体现的先进对象的先进思想、精神,特定的时代特征都要通过叙事予以展现。

具有较强的触发力和感染力。事迹材料的写作目的是引导读者认识先进,学习先进。要达成此目的,首先要吸引读者,感染读者。这就要求事迹材料要具有较强的触发力和感染力。

四、事迹报告的基本写法

事迹报告的结构一般由标题、前言、主体、结尾、落款五部分组成。

> 考点提示:事迹报告的结构框架和写作方法

(一)标题

事迹报告的标题一是要写明先进个人姓名或先进集体的名称,二是要概括标明先进事迹的主要内容或材料的用途。

1. 单行标题 即"关于 + 先进对象的名称 + 先进事迹的主要内容(材料用途)+ 文种",如《关于 × × × 护士评选 × 医院"优秀护士"的事迹报告》。

2. 双行标题 即采用正题和副题形式,正题高度概括文章的主旨,副题标明先进对象,如《一心为病患爱心筑和谐——× × × 同志先进事迹报告》。

(二)前言

事迹报告的前言就是开门见山地对先进对象进行介绍。前言有三种写法:简介式、概括式、引题式。

1. 简介式 即用简洁明了的语言交代先进事迹对象的姓名、性别、年龄、工作单位、职务以及所获的荣誉和称号。

2. 概括式 即概括典型的突出之处和先进事迹。

3. 引题式 是通过具有代表性的事例或群众对先进对象的评价引出先进对象和主题。

上报的材料可采用简介式,而登于报刊的材料则较多采用概括式和引题式。

(三)主体

事迹报告正文的开头,要写明先进个人的简要情况,包括姓名、性别、年龄、工作单位、职务、是否党团员等。主体的写作以事迹为主要内容,写出先进单位或人物的工作经历、工作事迹及取得的成绩。为了达到写作目的,还要具体到典型事例、典型言论、典型行为、典型思想动机、典型精神品格和道德风尚以及获得的荣誉称号。

在结构上可采取横式结构或纵式结构。横式结构按照材料的不同性质进行安排,纵式结构则以时间的前后或事物的发展规律为序。

(四)结尾

结尾又称结语,此部分可进一步概括文章主旨;或表示先进人物或单位的努力方向和决心;或以所获荣誉、成就显示其先进性;或引用群众的评价、领导的表扬;或号召向先进人物或单位学习。

结尾要简洁、凝练、意尽言止,切忌画蛇添足。实际运用中,在会议发言的事迹报告应当有结尾,不能收束太快。以书面文章发表的事迹报告结尾可写可不写。

(五)落款

一般在材料正文的右下方注明单位名称、写作日期和加盖公章。

五、案例分析

××同志先进事迹报告

我国知识分子历来有浓厚的家国情怀。在当下实现中华民族伟大复兴的筑梦路上,广大知识分子更是围绕我国经济竞争力的核心关键、社会发展的瓶颈制约、国家安全的重大挑战,主动担当,积极作为。

××同志(×年×月×日—×年×月×日),男,××省××市人,汉族。国家"千人计划"特聘专家(第二批)教育部国家重点学科口引进。曾任××大学××探测科学与技术学院全职教授,从事教学和科研工作。×年×月×日××时××分,国家"千人计划"专家联谊会第三届执委会委员、副会长××同志教授,因病医治无效在长春逝世,享年58岁。2017年4月28日,教育部追授××大学××同志教授"全国优秀教师"荣誉称号。

1992年,他带着科技强国的心愿,出国留学、工作,成为国际著名的航空地球物理学家。当得知祖国的召唤,他放弃国外的优厚条件,义无反顾回国填补我国在深部探测关键领域的技术空白,他惜时如金,夜以继日,用无私奉献,勇于担当的实际行动,把对祖国最深沉的爱融入生命的最后一刻。他就是国际知名战略科学家、吉林大学新兴交叉学科学部首任部长××同志。

心怀报国之志的××同志于1992年被公派到英国攻读博士,成为地球物理领域研究高科技敏感技术的少数华人之一。2009年,当得知国家启动引进海外高层次人才的"千人计划"时,××同志第一时间向母校表示要回国。带着先进技术,××同志重点攻关国家急需的"地球深部探测仪器",这种设备就像一只"透视眼",它能探清深层地下的矿产、海底的隐伏目标,对国土安全具有重大价值。而这样的高端装备,国外长期对华垄断、封锁。这张贴在办公室里的日程表,见证了××同志

这份事迹报告由标题、引言、主体、结尾、落款组成。

标题采用单行标题形式出现。使用"先进对象的名称+先进事迹的主要内容(材料用途)+"形式出现。

前言交代了交代先进事迹对象的姓名、性别、年龄、工作单位、职务以及所获的荣誉和称号。

主体内容陈述了××同志的学习、工作经历,重点陈述了××同志在祖国召唤时,毅然决然放弃国外优厚条件,义无反顾回国填补我国在深部探测关键领域的技术空白;回国后,攻坚克难,创造多项"中国第一",最终积劳成疾,患病早早离世。

的日夜奋战。他出差始终赶当天最晚的午夜航班,这样就不耽误白天工作;同事经常两三点钟接到他的信息,得知新的任务。为了实现祖国在科学技术上的多处弯道超车,回国 7 年间,××同志带领由院士、大学校长、研究所所长等 400 多名高级别研究人员组成的团队协同攻关,创造了多项"中国第一",为我国"巡天探地潜海"填补了多项技术空白,以他的团队研制出的我国第一台万米科学钻——"地壳一号"为标志,配备自主研制综合地球物理数据分析一体化的软件系统,我国的深部探测能力已经达到国际一流水平,局部处于国际领先地位。国际学界惊叹中国正式进入"深地时代"。

2016 年 12 月 8 日,积劳成疾的××同志因胆管癌住进医院,打着吊瓶还在给学生答疑解难。2017 年 1 月 8 日,年仅 58 岁的××同志因病逝世。

在回国整 6 年的那一天,××同志写下的"朋友圈"读起来仍让人感慨:"从海漂到海归一晃 18 年,得益于国家强大后盾,在各国才子强强碰撞的群雄逐鹿中从未言败,也几乎从未败过! 拼搏中聊以自慰的追求其实也简单:青春无悔、中年无怨、到老无憾。"

《我爱你,中国》这首歌是××同志最喜爱的歌曲。古往今来,爱国始终是中华民族最为深厚的历史情感,流淌在中华儿女的血液之中,激荡在振兴中华的奋斗路上。广大青年们,我们要向××同志学习,汲取心有大我、至诚报国的精神力量,不忘初心,奋发进取,我们每一个人都可以向祖国和人民交出精彩的人生答卷。

　　　　　　　　　　　　　　　　　××学校
　　　　　　　　　　　　　　　　2018 年 3 月 24 日

结尾部分号召向先进人物××同志学习。

落款交代了提交报告的单位和时间,在写作格式上与其他应用文一样,居于结尾后,另起行的右下方。

六、写作要求

1. 事迹必须真实、可靠　先进典型材料的先进事迹是否真实,直接关系到先进典型的生命力。只有绝对真实才能使先进典型真正具有教育人、鼓舞人的作用。因此,凡是材料中反映的先进思想、先进事迹和典型经验,一定要认真核对清楚,不允许有半点虚假、拔高或拼凑及张冠李戴的情况,不能把道听途说、未经核实的"先进事迹"和"经验"写入材料。如果确实一时难以搞清楚,宁可暂时不写,也不能勉强凑数。

2. 观点和提法要分寸恰当　在叙述先进典型的先进事迹和经验时,要注意摆正先进典型和其他群众、集体的关系。许多先进个人、先进集体的事迹,都不是单枪匹马干成的,是与周围群众和其他集体、单位的大力支持分不开的。因此,讲先进典型的事迹、经验,一定要注意切不可讲那些脱离群众、脱离整体观念的过头话。否则,就不能起到先进典型的带动作用。

3. 文字要朴实、简明　整理先进典型材料,主要是通过实实在在的事实说话。这就要求在语言文字的表达上,一定要善于选择那些实在、贴切的词语。不要过多选用做修饰成分或言过其实的形容词。不要讲空话、套话,硬拉架子做文章。话要说得简洁明了,凡是能用较少的话把事情说清楚的,就不要把话拉长。

案例

"医"路同行，不负青春
——记××医学专科学校优秀青年教师张×

和一个老师相处时间最长的，不是亲人、不是朋友，而是同事和学生。张×就是一位××市××医药高等专科学校的年轻老师，在今年4月29日举行的××市庆祝"五一"国际劳动节表彰大会上，她获得了一枚××市五一劳动奖章。

说张×是一位年轻的老师，因为她参加工作才6年多一点儿，从现代人动辄持续三十余年的职业生涯来算，她才刚刚度过了新手期，为什么这枚沉甸甸的奖章，就授予了她呢？这得从她6年多的教师生涯中，去寻找答案。

要从工作中脱颖而出，仅仅做好本职工作是不够的。张×认为，教师干的是"良心活"，迅速适应教师角色、完成工作要求固然是一种胜任，但主动出击，不断摸索拓展，将大爱情怀付诸行动，不断提升自我，才能真正实现和学生、专业、学校和医学教育事业的共同成长。

一分耕耘一分收获，每日精进是她的"小确幸"

张×始终坚信"一分耕耘一分收获"，以求真务实的精神和任劳任怨的态度，勤勤恳恳地做好每一项工作，也因此得到了领导、同事和学生的高度肯定。

作为一名专职教师，张×时刻以一名优秀教师的标准要求自己，她始终认为"学无止境"，为不断提高自己的教学水平，她抓住各种学习机会：新婚才一个月，她就接受了学校安排的学习任务，只身前往海外深造；每年寒暑假，是很多人羡慕的"教师福利"，她却顶着寒风迎着烈日，到临床顶岗锻炼，目的就是要实现知识更新，做到教学与临床的无缝对接；专职教师无课时间是自由的，张×却从没有用这种自由去享受过闲暇，坚持线上线下听课，向优秀教师、先进教育工作者学习，时时处处琢磨，点点滴滴积累。就算是在节假日，亲朋好友相聚，她却总是悄悄躲在一旁工作或是学习，因此还被朋友们取笑为"工作狂"，半开玩笑地说她"只会工作，不会生活"。对这些半真半假的关心嘲讽不理解，张×不为所动，她觉得在一种轻松的环境下没有压力地学习和工作本就是一种享受，不仅可以放松身心，而且还能让闲暇时光更加充实有意义，每天都在进步，每天都有积累，就是她的"小确幸"。

三尺讲台挥洒青春，学生认可让她引以为傲

张×对授课有执念。对着三尺讲台，她心中有一种使命感，一种满怀激情、精益求精的力量驱动着她，以刻苦钻研的精神，为备好一节课千锤百炼，她不厌其烦，反复研究试教；课堂上，她以精巧的教学设计引领学生，既注重知识的传授，又注重学习方法的培养，结合大学生的心理特点和兴趣爱好，在教学中应用各种信息化教学手段开展混合式教学，教学效果得到同行和学生的一致好评；课堂外，她不仅关注学生的学习效果，也注重言传身教，经常与学生进行交流、谈心，了解学生的生活、情感等问题，是学生的良师益友。

在担任辅导员期间，张×每周都会抽出时间探访学生寝室，跟学生谈天说地，聊学业、聊情感、聊困惑，深入了解学生的日常生活、心理动态和班级同学之间的关系。课外时间学生总会亲切地称呼她为"晶姐"，即使是毕业离校的学生在工作、生活上遇到困惑，也总有人想起她，找到她向她倾诉困惑难题，并在她的用心倾听和耐心开导下走出困境。

岗位平凡奋斗不凡，不懈努力结出累累硕果

精益求精的工作态度和忘我的工作热情常常有个"副作用"——导致"废寝忘食"，张×也不例外。为了更好地让学生掌握操作，学生都知道，"备赛期间，要找张老师，就去练习室"。只要没有课堂教学安排，备赛期间护理竞赛练习室总能找到她的身影。深挖细节、反复演练，自从进入学院学生技能竞赛指导团队，张×便开始没有了正常的双休日，工作日里也很少能准点回家，哪怕是身体欠佳，她也不会因为自己而耽误学生的练习。有一次指导学生练习时，张×饿得太久引发胃痛，学生心疼地让她回家休息，她却说没关系，正好躺在检查床上，给正在练习操作的学生充当真实的患者，让学生能够在更加真实的临床情景下进行操作练习。以至于学生们常常说，张老师能保持苗条，全靠"沉迷指导、忘记饭点"。

张×认为，一名优秀的教师，应该做到教学与科研同步，不但要做好学术领域的教研，还应该投身实践，积极参加社会服务。因此，在教学中张×积极探索和解决实际问题，并努力将其转化为各项科研成果。曾主研、参研市级/校级教改课题8项；撰写学术论文12篇；参编国家级教材5部。参与养老护理员培训、成人阶段教学、护士执业资格培训，并多次入周边社区进行急救知识普及和急救技能培训，在平凡的工作岗位上，以不凡的奋斗，努力发挥自己最大的价值。

续表

正是通过这样的努力,短短数年张×交出了一份闪亮的成绩单:2017年12月获全国职业院校护理专业教师教学能力大赛二等奖;2018年11月获××市高职院校教师说课比赛三等奖;2018年12月获"巴渝工匠"杯第三届××市健康养老行业暨生物医药行业职业技能大赛健康与社会照护(职工组)一等奖;多次参加学校组织的各种教学能力竞赛,获得校级一等奖、二等奖各1项,三等奖3项;2018年、2019年指导学生参加"巴渝工匠杯"护理技能竞赛,荣获二等奖、三等奖各1项;2019年荣获××市五一劳动奖章……

"医"路同行,不负青春,经历过扎实积淀的张×还在一步一个脚印地践行一位青年教育工作者的大爱与深情,她的身影,是医专人奋力进取的缩影,更是职教大发展时代下,千千万万医学职业教育工作者奋进的缩影!

扫一扫,看总结

扫一扫,测一测

第四节　演　讲　稿

📖 导入案例

小刘在一家事业单位工作,近期单位拟从青年业务骨干中选拔一批中层干部,小刘也想参加选拔。按照单位竞聘工作要求,每位竞聘者需进行8分钟公开竞聘演讲。

请问:

如果你是小刘,你将如何准备这次竞聘演讲稿?

扫一扫,自学汇

一、演讲稿概述

演讲稿也叫演说词,是在较隆重的集会和会议上发表的讲话文稿。演讲稿的作者一般是演讲者本人,也可能是他人。

演讲稿富有针对性,其内容是听众最关心、最感兴趣、最想了解的,表达方式也是特定听众最乐于接受的形式,如此才能在特定时空内抓住听众的注意力,达到演讲效果。

演讲稿富有鼓动性,其目的是打动听众、说服听众,以情动人、激发共鸣,如此才能争取最佳宣传说服效果。

演讲稿富有声韵美,演讲稿的无声文字最终将通过演讲这种有声的方式展示给听众,所以演讲稿不仅要文辞优美,还要好说、好听、好懂、好记,才能在从文字向声韵的转换中表现得朗朗上口。

二、演讲稿的作用及其种类

考点提示:演讲稿的分类

(一)演讲稿的作用

演讲者通过演讲,发表自己的某一观点,表达自己的某种情感,达到交流思想、感情,表达主张、见解,或宣传、鼓动和教育等作用。

(二)演讲稿的分类

从不同的角度,演讲稿可分为不同的种类:从用途上说,可分为竞职演讲稿、竞赛演讲稿、礼仪演讲稿等;从演讲场合划分,可分为会场演讲稿、广播演讲稿、电视演讲稿、课堂演讲稿等;从演讲内容和性质划分,可分为政治演讲稿、学术演讲稿、社会活动演讲稿等;从表达形式上说,可分为命题演讲稿、即兴演讲稿、论辩演讲稿等。

下面,我们主要从用途上对演讲稿的分类予以简单探讨。

1. 竞职演讲稿　这类演讲主要是为竞争某一个工作岗位,围绕这一目的,充分展示自己的有关优势,彰显自己的个性与才能,语言要有感染力,要能打动招聘者或评判者。

2. 竞赛演讲稿　这是各种演讲比赛所需的文稿,一般具有鲜明的主题,故也称为主题演讲,如爱岗敬业演讲、师风师德演讲、爱国主义精神演讲、学习党的十九大精神演讲等。这类演讲要紧紧围绕主题进行,语言要生动形象,富有感召力,要能打动观众与评委。

3. 礼仪演讲稿　这是在各种庆祝、欢迎集会上或其他礼仪场合所作的具有祝贺、祝福意味,表达良好意愿,富于礼节性的演讲。文稿要充满真情实意。语言诚挚恳切,彬彬有礼,能以情动人。

三、演讲稿的内容结构与写作

> 🗓 考点提示:演讲稿的内容结构

演讲稿其实就是一篇主题鲜明、结构严谨、语言简练的主题文稿,其结构通常由标题、称呼和正文三部分构成。

(一) 标题

演讲稿的标题为求新颖富有吸引力,写法多样,常见的有五种:提要式、寓意式、警句式、设问式、抒情式。

1. 提要式　指的是概括演讲的核心内容,如《青春的使命》。

2. 寓意式　指的是把抽象哲理寓于修辞之中,显得雅致含蓄而富有深意,如《点燃青春之火,成就辉煌人生》。

3. 警句式　指的是引用名言警句设置标题,如《勿忘初心,牢记使命》。

4. 设问式　指的是通过设问来提示演讲涉及的内容,用演讲来回答标题的提问,如《青春的价值何在》。

5. 抒情式　指的是标题具有强烈的感情色彩,达到以情动人的效果,如《自豪吧,光明的使者!》。

(二) 称呼

演讲者根据受听对象和讲演内容需要决定称呼。常用称呼如"朋友们""老师们"等,也可加定语渲染气氛,如"尊敬的各位评委""亲爱的同学们"或是"现场的各位观众朋友们"等。演讲稿的称呼在书写时要在标题之下另起一行顶格写,后加冒号。

(三) 正文

演讲的正文一般由开头语、主体和结语三部分构成。传统认为演讲稿应该符合"凤头、猪肚、豹尾"的要求。

1. 开头　开头语的任务是吸引听众、引出下文,演讲稿的开头要像"凤头"一样优美精致,富有吸引力而不能过于冗长。常见的演讲稿开头可分为以下几种:

(1)开门见山式:即直接切入正题,概括演讲内容或揭示中心论点,例如宋庆龄《在接受加拿大维多利亚大学荣誉法学博士学位仪式上的讲话》的开头:"我为接受加拿大维多利亚大学荣誉法学博士学位感到荣幸。"这种开头方法能使听众一听就了解演讲的中心,马上集中注意力。

(2)情况介绍式:即由背景和问候、感谢语开头,很多演讲在开头时要介绍有关情况或演讲背景,一些竞职演讲的开头一般先简要介绍自己的姓名、学历、职务、经历等,很多大型活动上的主题演讲也常常要交代活动背景,这种方式可使听众对演讲者或是对演讲内容的背景有所了解。

(3)设置悬念式:这种方法常常会设置悬念,或是提出一些激发听众思考的问题,以促使听众产生好奇,集中注意力听下去。

当然,演讲本身是较为灵活的语言艺术形式,也有一些演讲者喜欢由演讲题目字面展开演讲,或是通过案例或故事引入正题。

2. 主体　主体即中心内容。演讲稿的主体要像"猪肚"一样浩荡气派,内容丰富、充分支持演讲者的观点。根据演讲稿的类型不同,常见的演讲稿主体写作方法也不相同。

(1)竞职演讲稿的主体写作:竞职演讲要围绕所竞争的某一个工作岗位或职务,充分展示自己的有关优势,其基本表述方式是基于事实的叙述式。其主体通常有两种写法:一是对自

> 🔖 **考点提示**:演讲稿主体内容的写作

己的才能做一个全方位的展现,如按照德、能、勤、绩等方面展开,以此表现自己胜任该岗位或职务的竞争实力;二是结合岗位的需要,分析自己的理念、能力、资源等与岗位需要的契合点,以此展示自己对该岗位工作的胜任与匹配。竞职演讲稿应力求简明务实,不尚华丽辞藻,着重以成就、资质、业绩来证明自己的胜任能力,打动评判者。有时竞职演讲也需要简要说明竞职成功后的基本工作构想。

(2)竞赛演讲稿的主体写作:竞赛演讲稿含有语言能力竞技性质,一般根据比赛的主题来组织演讲稿的主体,在语言表述方式上可以综合叙述、说明、议论等多种形式,并结合一定程度的语言表演艺术,语言要生动形象,语音要富有感召力,要能打动观众与评委。竞赛演讲的主体常常使用并列式、递进式、混合式三种结构。并列式是以并列的方式扩展和支撑开头,主体各段落之间是逻辑平行关系;递进式则层层深入地拓展开头提出的观点,主体各段落之间是逻辑渐进关系;混合式则是并列式和递进式的整合。

(3)礼仪演讲稿的主体写作:礼仪演讲稿用于各种庆祝、欢迎集会上或其他礼仪场合,富于礼节性,其主体常常需要对开头简要介绍的活动背景、意义进行展开,结构跟竞赛演讲稿相似,一般都用并列式、递进式、混合式三种类型。

3. 结语　结语是演讲能否走向成功的关键,从"豹尾"的说法来看,就是要求结语精干有力。在演讲这种即时的、流动的语言艺术中,听众无法按自己的意愿随时再现演讲中的内容,因此结尾常常会决定一次演讲最终在听众心中留下的印象。故而演讲稿的结尾需要总结全文,加深印象,但又不能是对开头的简单重复,而应当对开头的概念化、类型化的内容进行更具体、更强烈的表达。如果是呼吁和倡导某种观点的演讲,结尾还应当提出希望,给人鼓舞,或是表示决心和展望。总体来说,结尾应当起到照应题目,使文意和结构完整,大多数演讲的结语应当制造出一个情绪的高潮。

四、演讲稿的写作要求

1. 有的放矢　演讲稿是讲给特定人群的,因此,写演讲稿首先要了解听众对象:了解他们的思想状况、文化程度、职业状

> 🔖 **考点提示**:理解并掌握运用演讲稿的写作要求

况如何;了解他们所关心和迫切需要解决的问题是什么等。否则,不看对象,演讲稿写得再好,说得再天花乱坠,听众也会感到索然无味,无动于衷,也就达不到宣传、鼓动、教育和欣赏的目的。

2. 观点鲜明　演讲稿显示着演讲者对一种理性认识的肯定,演讲者对客观事物透辟清晰的见解,能让听众产生信任感、进而赞同演讲者的观点。演讲稿观点不鲜明,就缺乏说服力,就失去了演讲的作用。

3. 感情真挚　优秀的演讲不仅以理服人,也要注重以情动人,因此,往往在表达上把说理和抒情结合起来,这种深厚动人的感情要发自肺腑,就需要演讲稿本身有真挚的感情,才能真正对听众产生情感上的洗礼浸润,进而打动听众,产生情感的共鸣。

4. 节奏鲜明　演讲稿最终都会转换为口头表达,这种表达形式具有即时性和流动性,对听众注

意力的约束全靠富有吸引力的内容,然而再有吸引力的内容,如果在表达上冗长拖沓,也会让听者昏昏欲睡。因此演讲稿需要在行文上做到内容安排有起有伏、张弛错落,节奏鲜明。

5. **语言优美**　演讲稿的语言优美,一方面体现在内容的明白通顺、深刻风趣上,另一方面也体现在音韵的抑扬顿挫上。许多文稿都是给人看的,注重字面的通达雅致即可,但演讲稿是要转换成有声语言的,声韵的配合也是写作演讲稿时应当加以考虑的。

五、例文评析

案例

竞聘演讲稿

各位领导、各位同事:

　　大家好!

　　今天,能够走上竞聘演讲台,我心情十分的激动。感谢医院给我提供了这次展示自我、锻炼自我、交流学习的机会。

　　我叫×××,现年 36 岁,中共党员,大学本科学历,公共管理研究生在读,现担任本院机关总支副书记、党办宣传干事。我这次竞争的岗位是院党办副主任。

　　首先,谈谈个人的特点与优势。

　　一是多岗位锻炼为我积累了丰富的工作经验。……(略)

　　二是较高政治素养、良好的性格和较强的能力为做好党办工作提供了有力保障。……(略)

　　这些特点与优势为我做好党办工作提供了有力保障。

　　其次,谈谈对党办工作的理解。

　　医院党办是医院的窗口与形象,是医院党委工作的喉舌。作为党办副主任要树立六种意识、做到四个深入了解、做好四个协调、抓住六个重点、做好四个服务。

　　……

　　最后,我准备从"新、精、深"这"三字诀"入手,谈谈对今后党办工作的几点想法:

　　……

　　给我一个舞台,我就会给大家一片精彩。不管这次竞岗结果怎么样,我将服从医院安排,继续做好本职工作!

　　谢谢大家!

以演讲目的为题,简洁务实。

标准化称呼与问候语,适合公务场合。

首先简要介绍本人基本情况和竞职意愿,表明演讲目的。

然后分条列项,用能力和履历支撑自己的竞职目标,并对个人特点、优势作出明晰小结。

提出对竞职目标的理解,为提出竞职成功后的工作方向做铺垫。

提出对竞职岗位的工作构想。

表明竞职决心和对竞职结果的态度,致谢。

扫一扫,
看总结

扫一扫,
测一测

扫一扫,
自学汇

第五节　倡　议　书

📖 **导入案例**

　　××市临床供血日趋紧张,该市血站及市公民无偿献血领导小组向市第一人民医院正式发出无偿献血活动的函。医院研究决定,在全院范围内发出无偿献血倡议。办公室主任要求王秘书具体负责该项工作,拟写一份无偿献血倡议书。

　　请问:

　　1. 倡议书的格式是怎样的?

　　2. 倡议书的结构内容是怎样的?

　　3. 倡议书的写作注意事项有哪些?

一、倡议书概述

倡议书又称倡议信,是就某些事情或问题,向有关方面、部门或群体发出倡议、提出建议所使用的日常应用文,相当于单位、集体或个人公开倡导举办某项活动、开展某项工作所用的书信。它可以张贴或邮寄给有关单位,也可以在报刊上发表。

🔲 考点提示:倡议书的概念与作用

二、倡议书的分类

1. 从作者角度分 倡议书分为个人倡议书和集体倡议书两种。

🔲 考点提示:倡议书有哪些分类角度

2. 从传播角度分 倡议书有传单式倡议书,张贴式倡议书,广播式倡议书和登载式倡议书。

从文章角度看,无论是个人发出的倡议,还是集体发出的倡议,其写法大体相同,就是不同传播方式的倡议书,其写法也大体相同。

三、倡议书的特点

1. 广泛的群众性 倡议书不是对某个人或某一小集体而发的,它的受众往往是广大群众,或是部门的所有人,或是一个地区的所有人,甚至是全国人民。所以,其对象十分广泛。广泛的群众性是倡议书的根本特征。

2. 响应者的不确定性 倡议书的对象范围往往是不确定的,即便是在文中明确了倡议的具体对象,但实际上,有关人员可以表示响应,也可以不表示响应,它本身不具有很强的约束力。即便是与此无关的别的群众团体,也可以有所响应。

3. 倡议书的公开性 倡议书就是一种广而告之的书信。它是要让广大的人民群众知道了解,从而激起更多的人响应,以期在最大的范围内引起共鸣。

四、倡议书的基本格式

倡议书一般由标题、称呼、正文、结尾、落款五部分组成。

🔲 考点提示:掌握倡议书的基本格式和写作方法

1. 标题 倡议书标题一般由文种名单独组成,即在第一行正中用较大的字体写"倡议书"三个字。另外,标题还可以由倡议内容和文种名共同组成,如"无偿献血倡议书"。

2. 称呼 倡议书的称呼可依据倡议的对象选用适当的称呼,如"广大的青少年朋友们:""广大职工:"等。有的倡议书也可不用称呼,而在正文中指出。

3. 正文 倡议书的内容需包括以下一些方面:

(1)倡议书的背景原因和目的:倡议书的发出贵在引起广泛的响应,只有交待清楚倡议活动的原因,以及当时的各种背景事实,并申明发布倡议的目的,人们才会理解和信服,才会自觉的行动。这些因素交代不清就会使人觉得莫名其妙,难以响应。

(2)倡议的具体内容和要求:这是正文的重点部分。倡议的内容一定要具体化。开展怎样的活动,都做哪些事情,具体要求是什么,它的价值和意义都有哪些均需一一写明。倡议的具体内容一般是分条列列的,这样写往往清晰明确,一目了然。

4. 结尾 结尾要表示倡议者的决心和希望或者写出某种建议。倡议书一般不在结尾写表示敬意或祝愿的话。

　　5. 落款　落款即在右下方写明倡议者单位、集体或个人的名称或姓名,署上发倡议的日期。

五、例文评析

传雷锋精神,做雷锋传人

——2019年"学雷锋"志愿服务活动倡议书

亲爱的同学们、青年朋友们:

　　冬去春来,我们带着对春的渴望踏进了三月,三月是一个春光明媚,生机勃勃的季节,三月更是一个讲文明树新风的季节。3月5日,将迎来毛泽东同志"向雷锋同志学习"题词56周年的纪念日。56年来,一代又一代的青年在学雷锋活动中受到教育,茁壮成长,"雷锋"和"雷锋精神"一道,已深深嵌入到中国这片广袤的土地中,成为中华民族精神的一个闪亮的符号。今天,中国青年秉承着"奉献、友爱、互助、进步"的志愿服务精神,将雷锋精神与时代发展相结合,用真诚与希望传承着雷锋精神的爱与温暖。

　　在这个大地回春,草长莺飞的日子里,让我们大力弘扬雷锋助人精神,努力传承青年志愿服务传统,用青春和汗水谱写雷锋精神的新篇章。在此,我们倡议:

　　1. 热爱祖国,怀一颗赤子之心,做到心中有集体,心中有他人,扶危济困,奉献社会。艰苦朴素,怀一颗勤俭之心。学习雷锋艰苦朴素、勤俭节约的作风,培养良好的生活习惯。珍惜他人的劳动成果,吃苦耐劳,自立自强。

　　2. 乐于助人,怀一颗感恩之心。奉献爱心,传递真情,做一名有正确人生观和价值观的青少年。让雷锋精神真正融入我们的灵魂,成为我们道德的航标。

　　3. 勤奋学习,怀一颗上进之心。在学习上发扬刻苦钻研精神,好学上进,形成"比、学、赶、帮、超"的学习环境,共同营造优良的学风。

　　雷锋是平凡的,更是伟大的;雷锋的生命是短暂的,精神却是永恒的。学习雷锋是付出更是收获,帮助他人是辛劳也是成长。让我们积极行动起来,肩负起时代赋予青年的社会责任,践行雷锋精神"全心全意为人民服务"的本质,用爱与希望,让生活变得更加和谐美好,让"学习雷锋好榜样"的旗帜永远高高飘扬!

共青团××学院委员会

20××年×月××日

这份倡议书由标题、称呼、正文、结尾、落款组成。

　　标题采用主副标题形式出现。主标题为倡议书的主题;副标题为倡议书的主要内容,使用倡议内容＋文种的形式出现。

　　称呼交代了倡议的对象。

　　主体内容陈述了发出倡议的背景和目的,交代了倡议开展怎样的活动,都做哪些事情,具体要求是什么,条理清晰。

　　首段高度概括介绍倡议书的背景和目的。

　　倡议内容从四个方面做出要求。

　　结尾部分介绍了学习雷锋的价值和意义,再次发出呼吁,鼓舞青年学生们积极投身到学雷锋志愿服务活动中。

　　落款交代了发出倡议的单位和时间,在写作格式上与其他应用文一样,居于结尾后,另起行的右下方。

六、倡议书的写作要求

1. 倡议书篇幅不宜太长。

2. 背景目的要写清楚,理由要充分。

3. 措辞要恰当,情感真挚,同时要富于鼓动性。

4. 内容新颖、切实可行,要不违背国家的方针政策。

案例

清明节文明祭祀倡议书

广大市民朋友们：

时至一年春草绿，又是一年清明来。在这慎终追远、缅怀故人、寄托哀思的时节，为进一步弘扬中华民族优良传统，倡导科学文明的祭祀方式，破除祭扫陋习、推动移风易俗、树立文明新风，不断推进我市全国文明城市创建工作深入开展。市文明办、市民政局特向广大市民发出如下倡议：

一、转变观念，倡导文明祭祀。自觉摒弃不文明的祭祀方式，不在路边、广场、小区、树林、草坪、建筑物等场所焚烧纸钱、冥物、燃放鞭炮。主动采取敬献鲜花、植树绿化、踏青遥祭、经典诵读、网络祭祀等低碳、环保的方式缅怀故人，让文明祭祀成为一种习惯。

二、传承美德，倡导节俭祭祀。发扬中华民族的传统美德，尊老、敬老、爱老、助老，树立厚养薄葬的新观念。老人在世时，多尽孝道，使他们老有所养、老有所乐；老人去世后，不大操大办、铺张浪费、相互攀比，以节俭方式寄托哀思，让逝者欣慰，让生者无憾。

三、移风易俗，倡导绿色祭祀。积极推进殡葬改革，推行树葬、花葬、壁葬、草坪葬等节地生态葬法，提倡骨灰撒散或者深埋、不留坟头。不私建坟墓，把更多的人类生存土地留给子孙后代。在祭扫过程中不带冥币、烧纸，自觉抵制不良祭祀方式，不乱扔杂物，不破坏花草树木，保护生态环境。

四、遵守秩序，倡导安全祭祀。清明期间，正值人流和车流高峰，交通拥堵。广大市民应合理安排祭扫时间，避开高峰，错峰出行。自觉遵守祭扫秩序，增强安全意识，严防火灾、踩踏、车辆事故等不安全情况的发生，确保祭扫活动安全、顺畅、有序、文明、和谐进行。

五、模范带头，倡导科学祭祀。广大党员干部要率先垂范，树立科学的祭祀观念，做告别陋习、文明祭祀的先行者、带头者，积极向亲朋好友及身边群众宣传文明祭扫知识，禁止封建迷信活动。并以身作则，在遗体火化、生态安葬、节俭治丧、文明祭祀方面发挥表率作用，以实际行动影响和带动身边的群众。

广大市民朋友们，推动殡葬改革，倡导文明祭扫，是全社会的共同责任。让我们积极行动起来，从我做起、从点滴做起，争做传统文化的传承者、告别陋习的先行者、文明祭扫的带头者，为提升城市文明程度、建设富裕美丽幸福新 ×× 作出新的更大贡献。

×× 市文明办　　×× 市民政局

20×× 年 × 月 × 日

扫一扫，
看总结

扫一扫，
测一测

第六节　医药科普文

扫一扫，
自学汇

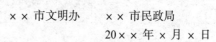 **导入案例**

王医生是一家医院的内科医生。工作中，很多患者不仅请他治病，还向他咨询疾病产生的原因、如何预防及治疗之后的保健等问题。王医生每次都要花很多时间去和患者解释，但有时专业性太强，患者一时难以理解，不仅浪费时间还起不到很好的效果。王医生平常也爱好写作，所以他决定把工作中经常遇到的医学问题及相关知识用科普文的形式写出来，让更多的人都能看到、看懂。

请问：

1. 什么是医药科普文？医药科普文的特点与种类有哪些？

2. 如何写作医药科普文？写作医药科普文有什么要求？

一、医药科普文概述

科普文简言之就是介绍、普及科学知识的文章。它是把复杂、抽象的科学技术、科学知识用浅显明了的语言加以介绍，使之为公众所理解，并能在实践中进行应用的一种应用文体。

> 考点提示：医药科普文概念及作用

医药科普文作为科普文的一种，就是以严谨的医药知识为基础，用生动活泼、通俗易懂的语言形式向社会大众传播医疗卫生知识的一种实用文体。从文体上应属于说明文的范畴。

随着社会的发展，人民生活水平的提高，人们越来越关注健康。与患了病到医疗机构去寻求帮助相比，他们更注重日常的保健与保养。对于普通的人群来说，科学的医学技术和方法指导就显得尤为重要。医药科普文就为医务工作者与广大人民群众架设了一道桥梁，可以更好地帮助人们科学的运用医学技术和方法指导日常生活，保障人民身体健康。同时，人们掌握一定的医学知识也可以避免一些不必要的医患纠纷，促进医患和谐。

知识拓展

防病治病，从医学科普文开始

医学是科学，而非神学。对于大众来讲，每个人都能够获得系统的医学知识并不现实，通过医学科普文可以让大众接触到常用、实用的医学知识，指导日常生活，建立起科学认识、防病治病，特别是学会如何应对突发应急类事件。

对于医护工作者而言，优秀的医学科普文也将是工作中的"助手"和有效补充。古训有云：上医治未病，中医治欲病，下医治已病。通过医学科普文的学习，最终达到"治未病"。

二、医药科普文的种类

医药科普文大致可分为两种：一种是医药科普说明文，以传授一般医药知识为目的，要求有很强的科学性，严格遵循科学原理，语言简洁、平实、通俗易懂。一种是医药科学小品文，多用文艺笔调介绍医药有关的科学知识、阐述科学道理，在表达上经常借生动的比喻、有趣的联想，讲清科学道理，使人获得科学知识的同时，还能获得某种思想感情的陶冶和艺术上的享受。

三、医药科普文的特点

医药科普文一般用轻松、活泼的笔调介绍医疗卫生方面的科学知识，具有科学性、实用性、通俗性等特点。

> 考点提示：医药科普文有哪些特点？为什么？

1. **科学性** 医药科普文必须准确无误地介绍医学科学知识、传播医学信息，所以内容上必须科学、准确。

2. **实用性** 医药科普文写作以普及医学科学知识、指导人们健康生活为宗旨，解决人们普遍关心的或感到困惑的问题，提供切实可行的技术和方法指导，因而具有很强的实用性。

3. **通俗性** 为了达到普及科学知识的目的，医药科普文力求用通俗易懂的语言来深入浅出的介绍科学知识，因而具有通俗性的特点。

四、医药科普文的基本写法

医药科普文的写法多种多样,其基本结构主要由标题和正文组成。

(一) 标题

标题是文章的眼睛。一个好的标题可以迅速抓住读者的眼球,引起其阅读的兴趣。如何拟一个好的标题呢? 可以是找准读者的关注点或兴趣点,用标题直接标示出来,如《子宫肌瘤的常见误区》《如何预防消化性溃疡复发》《昆虫也好色,咬你没商量》;也可以是用比喻、拟人等手法使之形象化,如《我们肚子里的食客》《人乳头瘤病毒(HPV)的真情告白》;还可以是借用大家所熟悉的流行语,如《舌尖上的手指》《肿瘤治疗全面进入"微"时代》等。

(二) 正文

正文的总体结构可分为引言、主体、结尾三部分。

1. 引言 引言部分主要是引出话题,用简洁的语言向读者说明文章的来龙去脉,吸引读者对该文产生兴趣,对正文起到提纲挈领和引导阅读兴趣的作用。引出话题的方式很多,可

> 考点提示:医药科普文的正文写作结构是怎样的? 为什么需要按照这样的结构来写作?

以单刀直入、开门见山,直接切入话题,也可以通过案例或故事引入,还可以以一个问题引入等。也有不少科普文没有引言部分,而是直接把主体内容告诉读者。

2. 主体 主体部分是对说明对象进行具体的介绍或解说,是整篇文章的中心内容。主体部分内容的呈现可以有多种方式,如漫说式、主客问答式、自述式等。主体部分的具体结构形式可以是并列式、承接式、对比式、层进式、总分式等。不管采用哪种方式,都要做到言之有物、条理清楚。

3. 结尾 结尾以简洁的语言收束全文,可以是对全文的精义所在作精辟简短总结的总结全文法;可以是揭示主题的篇末点题法;也可以是以一段生动的文字来激发读者热忱的展望未来法。如有篇科普文是这样结尾的:"…善于把古人留下的宝贵经验结合近代生命科学进行研究,就一定能够找出一条抗老防衰的正确途径,使更多的人达到健康长寿……"就非常具有鼓动性和感染力。

五、例文评析

个沉默杀于的真情告白

我是高血压,一个沉默的杀手。

我看起来并不像其他杀手那样来势汹汹,我常常只是暗暗潜伏在我的目标身边,伺机而动。作为一种动脉血压升高的慢性病,每次致人死亡我都在现场,但审判者往往把目光投向那些替我背锅的"帮凶",也就是由我引起的并发症,我也一次又一次逃脱了人们防病治病的注意力,这也是我一次又一次害人得逞的原因。

这篇医药科普文由标题、正文两部分组成。

解密我的作案手法

健康人体的收缩压范围是 90~139mmHg,舒张压是 60~89mmHg,而如果收缩压/舒张压测量指标持续高于 140/90mmHg,就意味着你已经被我盯上了。我会使人体心脏推动血液在血管循环时压力增大。对于血管健康的人来说,短时间的血压升高也许并不能造成什么明显危害,但被我长期盘踞的人体,就好像年久失修的水管经不住巨大水压,迟早会爆管一样。我会让人心脏负荷加大,引起心房颤动、动脉粥样硬化、心肌梗死、左心室肥厚,还能使心功能衰退引发心力衰竭;除了影响心脏,我还会影响其他器官,比如让大脑出现脑血栓、脑卒中、脑出血,损害肾脏功能引起肾小动脉硬化甚至导致尿毒症等,我还能诱发血管主动脉夹层病变,引起视网膜病变等。

文章采用拟人的手法,用第一人称"自述"的方式介绍高血压的发病机理、高发人群和预防等知识,文字活泼俏皮,增强了文章的趣味性,很好地体现了医药科普文既要有内容的科学性又有表达的生动性的特征。

我如何选择作案目标

全国有 2.45 亿人活在我的阴影之下,全球每年有 940 万人死于我手中,而且还有增加的趋势。而我最可怕的地方在于,虽然我的严重性和致死率居高不下,但我的发病确实无声无息地,以至于甚至有好几百万人根本不知道我已经在阴影悄悄向他们伸出魔爪了。我是怎么选择作案目标的呢?

重口味。很多年轻人喜欢点外卖,饮食中盐分过多,超量的盐分摄入导致钠超标。一方面,人体为了降低钠离子浓度,血液中的水分会变多而加重心脏输出血液量,使血压升高,另一方面,钠又会刺激交感神经对血压感受异常,让血压无法正常调节。长期的重口味习惯,会造成血管腔狭窄、血容量增加、心脏负担加重、血管压力增加,我也就会常伴这样的人左右了。

懒得动。有些人因为疲于工作,常常说自己"没空运动",再加上科技发展带来生活越来越便利,有些人一坐就是大半天,甚至不会站起来走几步。长期维持坐姿,甚至是不良坐姿,会导致血液流动缓慢,再辅以不健康的饮食,我想不注意你也很难啊! 有研究表明,每周 3~4 次,每次 30 分钟左右的中等强度运动,就能有效降低血压,这是因为运动可以使人体肌肉纤维增强、血管口径增大、血管壁变得更加强韧,也就更能够抵抗我的侵袭。

烟酒不离手。喜欢抽烟喝酒的人也是我盯上的目标,尼古丁和酒精跟我可是建立了长期友好的合作关系,尼古丁通过呼吸道进入血液循环,引起血管紧张、神经兴奋,酒精代谢后分解出的乙醛会让血管收缩、心率增快,这些都会帮助我把人体的血压升上去!

压力山大。心理原因往往也会导致机体容易出现问题。一些人面临排山倒海的压力,身体就会释放出应激激素,例如皮质醇、肾上腺素、去甲肾上腺素等,其中肾上腺素会增加心率,心脏跳得更快、血压也会升高。另外,睡不好、熬夜等失衡的生活习惯,也都是对我的召唤。

其他因素。高血压分为原发性高血压和继发性高血压。继发性高血压是指由确定的病因引起的高血压,例如内分泌疾病等,只要治好了诱发高血压的疾病,高血压就会消失;但原发性高血压一般是由环境和遗传引起的,如果不能好好预防,一旦我已经来到你身边,那就只能通过吃药控制而无法彻底赶走我了。

怎样才能避开我?

继发性高血压,只要治愈诱发高血压的疾病我就会离开。但要预防原发性高血压,就没这么简单了。

首先是要改变饮食习惯。虽然现代人无法彻底避免外食和外卖,那么在吃饭的时候增加绿色蔬菜和优质蛋白的摄入,减少重油重盐摄入,是最基本的原则。实在没有条件在外卖中点选蔬菜的朋友,可以准备一些可以生吃的黄瓜、小番茄等,作为外食餐前的补充,就能较好地平衡膳食、避免过多摄入盐分。

其次是要养成运动习惯。忙碌的现代人可能没有专门的整段时间来运动,但可以在工作日调一个提醒闹钟,提醒自己每隔 1 个小时左右,起身活动活动,甩一甩胳膊和腿,走动一下,补充点水分等。不要小看这点儿功夫,还是可以有效摆脱久坐困扰的。一个成年人即使没有去健身房接受专业运动指导的习惯,如果能做到每天能走就不站着,能站就不坐着,持续坐姿每次尽量不超过 1 小时,一天下来的热量消耗也可以增加 500 大卡左右。这样程度的活动,不光可以在相当程度上预防血压升高,还能避免因热量消耗不足导致脂肪囤积和其他一些健康问题。

第三学会放松身心。面对生活和工作的重重压力,我们要学会放松自己的心理,良好的人际关系、临睡前的冥想等,都可以达到目的。

介绍应对措施时注重具体可执行,让科普落实到指导行动的实效中去,增强了科普文的现实意义。

续表

第四正确关注健康。热啤酒里泡枸杞、用最贵的眼霜熬最深的夜,这样的伪养生可别再继续了。根据自己的工作与生活需要,规律作息,养成定期体检的习惯,关注身体信号,防患于未然,才是真正的健康养生!

如果你出现了头痛、头晕、无原因的疲劳、记忆减退,甚至四肢麻木、胸闷无力等情况,请记得检查自己的血压。有可能你已经被我盯上了!

好了,奉劝大家,关注身心健康,养成良好习惯,远离我这个沉默的健康杀手!

六、医药科普文的写作要求

🔔 **考点提示**:医学科普文的写作要求是什么? 为什么?

1. **科学性** 医药科普文的重要职责就是向读者传播医疗卫生知识,指导他们用正确的知识、方法指导日常生活,从而提高全民健康水平,所以内容的科学与否直接关系到人民的健康甚至是生命。因此,在创作医药科普文时要确保所写内容是经过严格的科学认证并在实践中被证明是切实可行的,那些是非不明或尚在争论的内容是不宜作为选题的。

2. **实用性** 任何知识、技能只有服务于人民、服务于社会才能体现出它的价值。医药科普文也不例外。医药科普文的写作应以其中的科学知识、科学精神和理念指导人们的生活为宗旨,文章所介绍的方法、技能、窍门、经验等应当具有可操作性,为读者提供切实可行的技术和方法。

3. **创新性** 标题新,要能一下子吸引住读者的眼球,才能吸引他们继续读下去。内容新,内容要能跟上时代,反映医药卫生前沿热点问题,将医学上出现的新方法、新理念、新成果及时反馈给大众,使之受益。即使是旧题材,也要用今天的审美观念写出新意,给读者耳目一新的效果。形式新,采用群众喜闻乐见的形式,让他们乐意读、读得下去。

4. **通俗性** 通俗性就是要用明白晓畅的文字介绍科技知识,使之生动、易懂。"整个科普创作过程,实际上也就是专门知识通俗化的过程。"这句话点明了科普创作的实质。医药科普文的主要受众是广大的人民群众,他们的知识水平、文化层次不同,如果文章的专业性太强,读者理解不了,就起不到科学普及的作用,科普创作也就失去了意义。可以运用群众喜闻乐见的方式把深奥的医学知识、新的医学理念、技术表现出来,使群众乐意读、也读得懂。如在形式上采用第一人称的自述式、主客或医患问答式、把某种疾病经历编成故事等,在手法上大量运用比喻、拟人等。因此在创作时一定要做到简明扼要,深入浅出,通俗易懂。必须注意的是,通俗化不是简单化、更不是庸俗化。

此外,对于科学小品文类的科普文,还应注意到其文艺性和趣味性。

案例

医药科普文以群众喜闻乐见的形式向大众传播医药卫生方面的相关知识,往往能收到意想不到的效果。下面这篇文章作者就采用了生动活泼又易懂的方式,大量使用当下年轻女性群体喜好的网络语言,通过打比方、列公式、举例子科普了一系列运动和饮食与减肥的相关知识,即注重了知识的专业性和准确性,又简便易操作,具有很强的指导性和实用性。

看了这一篇,你就是整条街最苗条又健康的小仙女!
——健康减肥那些事儿

每年春夏之交,随着衣衫日渐轻薄,常常有小仙女表示"好气哦! 我明明已经吃得很少了为什么体重还是减不下来",今天小编就来跟你聊一聊健康减肥那些事儿。

我们所说的"减肥",其诉求一般是体重减轻,或体态更为轻盈。学过能量守恒定律的你这么聪明,一定能明白,要达到这样的目标,我们的身体应当处于"摄入 < 消耗"的状态,没错,减肥的关键就在于制造出摄入与消耗之间的"热量缺口"。如果你吃得不多却还在发胖,排除掉病理性的因素,那一定是你的摄入超过了你的消耗:要么是你基础代谢率太低,消耗太低;要么是吃的食物虽然分量少,却热量密度高。如果你属于前者,那就需要提升基础代谢率,如果你属于后者,就需要调整你的饮食清单了。

基础代谢是指人体维持生命的所有器官所需的最低能量需求,换言之,这是人体在清醒而安静的状态下,不受肌肉活动、环境温度、事务以及精神紧张等影响时的能量代谢率。基础代谢占了每天热量消耗的绝大部分,对于普通成年人而言这个数字差不多是每日消耗热量的 70% 左右,另外摄食生热效应(也就是帮助食物代谢所消耗热量的过程)会消耗掉大约 10% 热量,身体活动(例如工作、做家务、普通的运动等活动)还会消耗掉 20% 的热量。普通成年女性的标准基础代谢热量计算公式是:基础代谢热量 = 655+(9.6 × 体重 kg)+(1.8 × 身高 cm)-(4.7 × 年龄 year)。例如,一个体重 45kg、身高 155cm 的 38 岁成年女性,她的标准代谢热量是 1 182 大卡。而一般来讲,普通成年人如果想要维持现有的体态,每天该摄入的热量为:摄入热量 = 基础代谢率 +500 大卡。上文所提女性如果想维持体重,一天能摄入的食物热量应该控制在 1 682 大卡左右。

但这只是一个用于参考的标准公式,可以帮助我们大致测算自己能够摄入的最高热量,但它并不能真正准确地反映我们的实际基础代谢,即使身高、体重、年龄相同,两个人的基础代谢也不会一模一样,一个人的实际基础代谢率要通过专门的仪器辅助测量,与人的脉率和脉压差等数据相关。

有些人的实际基础代谢高于上面公式所计算出的数量,有些人的实际基础代谢则更低一些。这也就意味着,同样体重的两个人如果都要保持体重不变,基础代谢率较高的那一个,跟基础代谢率较低的那一个相比,可以摄入更多的食物!这就是为什么你的朋友圈总有那么几个"狂吃不胖"的瘦子了,他们很可能就是基础代谢率较高的人群,因而吃得多也相对更不容易发胖一些,而基础代谢率较低的人群,即使并没有放纵饮食,很可能也难以减轻体重。

但即使知道了基础代谢率和摄入 - 消耗平衡的理论,知道制造热量缺口,也往往难逃减肥饮食误区。

很多小仙女在减肥期,往往什么也不吃,谁知刚饿瘦了两斤,一顿大餐下来,体重立刻反弹,甚至变本加厉地增加。很多人就在节食与反弹中越来越胖,不但没能减肥,反而让身体变得越来越差。这种纯粹节食的方法为什么无法奏效,有一个很大的原因就是,在进化过程中,人体发展出了一套自我保护的技能,当我们节食的时候,饥饿感会让我们的身体误以为正在经历饥馑,于是为了在食物短缺的情况下更好地生存下去,身体会将我们的基础代谢率调低,打个比方说,以前我们维持一天的基本活动需要吃三个馒头来为身体提供能量,在节食状态下,身体为了维持运转,降低了能耗,维持一天的基本活动只需要消耗一个馒头的热量了,这样一来,哪怕我们只吃过去一天食量的三分之一,活动量跟过去保持不变,身体也仍然处在热量平衡的状态下,虽然饿了肚子,却并不能达到减肥的效果。

一个有效的解决方法是,通过运动维持乃至提升基础代谢。两个起初先天生理基础差不多的成年女性,一个每周三次进行规律的中强度运动,另一个则从不运动,一段时间后她们的基础代谢就会表现出差距了。有些人误以为一切活动都能称为运动,其实不然。能够达到消耗热量减脂效果的运动,应当在中等强度之上,运动心率应当达到最大心率的 65%~85%(最大心率 =220– 年龄)。此外,人体的脂肪和肌肉都能帮助身体消耗热量,但是一公斤肌肉所消耗的热量可以达到一公斤脂肪所消耗热量的 10 倍以上,所以肌肉量高的人,能够摄入的热量也比较多。为了多享受一下美食的乐趣,小仙女们不妨进行一些抗阻力训练以增长骨骼肌,让我们的代谢加快。增强肌肉虽然不能直接减轻我们的体重,但由于同样重量的肌肉体积比脂肪小得多,因此通过抗阻力训练提升体重中的肌肉占比,还能够在视觉上起到明显的塑形效果。所以哪怕是体重维持不变,身材却能变得更加轻盈,而且还可以提升每日可摄入热量,运动健身还真是适合为视觉上更美丽动人而减肥的小仙女们呢!

当然,采用运动这种方法,仍然需要平衡饮食,接下来我们就来说一说如何科学饮食辅助减肥。

计算摄入的时候不是看食物的分量,而是要看摄入食物的热量。很多食物看起来无害,实则高脂高糖,热量爆表,饱腹感还低,常吃这样的食物,哪怕常年都在忍饥挨饿,也还是很容易变胖哒。比如很多小仙女的追剧神器薯片,很多品牌的薯片每 100g 热量超过 500 大卡,足足能抵一顿正餐的热量;再比如看电影必点的爆米花加可乐套餐,奶油爆米花的热量不输薯片,而 600ml 一大杯的可乐热量也接近 300 大卡,一个套餐 800 大卡左右,吃掉了一天建议摄入量的一大半,所以这些食物看起来分量不大,却统统都是"热量炸弹"。不仅如此,高盐、高糖、高油脂还是心脑血管疾病的危险杀手,想要健康纤体,首先就要戒掉这些减肥大敌。

扫一扫，
看总结

扫一扫，
测一测

怎样才是健康均衡有助于保持苗条的饮食呢？一个原则是，多吃天然食物，少吃深加工食物，饮食结构中，蔬果、谷物、优质蛋白和不饱和脂肪酸的比例要恰当，一般来讲全谷类碳水化合物（如全麦面包、杂粮饭等）和优质蛋白质（如鸡胸肉、牛肉、鱼肉）应当各占四分之一，每天应当摄入 500g 以深绿色叶类蔬菜为主的各种蔬菜，另外还应适当摄入少量不饱和脂肪酸（如橄榄油等）和适量水果。在饮品方面，应尽可能避免含糖饮料和酒精，多选择白水，或浓度较淡的茶水等。

又是一年秋风起，在这个贴秋膘的季节，健康减肥这件大事，小编就只能帮各位到这里了，希望各位小仙女能够健康苗条轻盈过冬，明年草长莺飞裙摆飞扬的季节就不用再哀叹"三月不减肥，四月徒伤悲"啦！

思考与练习

一、简答题

1. 简报一般具有哪些特点？

2. 写一份简报，一般要注意哪几点？

3. 通讯的分类有哪些？

4. 什么是事迹报告？事迹报告有哪些分类？

5. 什么是演讲稿？

6. 倡议书有哪些分类？试举例说明。

二、问答题

1. 通讯一般由哪几部分构成？在写作需要注意什么？

2. 事迹报告有哪些写作要求？

3. 如果你要写一篇演讲稿，需要注意哪些写作要求？

4. 倡议书一般包括哪些部分？其写作需要注意哪些因素？

三、写作题

1. 自选一次学校重大活动（如艺术节、运动会等），为这次活动写一份简报。

2. 运用相关素材，将上述简报改编成一篇通讯。

3. 假设你即将参加实习，近期某个与你专业对口的单位拟从你所在的学校选拔一批实习生，表现优异者可以在实习结束后转为单位正式职工，你也想抓住这个机会就业。按照该单位的选拔工作要求，每位参选者需进行 8 分钟公开竞聘实习演讲。结合自己的专业和职业理想，为自己写一篇演讲稿。

4. ××市临床供血紧张，学校决定在全校范围内向师生发出无偿献血倡议，请拟写一份无偿献血倡议书。

5. 结合专业自选题材，写一篇 500 字左右的医学科普小文章。

第六章 互联网文案写作

学习目标

1. 熟悉常用互联网文案的内容结构、写作要求。
2. 了解互联网文案的作用及其种类。
3. 掌握互联网文案写作的基本知识。
4. 学会写作各类常用互联网文案，形成互联网背景下的文案工作能力。

第一节 "两微一端"文案写作

导入案例

小刘担任一家大型民营医院的媒体宣传工作，恰逢医院10周年院庆，医院领导要求她负责院庆的"两微一端"专题文案，扩大医院社会影响力和美誉度。

请问：

1. "两微一端"是什么？

2. 如果你是小刘，你将从哪些方面考虑这次专题文案设计？

3. 写作这一组文案的过程中需要注意些什么？

一、"两微一端"文案写作概述

"两微一端"是微博、微信和移动客户端的简称。2014年中央全面深化改革领导小组第四次会议上，习近平总书记提出了以"先进技术为支撑、内容建设为根本"，推动传统媒体和新兴媒体深度融合的创新发展思路，这不仅成为我国报业媒体融合发展的转折点，也成为新媒体背景下非传媒机构开展工作、谋求发展、拓展宣传的新领域。

广义的"两微一端"文案是"两微一端"平台内容的总称。狭义的"两微一端"文案指"两微一端"平台上的文字内容。

📖 **知识拓展**

"两微一端"发展

2010 年互联网用户发展最快的阵地在微博,这一年也被很多人成为"微博元年"。从某种意义上说,微博(Weibo)是网络日志——博客(Blog)——的升级产品,或者说是博客的迷你版本,因此微博也被称为 MicroBlog。Blog 让通过关注机制分享实时信息的广播式社交平台为大众熟知,微博则让这种分享变得更加简短便捷因而更加普及。它基于用户关系进行信息分享、传播,可以实现单向或双向用户关注,也支持组建个人社区,既注重时效性,也具有非正式性。微博甚至催生出一种以 140 字为上限的文学形式——"微小说"。

而 2011 年 1 月,腾讯公司推出微信以后,强大的社交功能让它的用户在短短 1 年半后就宣布突破 2 亿,成为能与微博并驾齐驱的用户传播平台,由此开启了"两微"时代。

各媒体营运商在互联网背景下,基于用户使用网络逐渐从电脑端转向手机端,迅速开发出各种基于手机的 iOS 系统和安卓系统的新闻客户端,大大缩减了新闻从推送到阅读的间隔,移动资讯进入"秒时代"。

二、"两微一端"文案的作用及其种类

(一)"两微一端"文案的作用

除了专业的内容营运者以外,对大多数"两微一端"的机关单位、企事业团体主办者而言,"两微一端"文案是新媒体环境下宣传业务工作、树立公众形象的重要媒介,也是做大做强主流舆论的重要阵地。

> 🚩 **考点提示:** "两微一端"文案写作的分类知识,有助于在实际工作中根据要表达的内容更好地选择适合的文案类型,应作为文案写作实务技能重点掌握

由于承载工作任务的目的不同,目前开办官方微博和微信公众号的机关单位和企事业团体较多,而开发专门的 APP 客户端的机关单位和企事业团体,多为业务受众广泛并且可以通过网络开展部分业务的机构,例如银行业、医疗卫生服务业以及户籍、出入境管理等公众服务行业机构等。

(二)"两微一端"文案的分类

1. 按照官方网页媒介形式的不同,可以分为:

(1)官方微博文案:受到通讯传输信息长度的限制,官方微博每条动态信息不超过 140 字(包括标点符号),可以实现即时分享,其文案更注重时效性和随意性。

(2)微信公众号文案:微信公众平台可以提供企业微信(企业号)、服务号、订阅号和小程序服务,订阅号的主办者通常是专门的媒体内容营运者,而非专业媒体内容营运机构通常选择企业号、服务号形式的公众号。微信公众号文案几乎不受字数限制,既可以发布简短的新闻动态,也可以发表深度分析、专业研究甚至学术论文,如《〈人民日报〉800 字解读政府工作报告》。

(3)客户端推送文案:客户端推送文案与微信公众号文案从文案本身而言基本一致,不同的是文案呈现方式,微信公众号定时或不定时通过微信公众平台推送,而客户端推送则需要用户下载 APP并通过客户端平台页面查看内容。例如一些地方政府通过政务 APP 向公众推送内容。

2. 按照"两微一端"文案作用的不同,可以分为:

(1)新闻简报类文案:用于及时播报和主办者相关的信息动态,可以看作是行业新闻或工作简报,一般较短、多图,其作用主要在于让相关受众了解主办者动向,也在一定意义上有助于主办者公

众形象的塑造。

（2）形象宣传类文案：用于向受众展示主办者的形象、传播主办者文化理念等，有时也结合主办者提供的产品或服务进行宣传。

（3）解读阐释类文案：用于向受众解读阐释国家或行业政策法规、专业技术理论、办事流程等。党政机关、从事公共服务行业的企事业单位常常需要使用这类文案。

（4）专业信息类文案：对某些问题的专业意见、学术研究成果，内容较为专业、探讨比较深入。这类文案的使用者一般是党政机关、专业技术领域的主办者，其受众主要是有关行业的从业人员或一定领域的专业技术人员。

三、"两微一端"文案的内容结构与写作

虽然"两微一端"文案仍然具有标题和正文这样的传统文案基本结构，但其信息传递基于电脑、平板、手机等移动新媒体，随着手机已经成为越来越重要的主要信息接收终端，基于手机的阅读习惯改变和基于大数据的推送模式改变，对"两微一端"文案写作提出了新要求。

（一）标题的写作

新媒体阅读受限于新媒体屏幕通知幅面，不能像一些复杂的传统文案一样大标题套副标题再加引题，全面囊括正文的主要内容。"两微一端"文案通常仅有一个标题，且需要确保受众能够在有限幅面内看到关键词，以便大大提高文案被选择阅读、精准搜索的几率，因此"两微一端"文案的标题写作应当开门见山，清晰明白，尽量将关键词靠前放置。例如《海南"禁塑"将分种类分阶段逐步实施》这个标题，"海南"和"禁塑"两个关键词，很好地将地域和事件的关键词明确表达出来，指向精准，宣传效率就非常高了。

（二）正文的写作

1. 新闻简报类文案的正文　大多数新闻简报类文案的正文很短，基本要素遵循新闻的 5W1H 原则，即何人（who）、何事（what）、何时（when）、何处（where）、何由（why）、如何（how）。用简洁的语言陈述基本事实是"两微一端"文案的基本要求，新媒体在融合媒介方面的优势让"两微一端"的新闻简报可以大幅删减用于描写新闻场景的文字，改用图片甚至视频表现，而将文字留给对事实的解读；对于一些力求简短快速传递信息的新闻，如果需要进一步阐述或是挖掘事实背后的深度背景，或是提供相关的信息，一般在正文结束后页面下方增加"拓展阅读"或"延伸阅读"板块，提供相关网页链接即可，这个部分也常用来将同类新闻整合在一起以方便读者对照查阅。一些着力于宣传主办者形象的活动简报会在正文第一段阐明基本事实的基础上，再用一两段对活动的背景、意义略加阐述，但总体而言"两微一端"新闻文案不宜太长。

2. 形象宣传类文案的正文　"两微一端"的形象宣传类文案主流是简短，图片或视频为主，文字主要用于说明与画面难以清楚表达的内容，起点睛作用。比如一些企业客户端的问候页面，文字往往只有很简短的"××（企业名称）竭诚为您服务"等，画面却经过专门设计，体现企业文化和服务范围。简短的文字要求清楚表达、高度凝练，需要结合主办者实际，根据具体宣传需要反复推敲。例如：2019 年新春，故宫官微"微故宫"以《故宫下雪了！收图！》为题推送的宣传文案，通篇以图为主，每组图仅辅以一句与景致相对应的五言诗，如"今朝风庭舞流霰，飞白朱红春意生"，既保证了文案与故宫雪景的古典韵味和谐一致，又传达了故宫在文创上一贯的文化风格。

3. 解读阐释类文案的正文　重点在于准确清楚通俗易懂地向受众解读阐释国家或行业政策法规、专业技术理论、办事流程等。其中对政策法规的解释宜用条文加举例的方式；专业技术理论的科

普则要讲明白相关原理,可以辅以打比方、作类比等方法;办事流程最适宜的文案形式则是图表化。

4. 专业信息类文案　其内容较为专门,理论和数据引用要求严谨,可以参考学术科研文本写作要求,此处不赘述。

由于"两微一端"的媒介属性,"两微一端"文案虽然仍然跟传统文案一样需要体现内容的有效性,但其内容制作上可以广泛应用各种新媒体技术,因此表现形式相对灵活。在实际应用中,"两微一端"文案实际上不仅包括文字内容本身,还包含了对文字内容的视觉、听觉呈现形式的设计。

 知识拓展

宣传工作的网络化

随着互联网的使用越来越广泛,传统宣传工作也开始向网络化发展。过去的纸媒新闻或简报,其信息传递的流程:事件发生→记者或宣传人员采写→编辑或领导审批→校对→制发→批量印刷→运输或传阅→读者阅读。显然这一流程环节多,制作周期相对较长、传播速度也相对较慢,而且传播范围受到纸质媒体发行范围、机构设置乃至经济成本等种种限制。今天的网络宣传,以互联网为平台,缩减了制发、印制、运输传阅等环节,也减少了纸质媒介的印刷成本,大大提高了传播效率。但网络宣传也存在把关不够严格、追求快速传播的过程中内容良莠不齐、信息准确度和含金量不高的情况,随着互联网在宣传工作中所起的作用越来越明显,以"两微一端"为代表的互联网信息传播还需要在发展中逐步解决以上问题。

四、"两微一端"文案的写作要求

(1)基本要求:快、新、准、简、活。

(2)清晰洗练、富有吸引力和阅读价值。

(3)满足"两微一端"媒介体验要求。

五、例文评析

案例

双十一你"签"了吗? "黄金就业季"一大波双选会来袭

一年一度的"双十一"就要到了,对于即将走出校门的毕业生,11月不仅是广告漫天飞的"疯狂购物月",更是毕业生的"黄金就业季",比起满满的购物车和"买得多省得多"的吃土秘籍,这份11月双选会攻略恐怕更值得你关注!

11月××地区行业及重点高校双选会日程安排

举办时间:11月10日

举办地点:××会展中心

双选会名称:××市卫生人才大型双选会

参会指数:☆☆☆☆

举办时间:11月17日

举办地点:××学校中心广场

双选会名称:××学校2019届毕业生就业双选会

参会指数:☆☆☆☆☆

举办时间:11月30日

举办地点:××会展中心

"两微一端"文案标题既需要引起受众关注,又不能太长。此处标题抓住时间和事件两个要素,精确指向毕业季关注的"就业"热点。

对文稿中重要的内容以小标题形式引导。小标题清晰明白,方便在相应时间段和就业区域有求职意向的读者重点关注。

续表

| | 按照时间顺序列出日程，方便查看。用星级标准标注出建议参会指数，更直观，参考性更强。 |

双选会名称：××市"医药卫生类专场"暨××医科大学2019届毕业生就业双选会

参会指数：☆☆☆

双选会选择攻略

短短半个月就有近10场双选会，每场双选会都参加，时间和经济成本都很高(土豪随意)，那么又要如何选择取舍呢，请参考以下原则：

1. 求职地域原则　如果你是意愿在A市就业，那么B市双选会就在你放弃之列，如果你家在C省，想在家乡就业，那就应该关注C省举办的医药卫生类双选会，其他地区的区域性人才双选会则不必参加。

2. 需求匹配原则　省市级双选会规模通常较大，选择面广、岗位多，但是其招募单位对学历层次、人才能力要求通常比较高；专业人才双选会专业指向非常强，对口就业机会大，但同样学历层次和专业能力的要求也比较高，想要跨专业就业的毕业生很难找到适合的岗位；学校招聘会的参加单位都是奔着本校学历层次和专业设置来招聘的，对本校毕业生而言求职成功率和匹配度非常高！

就业黄金季请持续关注就业信息

学校双选会的相关信息将于下周一发布，请大家持续关注本微信公众号，或是及时上 *#××学校就业网#* 查看最新信息，以免错过就业良机哟！

最后提醒同学们，双选会上，用人单位和毕业生都需要在短时间内双向选择，因此，在进入会场以前充分准备就非常必要啦！如果还不清楚该怎样准备双选会，可以猛戳这里回顾我们的 *#求职准备专题#* 哟！

双选会的重要性毋庸置疑，力求简短高效的"两微一端"文案放弃大段说教，承接基本信息，给出选择攻略，切合受众需求，提升阅读体验。

考虑到移动终端的阅读体验，"两微一端"文案不宜过长，需要进一步提供的相关信息，一般在正文结束后提供相关网页链接，便于整合阅读。

扫一扫，
看总结

扫一扫，
测一测

第二节　官方网页文案写作

📖 **导入案例**

小赵在一家贸易公司的宣传部工作，公司近期有一个重要的年度业务推广展示会，公司要求他写作一系列关于该项工作的文案并及时上传到公司官方网站，以达到扩大公司影响、展示活动细节和成果、宣传公司经营方针和提升公司形象的目的。

请问：

1. 小赵应该如何选择适当的文案形式宣传这次活动？

2. 官方网页对文案发布有哪些要求？

3. 互联网时代的文案宣传需要注意些什么？

一、官方网页文案写作概述

官方网页，通常指官方网站(official website)所提供的网页。官方网站是公开团体主办者体现其意志想法、公开团体信息的网站，带有专用、权威和公开性质。从广义上说，官方网页文案包括官方网站上的所有内容信息；狭义的官方网页文案指官方网页上明确体现主办方宣传意图的文字内容信息。

📌 **考点提示：**官方网页文案宣传针对性强，在实务中应根据想要达到的不同目的，选择适合的种类，故按照文案作用不同的分类，应作为实务重点掌握

二、官方网页文案的作用及其种类

(一) 官方网页文案的作用

官方网页文案基于根据主办者业务需要撰写和制作,是主办者体现其意志想法的信息载体,主要作用是通过官方网站平台,运用富媒体信息,进行信息政策公开、新闻发布、品牌形象推广、产品信息介绍、官方联系方式和工作流程介绍、客户服务、网络销售,开展与网站主办方有关的文化传播等。随着互联网信息技术和新媒体经济、网络文化的进一步发展,官方网页文案越来越受到国家机构、企事业团体和其他公开团体在运营和发展中的重视。

(二) 官方网页文案的分类

1. 按照官方网页媒介形式的不同,官方网页文案可以分为:

(1) 纯文字文案:文案的有效信息和呈现方式仅为文字,不包括其他媒介形式。

(2) 多媒体文案:文案中的有效信息不仅包括文字,还包括体现传播意图的图像、声音等多媒体形式。

2. 按照官方网页文案作用的不同,可以分为:

(1) 信息速递类:用于及时传递网站主办方的工作动态,与新闻类似,如《××学院成功举办2019年度师生业余科技成果展览》《××医院顺利通过三甲复评》。

(2) 深度专题类:用于深度报道主办方进行的某项工作、某项决策或宣传某一领域典型人物、团队或举措,或论证阐述某项理论和与之相关的工作进展等,如《聚焦"互联网 + 政务服务"》。

(3) 广告宣传类:广告类文案用于进行业务宣传推广,企业类或盈利性官方网站较常见,党政机关和事业单位官方网站也会推出公益宣传、文化与科普宣传等一些宣传类文案,例如一些医院官网的健康科普文案。

(4) 政策法规类:主要是党政机关和企事业单位用于发布或展示与本单位工作相关的政策法规,也有一些企业和其他网站主办单位用于发布本网站使用相关规定等。

三、官方网页文案的内容结构

考虑到广义的官方网页文案不仅包括文字,还包括多媒体信息,此处我们讨论官方网页文案的内容结构,仅限于狭义的官方网页文案,即官方网页上明确体现主办方宣传意图的文字内容信息。

不同类型官方网页文案的结构形制不尽相同,但总体而言其写作目的在于从各种角度宣传网站主办单位,因此,如何在互联网平台让文案达到最佳宣传目的,是官方网页文案的核心。为达到这一目的,官方网页文案的内容结构安排至少应当从文案的标题和正文两方面进行考虑。

(一) 官方网页文案的标题

互联网信息浩如烟海,官方网站首页上绝大多数文章都只能以标题索引链接的形式呈现,为了提高用户点击阅读的可能性,文案的标题尤为重要。根据文案发布者的信息发布需要,常见的有以下六种写法:

> 考点提示:官方网页的排版界面决定了文本标题对于阅读量的影响,标题写作应作为实务重点掌握

1. 新闻要素式 这种写法常用于信息速递类文案。这类信息发布目的在于及时传递信息,浓缩信息要素的新闻式标题能契合这种目的。最能高效传递信息的莫过于新闻的 5W1H 要素,即何人(who)、何事(what)、何时(when)、何处(where)、何由(why)、如何(how)。不一定每个标题都包含全部 6 个要素,而是根据需要选择组合成文案标题,这样的标题

能够成为一个简短的信息提要,提高文案传递信息的效率。例如:《中共中央国务院印发粤港澳大湾区发展规划纲要》就包含了何人(who)和何事(what)两个要素。

2. 热点关联式 将文章内容与一定时期内网页浏览受众关注的热点信息联系起来,并以此作为标题,以此吸引受众点击查看。例如在内容相关度许可的情况下,选择将一些网络热词嵌入标题,产生诸如《故宫频频卖萌,网友纷纷打卡》这样的文案标题;而一些主打女性受众的网站选择受众关心的"美容""减脂""健康"等相关热点作为标题内容,是典型的热点关联式标题。

3. 设置悬念式 这种写法容易勾起读者好奇心,让读者愿意点击查看内容,如《蜂蜜还能这样用?》或《××变化正在发生,如何应对?》。

4. 行动建议式 这种写法常用于公益宣传文案,与内容的呼吁相呼应,如《常回家看看:春节这么过》;或是用于业务推广文案,如《立刻启用你的私人健康管理,订制个性化健康方案》。

5. 数据理论式 这种写法常用于通讯专题类文案写作,例如《2 000次测试背后》《50万公里行程力证可靠度》等。

6. 复合式 在实际操作中,一些文案标题会综合采用不同写作技巧以达到最佳传播效果,形成复合式标题,例如《1年花掉30亿,这个企业做了什么?》就综合运用了数据和悬念设置两种文案写作方式;《就业必看! 人社部发文促进人才顺畅有序流动》则是行动建议加新闻要素的复合式标题。

(二) 官方网页文案的正文

有别于传统纸媒,在互联网营造的阅读氛围下,官方网页文案的正文追求更为直观的表达、更有效率的信息呈现,以达到更好的阅读体验。

以工作简报为例,传统事务文书的简报以文字为主,但在互联网阅读环境下,与之对应的信息速递类文案如果在事实表达上使用纯文字且篇幅较长,往往容易引起读者的疲劳和抗拒,因此如果仅仅将简报的文字上传作为信息速递,宣传效果并不好。为了达到通过工作简报在官方网页上有效传递信息的目的,应尽量将文案精练化,尤其是应当减少对场面的评价性形容词,以所谓"有图有真相"的方式展现,而将文字篇幅更多集中在对事件的背景、意义和影响展望等信息延伸上,让受众能够从多个维度理解文案,以此提高信息传播效率。

互联网阅读也给官方网页文案写作结构带来了影响,过去仅仅在新闻中使用得比较多的"倒金字塔式"结构在网页文案中也很受欢迎,而随着人们阅读注意力的转变,故事引导也成为比较主流的网页文案结构。前者通常将最重要的信息放在第一段,此后的内容可以用递进式层层深入地挖掘第一段内容,也可用并列式展开第一段涉及内容的各个方面;后者则通过对事实的故事化叙述加强读者身临其境的体验感,并由此展开对事实的深度拓展。这是因为,与传统纸质宣传文案不一样的是,新媒体提供的文本必须始终牢牢抓紧读者的注意力,否则下一秒就会失去读者,因为在新媒介终端,要点开一个链接或是关上一个网页,成本几乎为零,这也让新媒体更加注重用户的阅读感受:目标受众更加注重信息容量的文案,常被设计为"倒金字塔"结构,以充分满足用户的信息需要;目标受众更注重体验感受的文案,则需要精心设计,把故事讲得引人入胜。

四、官方网页文案的写作要求

互联网语境下,不同的主办者、不同内容的官方网页文案在语体上差距非常大,总体而言主办者是党政机关、事业单位、专业性较强的企业等主办的官方网页,和政策法规类官方网页文案,其语体着重体现权威、准确和严谨,偏于书面化;而与流行文化结合比较多的网页,如文化娱乐类网站,和面向大众的文化科普及类网页文案,会较多地使用网络流行语、紧跟热点,更为口语化,用语通俗易懂便于记忆。由于官方网页文案宣传的实现首先需要用户点击链接,网页文案不可避免地面临着"点击量"带来的压力。在权威、严谨、准确的精英化要求和可读性、易读性、吸引力的大众化要求夹缝中,官方网站文案的写作需要注意:

1. 不忘初心,避免从众媚俗 与专业的新媒体不同,大多数官网主办者并不是以互联网内容生产为主要业务,不宜为了追求点击率,一味从众媚俗,强行蹭热点,甚至弱化了所发布信息的专业性。

2. 严谨准确,避免耸人听闻 官网是主办单位的官方名片和形象代表,官网文案代表了主办者的工作作风,语言可以通俗活泼,但内容必须严谨准确,避免使用耸人听闻的数据和表述。

📖 知识拓展

点击率与"标题党"

目前比较流行的衡量互联网文案是否成功的一个重要指标是点击率。点击率是指网站页面上某一内容被点击的次数与被显示的次数之比,主要反映了这一内容的受关注程度。一些以内容产业为主的官方网页之所以重视点击率,主要是互联网经济条件下,内容创作的成效往往通过高点击率体现,而高点击率一般被认为可以带来较高的广告吸引力,这是注意力经济的一种体现形式。但因为网页内容显示的特殊性,几乎不可能有文案会全文显示在首页,首页通常是通过标题链接的形式展示各种文章,用户看到吸引自己的标题,点击链接打开文章全文阅读。

这种网页内容的技术原本是为了有利于在有限的页面排布下更多索引链接,以方便用户根据自己的偏好选取内容,却也形成了标题对文章点击率的高度影响,并催生了一个互联网内容产业群体——"标题党"。这类作者往往以耸人听闻的词句撰写标题,或搭车名人、用惊人言论吸引眼球,为了吸引点击率,"标题党"可以说毫无道德底线。在互联网内容创作产业中,"标题党"行为屡禁不止。很多互联网内容用户对"标题党"深恶痛绝,却又屡屡被他们精心设计的"套路"所欺骗,一些恪守职业道德的从业人员也对这种行为十分无奈。

五、例文评析

案例

"借鸡生蛋"保价解忧　××医专实施精准扶贫

9月30日上午,冒水村支书周××家中院子内人声鼎沸,合作社老板刘××正为贫困户们发放鸡苗,1组贫困户张×兵脸上露出开心的笑容,一边捉着黑山鸡,一边乐呵呵的笑道:"我还以为是些小鸡娃,这些母鸡起码两斤重,长得黑黝黝的,硬是要得!"

赠送黑山鸡,是××医专为解决贫困户稳定增收难的问题,与坝梁黑山鸡合作社合作开展的扶贫项目之一"借鸡生蛋",即合作社将即将产蛋的黑山鸡送到贫困户家中散养,待开始产蛋后按每只鸡向合作社交回30个鸡蛋的办法冲抵贫困户购鸡苗的全部款项。对于学校重点帮扶的B类贫困户,待农户向合作社回销鸡蛋的时候,由学校爱心捐赠基金统一为贫困户支付鸡苗费用。

自从接受了与冒水村对接、年内实现帮扶冒水村脱贫致富的任务以来,××医专高度重视如何帮助村民彻底摆脱"穷根",找到致富的门路,促进贫困户稳定增收。学校党委书记、校长多次带队到冒水村,顶着烈日徒步实地考察,与该村党员干部、村民代表坐在一起,按照建"八有",解"八难"要求,认真把脉,对症下药,商议了促成土地流转种植中药或经济果林和"借鸡生蛋"两套脱贫致富方案。

（右栏批注）

标题体现文案主要内容,又设置一定悬念,吸引网页浏览者点击查看正文。

首段通过对场景的故事化描述,增加阅读趣味性,设置悬念,吸引读者接着这个扶贫场景往下看。

及时回应悬念设置,由"借鸡生蛋"是精准扶贫项目之一,点明主题。

续表

为摸清贫困户喂养黑山鸡的意愿,9月23日至25日,帮扶队员走村入户开展调查。绝大部分贫困户对养黑山鸡都持赞成意见,然而,走到冒水村5组向×明家时,却遭到了拒绝。向×明向帮扶队诉说自己的拒绝理由:"哎,我不愿意喂鸡了,去年我专门进了20多只小鸡,花了很多力气,眼看就要生蛋了,结果发鸡瘟,全死了,这儿不适合养殖鸡子。"	"借鸡生蛋"引出精准扶贫的背景和过程,交代来龙去脉,补充背景信息。
学校派驻冒水村的驻村干部陈×耐心解释道:"向大哥,这次我们送的鸡,不是小鸡娃,而是5个多月即将产蛋的小母鸡。出栏的时候,合作社专门打了疫苗,以后还将定期免费提供疫苗注射剂确保母鸡健康,10天内小鸡死亡将免费进行更换,对于喂养方面的技术问题您还可以向合作社工作人员免费咨询。"他继续为向光明算了一笔账:"为确保鸡蛋的销路,合作社还提供1.25元的保底价进行收购,就算他不包销售,我们学校老师都给你包了! 我再给您算个细账,1只鸡一年产蛋200个,20只鸡4 000个,一年光卖鸡蛋的收入就高达5 000元,囊个要不得嘛!"	进一步补充背景信息,全面介绍扶贫工作。
听完这番解释,向×明终于释然,他高声笑道:"行行行,陈老师,您都说得这样透彻了,政府和学校这样为我们着想,这次我都再告一哈(试一试)嘛!" 学校在本次"借鸡生蛋"项目中,对每户赠送即将产蛋的黑山鸡20只,据估算此举将为贫困户增收5 000元。与此同时,由学校牵头开展蔬菜、肉类等农副产品回购,确保达到人均可支配收入越过扶贫标准线2 850元。	这是典型的官方网页通过网络文案对单位进行的正面宣传,其目的一是体现本单位在地方经济和社会事务中所起到的积极作用;二是能够和传统简报一样能够推广新做法、好经验。

扫一扫,
看总结

扫一扫,
测一测

第三节 公务电子邮件写作

📖 导入案例

小李是一家公司的行政助理,领导要求他向一位公司的重要客户发送电子邮件,请对方把下周用于参加公司举办的业务推广展示会的产品资料发给小李,以便推广会发放使用。

请问:

1. 公务电子邮件的格式是怎样的?

2. 小李需要做哪些准备工作才能正确拟写电子邮件?

3. 写作电子邮件的过程中需要注意些什么?

一、公务电子邮件写作概述

电子邮件是一种用电子手段提供信息交换的通信方式,是互联网应用最广的服务之一。80年代以后随着网络的发展,电子邮件开始流行起来,尤其是80年代中期以后,个人电脑的出现让电子邮件有了进一步推广,并在90年代中期出现用户激增。随着现代社会工作效率的普遍提高,互联网电子邮件系统以其低廉的价格、便捷高效的传输,成为公务文书交流非常重要的途径。虽然我们现在已经有了更多的即时通信软件,但电子邮件在重要信息的索引、分类、储存等方面的优势,使它仍然在公务信息往来中占有重要地位。

广义而言,电子邮件除文字以外,还可以包括图像、声音等多种形式。狭义的公务电子邮件指各种社会组织在沟通信息、联系业务、商洽事项等公务活动中借助于电子邮件传输系统形成的文字信息记录,通常包括邮件正文信息、文件附件信息、收发人、日期及其他背景信息。

电子邮件的优点

作为一种基于网络技术提供的通信方式,电子邮件有许多优点,例如价格低廉、传输便捷、环境友好,随着技术的不断更新发展,电子邮件可以实现文字、声音、图像甚至视频等各种形式内容的传递,电子邮箱也更方便归类和查找各种信息。

二、公务电子邮件的作用及其种类

(一)公务电子邮件的作用

公务电子邮件作为一种文字信息记录,主要用于公务双方沟通信息、联系业务,商洽事项,留存重要工作过程记录也便于工作责权溯源和归纳整理工作资料。为了提高效率,能够用口头交流解决的非正式信息,尽量不使用邮件;但涉及重要信息的沟通联系和商洽过程,又不适宜以备忘录、会议记录等形式留存记录的情况下,电子邮件是非常实用的形式。

(二)公务电子邮件的分类

1. 按照公务邮件发送对象与发送人关系,可以分为:

(1)发送给团队内部合作者的邮件:发送给团队内上级、同级别或下级的邮件。根据双方在团队中所承担的角色不同,可以参考公务文书上行、下行和平行文的语气,但通常电子邮件的语体更偏向于非正式、口语化、短句行文。

(2)发送给团队外部合作者的邮件:发送给本团队以外的合作对象的邮件。

2. 按照公务邮件的内容,可以分为:

(1)工作沟通邮件:用于沟通工作中待商洽的内容或进行工作内容分配等。

(2)工作汇报邮件:用于向上级汇报工作内容和进程。

(3)工作备忘邮件:用于大型工作项目中定期记录工作进程,作为备查数据资料,通常是团队中特定成员向工作邮箱按一定周期规律发送,根据工作内容需要可能会进行数据加密处理。

(4)公务礼仪邮件:用于公务礼仪需要,例如电子邀请函、节日问候、生日祝福等。

电子邮件还有其他分类方法,例如多数电子邮件系统会将电子邮件按照邮件系统的不同形制分为普通邮件、群邮件、贺卡、明信片等,在一些邮件系统中,后两者的编辑页面支持插入图片和音频甚至视频,而普通邮件和群邮件如果要加入非文字编码(如图片、音频等)需要以附件形式上传。

电子邮件趣谈

世界上第一封电子邮件,据说是由计算机科学家 Leonard K. 教授在 1969 年 10 月发送给自己的同事的一则简短仅有 "LO" 两个字母的信息。这则信息实际上并没有今天所说的社交意义上的价值,而仅仅是计算机科学家之间一次从一台计算机登录到另一台计算机的尝试,当时想要发送的完整信息是 LOG 三个字母,但还没有等到完整发送并获取完整反馈,系统就崩溃了。

能真正实现在单机之间进行信息联系的电子邮件实际上出现在 1971 年以后,麻省理工学院博士 Ray Tomlinson 在前任的基础上把一个拷贝软件和一个通信软件进行了改造合并,并通过它发送了一份邮件给另一台电脑上的自己。它被命名为 SNDMSG,意为 send message。而之所以直到今天我们的电子邮件依然用 @ 符号来作为用户名与地址名之间的间隔,是因为 Tomlinson 博士认为这个符号比较生僻,不会出现在任何人名或地名中引发数字语言的歧义。

三、公务电子邮件的内容结构

目前大多数电子邮件包括邮件类别栏、发送按钮栏、收件人、抄送、主题、正文、发件人、其他选项栏(图 6-1)。

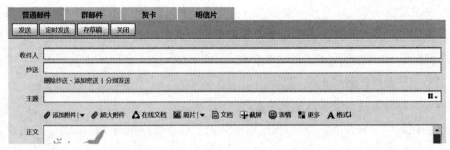

图 6-1 公务电子邮件的内容结构

(一) 邮件类别栏

在这一栏,用户需要勾选普通邮件、群邮件、贺卡、明信片等邮件类别,以便邮件编辑系统按照勾选项目自动生成相应形制的编辑页面。一般电邮系统默认类别为普通邮件,也有一些电邮编辑系统会默认选择前一次编辑所用的邮件类别(例如前一次使用了"群邮件",则下一次默认类别"群邮件")或用户使用频率最高的类别(例如用户最常使用"群邮件",则系统默认该用户使用"群邮件")。这种"默认"算法虽然能在一定程度上让用户使用邮箱更为方便,但也让用户在每次发送公务邮件时应格外注意检查这一栏的勾选是否符合本次邮件编写需要,公务邮件尤其要注意检查收件人,避免将发送给团队或工作对象个人的邮件误操作为群发邮件。

(二) 发送按钮栏

这一栏通常有"发送""定时发送""存草稿"等选项,有些邮件写好后因为时机或是工作仍在进行内容可能还有变动,不宜直接发送,可以选择存草稿,改定后再行发送;有些公务邮件有最后发送期限要求,写好后不确定在规定时限之前是否还有时间修改,可以设定定时发送,此时邮件会暂时存放在草稿箱里,如有时间且需要修改,只需在设定时限之前修改完毕重新发送即可,如无时间修改,定时发送会在设定时限自动发送该邮件,避免工作延误。

(三) 收件人

电子邮件的收件人可以是个人邮箱,也可能是多个邮箱,根据邮件内容选择收件人,注意仔细核对邮箱地址,以免误发。公务电子邮件跟公务文书一样,一般也不应当越级发送;如内容涉及请示,公务文书的"避免多头请示"原则也同样适用。

(四) 抄送

有些邮件主送一人,同时工作团队中其他人也需要知情,则可以使用抄送。注意不要随意扩大抄送范围,也应避免每次发送邮件都抄送给上级,导致上级邮箱邮件泛滥。

(五) 主题

主题是对邮件正文内容的高度概括,也是收信人浏览邮箱时判断是否阅读该邮件的根据,简洁明了的主题可以起到索引的作用,便于收件人在需要的时候从邮箱中尽快提取信件,因此,邮件主题的写作影响到收件人处理邮件的效率。重要公务邮件的主题一般有几种写法:

1. 公文标题式写法:"关于 + 事由 + 文种"的写法最为常见,如《关于 ×× 医院医疗仪器采购竞标要求的说明》《关于 ×× 工作的情况汇报》。电子邮件自带发件人标签,因此公文标题式写法中不需要再加入发件人信息。

2. 内容摘要式写法:例如《×× 公司祝您新春大吉》《×× 医院诚邀您参加临床医学 ×× 医教联盟年会》等。

3. 索引标签式写法:例如"×× 项目 - 第 × 次讨论会记录""×× 工作日志 - 日志编号""×× 工作资料 - 姓名 - 日期""应聘 - 姓名 - 岗位"这种写法多用于工作备忘邮件或应聘竞标。

(六) 正文

电子邮件的正文跟普通信函类似。

1. 称呼　左起顶格写,以冒号结尾。公务电子邮件通常用较正式的称呼,例如"姓名 + 职务",如果收件人是多位,可以使用团队统称,如果不能确定谁是收件人,可以统称"×× 部门负责人",或用公务部门作为称呼,例如"×× 单位 ×× 部门"。

2. 主体　这是信件内容的主要承载部分,称呼之后另起一行,左起空两个中文字符开始写,一般包括发件缘由、内容、结尾敬语三部分内容,不同类别的电子邮件主体写法略有差异。

(1)工作沟通邮件:一般先用一两句话叙述工作现状,表明需要沟通缘由;接着简要表明己方观点和要求,例如阐述工作分配情况,或是要求对方做出何种配合措施;如有必要,可以在信件中征询对方意见或是建议;最后致以礼节性问候。

(2)工作汇报邮件:一般先用一两句话概要介绍目前工作情况,然后向上级汇报具体工作内容和进程,注意详略得当,先主后次,可以在其中适当且简要地加注自己的分析和思考及改进措施;以"特此汇报"结束主体内容,并致以礼节性问候。

(3)工作备忘邮件:按照工作要求定期记录工作进程,其重点内容多以附件上传,邮件主体仅介绍工作项目名称和本邮件记录的工作时段即可;若记录需要用到专门的文件格式,对收件人查看邮件的硬件有特殊要求,可在邮件主体中加以说明,根据工作内容需要可以对数据进行加密处理,但涉密工作内容不能通过电子邮件处理。

(4)公务礼仪邮件:用于公务礼仪需要的电子邀请函、节日问候、生日祝福卡等邮件形式较为灵活,可以结合传统信函格式,广泛使用多媒体编辑。

为了提高效率,电邮主体一般都很简短,每段只有一两句话,如果更为简短可以不分段;主体太长的情况下,宜以附件形式详细陈述,一般情况下电子邮件的附件并不需要粘贴在编辑面板内,而是通过主体编辑器上所附带的"附件"按钮以文件形式上传,为防遗漏和提高处理效率,应当在正文中说明附件的具体文件名称和份数。

3. 签名　电子邮件是电脑上打出来的,不能像传统信函一样手签,但一些常用电子邮件处理公务的单位会用扫描图片来作为落款签名,或是要求公务中使用带单位专用水印的电子信纸。同时电子邮件在编辑时会自动插入系统时间,一般不需要在电邮末尾再注明写信时间。

(七) 发件人

虽然在主题部分已经写了签名,但收件人在浏览邮箱时并不能直接看到电邮内容,而是由发件人、电邮主题、附件三部分构成的一个索引目录,必须要点开这个索引链接才能看到信件内容。而发件人默认显示的是电邮地址,它一般是一串数字或字母组合,不便于收件人在查看发件人是谁,为了便于对方处理,我们一般为自己的发件人栏设定一个"昵称",在公务电子邮件中这个"昵称"通常应当是工作部门 + 真实姓名的组合,以便工作邮件的收件人能第一时间明确谁向自己发送了邮件,便于处理。

(八) 其他选项栏

邮件系统一般还提供"同时保存到已发送""需要回执""紧急"等选项,重要邮件建议选择"需要回执"按钮,当对方查看该邮件时系统会提示收件人发送回执或自动发送回执给发件人,回执可以作为信息告知凭证,也便于了解邮件送达情况;有些邮件内容需要尽快处理,可以选择"紧急"按钮,系统将会在对方收件箱界面优先显示该邮件,以便邮件得到优先处理。

四、公务电子邮件的写作要求

1. 注意公务电子邮件的语体特征　简洁清楚,非正式,口语化。

2. 注意公务电子邮件的语气　礼貌友好,避免生硬。

3. 了解公务电子邮件包含的职业规则。

(1) 正确使用"抄送"和"转发",不要越级发邮件。

(2) 保留好发送 E-mail 的证据:可以抄送给自己、保存到已发送,或是使用系统提供的"邮件收条"功能;收到的公务电子邮件也要根据工作需要保留一定时段再考虑永久删除,以备发生问题时提供依据线索。

(3) 避免用公务邮箱处理私人 E-mail:最好将私人社交媒介与公务网络账号区分开,让公务资料和个人隐私都得到更好的保护。

4. 遵循公务时间礼仪　及时发送邮件,同时,非必要情况不在办公时间以外通过公务电子邮件接洽工作,或是提醒对方查看、回复邮件,如确需紧急汇报应当用最便捷的方式如直接打电话或当面汇报,可以事后通过电子邮件补充说明情况。

> **考点提示:** 公务电子邮件是业务能力和公务礼仪的综合体现,除了要求写作格式正确以外,公务邮件中的职业礼仪也应当掌握

五、例文评析

案例
【邮件类别】普通邮件
【发送选项】定时发送(将于 × 年 × 月 × 日 ××:×× 发送到对方邮箱)
【收件人】**@****.com
【邮件主题】关于 ×× 公司业务展示推广会资料的对接工作
【邮件正文】
尊敬的胡厂长:
　　您好!
　　我是 ×× 公司行政助理李 ××,下周我公司举办的业务展示推广会上,贵厂产品资料的对接工作由我负责。为更好地展现产品资料,请您安排相关工作人员在 × 月 × 日下午 5:00 以前将相关资料发送到我邮箱,或是以快递方式寄送给我,感谢您的合作!

公务邮件选择定时发送,方便对方在工作时间查收,也有助于发件人发送时间前还有检查修改的缓冲余地。

邮件主题应当清晰明白,便于收件人及时了解邮件内容并确定处理方式。

结构完整:
发邮件缘由
↓
发邮件诉求

续表

祝 身体健康 【发件人】李××>##@****.com 【其他选项】保存到已发送;需要回执。	其中"以快递方式寄送"应当附带说明自己的联系方式和邮寄地址,否则对方无法实行此提议方案。 ↓ 结尾敬语。 ↓ 发件人签署。 　　重要邮件应保留一段时间,并需要对方回执以确保对方已阅读并及时处理邮件。

李　××

扫一扫,
看总结

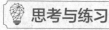

思考与练习

一、问答题

1. 举例说明官方网页文案的正文有哪些结构方式,为什么采取这些结构方式?

2. 结合自己的理想职业岗位和本教材的科普应用文写作内容,想一想如何运用官方网页对工作内容进行有影响力的科普性宣传。

3. 用电子邮件沟通公务有哪些优点?试举例说明。

扫一扫,
测一测

二、写作题

1. 随着互联网信息的发展,很多学生会利用互联网了解自己即将就读的学校,以便更好地适应新的校园生活,请做一份《××学校新人攻略》,以"过来人"的身份,通过网络社交媒体向潜在的学弟学妹介绍自己所在的学校。

2. 写一篇新闻简报式"两微一端"文案,报道一件近期校园活动。

3. 小明是一个刚入职的新手医生,他将要作为科室主任的助手参加一次学术年会,下文是他给大会主办方回复的电子邮件,结合本节和本书第三章会议记录中的会务工作知识,看一看其中有什么不恰当的地方,帮他改过来并说明理由。

【邮件类别】普通邮件
【发送选项】即时发送,同时发短信提醒收件人
【系统时间】2019年5月18日星期六晚21:50
【收件人】**@****.com
【邮件主题】关于××年会工作的邮件
【邮件正文】
尊敬的主办方:
　　您好!
　　××医院一行5人(4男1女)将在大会前一天到达会场报到并入住大会指定酒店,请安排好接待工作人员!

【发件人】小明>##@****.com
【其他选项】使用卡通信纸

第七章 医学研究文书

扫一扫，
自学汇

学习目标

1. 掌握医学研究文书写作的相关知识。
2. 熟悉医学文献综述、医学论文的内容结构、写作要求。
3. 学会写作医学文献综述和医学论文。

医学文献综述、医学论文是各医学类高校学生经常使用的文书，也是医学及相关专业技术人员都应该学会写作的常用文书。

第一节 医学文献综述

导入案例

最近和李医生交谈的过程中，知道他在写一篇文献综述；他在写作过程中看了很多的文献，也有了一定的思路，但是苦于不知从何下手。

请问：

1. 文献综述的格式是怎样的？
2. 为了写好这篇文献综述，李医生必须从哪些方面着手准备？
3. 完成这份文献综述的要求有哪些？

一、医学文献综述概述

文献综述即"文献综合评述"。"综述"的英文名"review"，有复习、评论之意，故文献综述又叫文献复习或评论文章。文献综述并非对过去文献的简单拼贴，而是根据某一课题或研究的需要，通过对既往文献进行广泛搜集、认真阅读后的整理和分析。

医学文献综述是医学工作者，根据医学研究课题的需要，在阅读有关问题的大量的医学文献后，在对各种资料进行分析、归纳、整理的基础上，对该课题的研究历史、现有研究成果、目前存在的问题,甚至是未来发展的趋势,进行系统叙述,并提出讨论和评价的学术文献。

 知识拓展

医 学 文 献

医学文献是医学知识和思想借以保存、记录、交流和传播的一切著作的统称。医学文献汇聚着世世代代先辈医学家们艰苦奋斗所取得的劳动成果,记录和积累着无数珍贵的事实、理论、意见、定义、启示、科学构思和假说,介绍成功或失败的经验教训和方法。它报道科研工作的情况,是医学科研时必不可少的最主要情报来源。

二、医学文献综述的作用和意义

由于行业的特殊性和医学科学的日新月异,大量阅读医学文献,不断更新专业知识、提升专业能力,在大量阅读专业文献的基础上写作文献综述,既能为课题研究打基础,也可以作为独立的学术成果发表,同时,撰写医学文献综述,也是医药工作者将专业阅读转化为专业积淀的重要方式,可以帮助积累、理解和进一步厘清自身研究方向,促进专业科研思维。因此可以说,医学文献综述是医学工作者成长的必由之路。

一般来说,基层医药工作者所面对的医学专业研究课题,都不会是"前无古人"、凭空突然冒出来的,而是在前任研究的基础上的进步和拓展。既然如此,在开始着手推进之前,了解相关研究课题的学术谱系就非常必要了。医学文献综述作为医学科研工作中不可缺少的环节。其作用表现在以下方面:

(一) 展现最新研究成果,提高专业阅读效率

将相关研究领域的新动态、新技术、新成果简要且集中地进行归纳,这种学术谱系式的述评,有助于提高医学专业技术人员阅读文献资料的效率,是一般专业技术人员获取专业信息的"快捷方式"。

(二) 提供科研选题思路,避免学术资源浪费

医学文献综述有助于研究者了解、整合特定研究领域的已有研究成果,同时在比较述评中找到现有研究的盲点与空白。这既可以避免在前人已取得成果之处重复研究避免学术资源浪费,又可以在吸取前人成果的基础上集中精力攻坚克难,推进医学研究的发展。

(三) 借鉴方法拓展思路,有利制订研究计划

通过医学文献综述所提供的客观全面的研究背景材料,对研究者选择研究命题、制订研究计划具有重要的参考价值,既能帮助研究者在研究谱系中找准自己的定位,又能对比参考不同研究方法、研究视角和研究策略,提高医学研究的效率。

综上,一篇优秀的文献综述,应当能帮助读者掌握最新研究成果、提供研究选题思路、有助于完善研究方案或拓展研究思路。一般认为,医学科研工作者在选定一个研究方向,并开始查阅文献后,应当着手写一篇相关问题的文献综述,以便在设计研究方案前,对即将开展的研究做到全面了解、心中有数、目标明确。可以说撰写医学文献综述是对医学专业技术人员学术能力的综合训练,既能通过高效的文献检索和阅读提高对专业领域的知识性提升,又能通过对文献的阅读理解和综合分析培养学术思维能力,还能锻炼科研文献语境下的文字表达能力,为在医学研究领域的工作打下坚实

基础。

三、医学文献综述的特点

(一) 综合性

医学文献综述首要的是"综合"。做到综合,既要纵向"瞻前顾后"厘清线索,又要横向"左顾右盼"作出比对。以医学行业某一领域的发展为纵线,全面反映该研究领域在一定时期的研究状况、研究成果,体现当前领域医学研究的进展;又要从本单位、省内、国内到国外,进行横向比较。只有如此,文章才会精练、明确、有层次和有逻辑地体现出经过综合分析、归纳整理、消化鉴别的文献素材的价值,进而帮助读者把握本课题领域科学研究的发展规律和预测发展趋势。

> 考点提示:掌握医学文献综述的特点,明确其内容不是追求大而全,而应对最新信息与动向进行归纳总结,并作出有价值的评估。既有观点、又有事实的好综述,对于专业发展和期刊编辑都是极有价值的文献

综合性还体现在对相关专题研究成果的系统性整理,作者在综述写作过程中搜集阅读了大量一次文献,对其进行分类整理,寻找内在逻辑联系,这种梳理过程和对文献的充分加工提炼,最终形成重新组织布局的综述文章,既能反映专题内容的历史背景,又能反映其科研现状,既是对前人成果的综合归纳又有作者自己的比较分析,既追溯以往又展望未来,这实际上是一个系统性的整理过程。

(二) 评述性

综述不应是对他人文献材料的罗列,而是对基于自己的学识和实践经验,对所收集的文献进行阅读、归纳、总结,作出评估,并在此基础上综合、分析、评价,由提供的文献资料引出重要结论。一篇好的综述,应当是既有观点,又有事实,有骨有肉的好文章。

(三) 先进性

医学文献综述不是写医学学科的发展历史,而是要搜集最新资料,获取最新内容,将最新的信息和科研动态及时传递给读者。因此一般对引用最近五年内发表的文献数量有所要求,常见是要求达到 70% 左右。但对每一篇主题的综述,可能都要涉及相关研究的学术历史沿革,所以也需要引用一些重要的经典文献。由于综述是三次文献,不同于原始论文(一次文献),所以在引用材料方面,也可包括作者自己的实验结果、未发表或待发表的新成果。

四、医学文献综述的分类

按照不同的分类方法,医学文献综述有不同分类,常见的有两种:

(一) 按照综述方法分

1. 叙述性医学综述 即围绕一个课题进行广泛的医学文献搜索,再对这些文献进行内容分析,通过精练概括的语言,综合整理该研究课题下的研究方法、研究结果、学者观点以及发展概况,进行客观综述。叙述性综述对原始文献中的各种观点和方法必须客观介绍和描述,一般不进行评论褒贬。这种系统罗列的综述可以非常高效地系统展示一个研究领域内的各种观点、方法、理论和数据,能让研究者高效把握研究谱系,在资料提供上最为客观全面。

2. 评论性医学综述 要求在叙述性综述的基础上,进行对比分析和评论,提出作者观点和见解。由于作者本身的学术研究取向,这种综述文章常常对领域内一些研究文献进行取舍,相比而长于客观全面提供资料的叙述性综述,评论性综述的特长在于分析和评价中常可启发阅读者思路,对研究方向、研究方法等有重要参考意义。由于评论性综述在编写难度、论述深度、学术水平上要求颇

高,其作者一般是某一学科领域具有较高专业水平、学术态度严谨的权威。

3. 专题研究性医学综述　就某一医学领域专题进行全面深入的反映与评价,并提出发展对策、趋势预测等,一般涉及医学领域的科研发展方向或医学领域中社会服务面较广的行业分支。专题研究性医学综述的显著特点是预测性,通过已知和已有的医学行业成果与发展成就,提出未来的发展对策和趋势,常用于医学科研部门确定研究重点和学科发展方向、医学研究资源配置决策、领导部门制订各项政策措施的专业意见参考等,是一种现实性、针对性和政策性很强的医学专业分析研究成果。

(二) 按照内容特点分

1. 成就性医学综述　专述医学研究中某一领域的研究成果、进展成就、技术发明创造的综述,这类综述对于理解某一专业研究领域的工作有非常实用的价值,往往能直接指导和影响相关领域工作。

2. 动态性医学综述　按照年代和学科发展史顺序,对医学研究中某一领域研究工作进行综合述评,反映医学研究工作的进展、成果等概况。科学史观是这类综述的底色,时间顺序是这类综述的脉络,无论时间跨度长短,这类综述都重在按照所选取的时间跨度,展现出该学科研究领域在这段时间内的发展概貌和期间各个时间阶段的代表性研究者及其成果。

3. 争鸣性医学综述　系统总结医学领域内某一研究专题在研究上的各种不同学术观点,这种综述需要精要准确地引用和概述原文献,并对比的他们观点。与以时间线串联综述材料的动态性医学综述最大的不同在于,争鸣性医学综述是按照研究者观点的不同来安排材料。

五、医学文献综述的写作步骤

医学文献综述需要在大量阅读专业文献的基础上进行分析整理,在对比中梳理出逻辑线索,这个过程需要清醒的头脑、扎实的专业功底,也需要进行一定的写作前准备。首先建议选定一个不易受到干扰、能够流畅地查阅各种文献、便于记录所知所得的工作环境;其次需要安排集中的时间沉心静气地完成,尤其是初学者不建议运用零碎时间进行,以免对专业文献

> 考点提示:综述的写作步骤,应当遵循确定选题,再查阅文献,在仔细阅读和深刻理解文献的基础上加工处理,最后再撰写成文。任何投机取巧的办法,都不能成就一篇高质量的综述

的阅读不系统、内容记忆和理解出现偏差混淆;最后,应当有一个适合自己实际情况的工作计划和进度安排,对相关文献搜索、阅读、调查和起草、定稿等文献综述写作必要过程所花时间、所需经费、所达目标有所厘清。做好了这些准备,就可以开始着手进行医学文献综述的工作了。写作医学文献综述是一项连续推进、严谨专业的工作,从选题到完成有一系列前后紧密联系的步骤,一般至少应该包括如下 6 个部分:

(一) 确定选题

确定选题对医学文献综述的写作有着举足轻重的作用。选题是否成功,决定了撰写出的文献综述成果的价值。

医学文献综述的撰写通常出于某种明确需要,比如为了进行一项科研、参加某学术会议、撰写学位论文等。由于需求明确,医学文献综述的选题一般也比较明确,其来源要么是根据科研选题或学术会议主题的需要,要么是由学术导师指定或在导师指导下在特定范围内选题。

医学文献综述选题一般要注意以下几点:

1. 要有问题意识　好的选题应当体现对某一专业理论或实践应用问题的研究和解决,在选题

中要回答"为什么研究""研究什么""怎么研究""研究结果如何运用"等一系列问题。这些问题最初的起因可能是研究者对某一学术问题的强烈关注或兴趣使然，但要发展为学术研究并写出医学文献综述，还需要有意识地将兴趣与专业理论相结合、与专业发展需要相结合，通过初步的文献阅读和背景资料研究，从中提炼出有研究价值、需要进一步探索的问题，并在此基础上进行进一步的研究。正是为了进一步探索和解决这些问题，我们才有必要对既往文献进行综述，理清学术理论谱系、廓清已有成果，寻求解决方案和思路，因此医学文献综述应当有问题意识地进行综述。综述要有问题意识的另一层意义是确保选题的学术价值，综述应当切中近年来确有进展、适合我国国情和行业发展规律，同时又为本专业科技人员所关注或期待的问题，如对国外医学界某项新技术的综合评价，以探讨在我国的实用性；又如综述某一方法的形成和应用，以供普及和推广。带着医学科研发展如何指导临床应用的实际问题进行综述，体现医学科研的社会服务价值。

2. 范围选择恰当　文献综述的选题范围可大可小，横向来说，大的可以涉及一个学科领域，小的可以专注一种理论或方法；纵向来说，大的可以追溯整个学科的起源发展与现状，小的可以专注于一个短时期内该学科领域的发展情况。选题范围的大小，应该根据研究的问题来决定，既不能盲目要求大而全，也不能一叶障目。对初学者和基层医学工作者来说，其研究目标一般不会非常宏大，多为应用型研究，那么综述选题就不宜过于宽泛；此外，医学发展日新月异，在写文献综述的时候要注意引用最新成果，除进行古典医学文献的专门研究外，其他研究的综述一般应参考 5~10 年内的研究文献。

3. 专业选择对口　医学文献综述要求写作者具有较高的专业学术能力，因此在写作时，最好与自己的学科领域和研究方向相关，这样既可以进一步加强自己的专业修养，也能够及时获取相对应的学术资源，以保证综述的学术价值，以及综述成果在后续的研究中所起的作用。可以说，在自己深耕细作的领域进行文献整理和综述写作，既是对所参考的文献负责任，也是对自己的学术成果负责任。

综述选题不要过大，过大的题目一定要有诸多的内容来充实，过多的内容必然要查找大量的文献，这不但增加阅读、整理过程的困难，或者无从下手，或顾此失彼；而且面面俱到的文稿也难以深入，往往流于空泛及一般化。实践证明，题目较小的综述穿透力强，易深入，特别对初学写综述者来说更以写较小题目为宜，从小范围写起，积累经验后再逐渐写较大范围的专题。此外，题目还必须与内容相称、贴切，不能小题大做或大题小做，更不能文不对题。好的题目可一目了然，看题目可知内容梗概。

（二）查阅文献

撰写医学文献综述，阅读的相关文献应当达到百篇以上，至少也要有 70 篇甚至更多，如何查阅文献也是文献综述写作者的基本功。

1. 查阅文献的基本原则　需要说明的是，从理论逻辑上，应当先确定选题、再查阅文献，但实际对于研究者而言，没有充足的文献和实践临床经验，很难确定选题，因此查阅文献和选题两者常常交互进行，时间上可能有所重合。在研究实践中，往往是根据研究者本身的学术经历确定大致选题方向，在这个范围内先进行一些文献查阅工作，并在此过程中对选题的侧重点有所调整，最终确定选题。而在综述选题最终确定后，还需要再进行针对性更强、目的性更强、更为细致深入的文献查阅工作。

文献查阅的基础是文献搜集，由于文献是综述的基础，文献搜索越全面高效，综述的内容基础也就越好。由于现代出版业和文献技术的不断提升，医学科技文献卷帙浩繁，查阅文献时应当有所取舍。一般可以采取以下原则：

（1）先国内后国外。一般而言母语阅读速度更快、理解更易，按照工作先易后难的原则，先查阅国内文献，一是可以更好地作出专业文献的系统化掌握，而国内文献本身也会引证一些国外文献资料，为接下来查阅国外文献打下基础。

（2）先近期后远期。医学研究更新速度很快，先从最新近的文献资料开始查阅，既可以通过近期文献的参考文献追溯其理论谱系，便于对较早期的文献成果进行查阅和取舍，又可以迅速了解当前本专业领域的发展水平和最新成果，更好地支持自己将要进行的探索和研究。

（3）先图书后期刊。一般可首先搜集有权威性的参考书，如教科书、专著、会议文集、进展丛书、学术论文集、年报年鉴等，教科书叙述比较全面，提出的观点为多数人所公认；专著集中讨论某一专题的发展现状、有关问题及展望；学术论文集能反映一定时期的进展和成就，帮助作者把握住当代该领域的研究动向。通过这些文献可以较快较全面地了解有关课题的研究深度，再在这个基础上去查找期刊及文献资料，比一开始就迷失在浩如烟海且又分散的大量期刊论文中，效率更高。

（4）先综述后拓展。写作综述前，查阅此前已有的综述是迅速了解有关历史和相关领域存在的问题和发展趋势的重要途径。综述的引用文献可以作为文献资料的查阅索引之一，再在此基础上拓展到最新论著文献。

2. 查找文献资料的常见方法　一般有普查法、追溯法和分段查阅法。

（1）普查法：这是利用各种检索工具，进行全面系统文献检索的方法。普查法的基本过程：首先分析确定文献检索内容要求和学科范围，然后选定检索工具，再进行全面检索。近年来计算机检索已经成为广大科研人员的首选，计算机检索系统在利用关键字进行搜索时的优势无可替代，还可以灵活设定文献区域、文献作者、文献发表时段等多种关键信息进行搜索，高效快速，但医学研究者仍需要掌握手工检索的基本能力。普查法虽然检索效率高、检索结果全面，但有赖于研究者对所检索领域的熟悉程度，也受制于关键词的编码准确度。

（2）追溯法：追溯法是使用引文索引，以一篇或一批文献的参考文献为线索，不断追溯查找的方法。在检索工具受限的情况下，借助重要原始文献为线索追踪到的文献，往往与所要查阅医学研究课题相关度高，查阅的文献利用率也就大大提升。但这种查找方式，首先需要有至少一篇核心参考文献，并且所查到的资料也大大受制于这篇核心参考文献作者的视角限制，故而这种方法更适用于撰写篇幅较短、内容范围较小的科研论文。

（3）分段查阅法：分段查阅实际上是对前两种文献检索方法的综合使用，根据自己所选定的题目，查找内容较完善的近期（或由近到远）期刊，再按照文献后面的参考文献，去收集原始资料。这样"滚雪球"式的查找文献法就可收集到自己所需要的大量文献。这是比较简便易行的查阅文献法，许多初学综述写作者都是这样开始的，好处是既在学科范围内全面检索，又灵活运用所查找到的重要参考文献的参考文献作为查阅线索，兼顾所查阅文献的广度和深度。

查找到的文献首先要浏览一下，然后再分类阅读。有时也可边搜集、边阅读，根据阅读中发现的线索再跟踪搜集、阅读。资料应通读、细读、精读，这是撰写综述的重要步骤，也是咀嚼和消化、吸收的过程。阅读中要分析文章的主要依据，领会文章的主要论点，用卡片分类摘记每篇文章的主要内容，包括技术方法、重要数据、主要结果和讨论要点，以便为写作做好准备。

（三）加工处理

对文献的加工处理，主要是内容审阅和综合整理。在尽可能全面搜集到与课题相关的文献资料后，通过筛查选择出的大量医学研究文献是撰写医学文献综述的基础，对这些文献进行内容审阅是写作综述的必要步骤。阅读文献应当养成标注和记录的良好习惯,时刻保持头脑清醒,注重接纳、思考和质疑。此外应当注意,我们所搜集的文献不可能在研究水平和学术价值上都一致,其内容与我们要研究的主题相关度也不尽相同,为了提高阅读效率,对不同文章要区别对待,主题相关度高、学术价值高的文献要优先精读,准确记录其研究内容、结论结果、研究方法等;对相关度不那么高,或是学术水平不那么高、内容较为陈旧的研究文献,则可以快速浏览,注意撷取其精华、亮点即可。

在标注和笔记时,应该按照综述的写作目的和主题要求,把写下的文摘卡片或笔记进行整理,分类编排,使之系列化、条理化,力争做到论点鲜明而又有确切依据,阐述层次清晰而合乎逻辑。按分类整理好的资料轮廓,再进行科学的分析。最后结合自己的实践经验,写出自己的观点与体会,这样客观资料中就融进了主观资料。

在文献加工处理的过程中,可以使用一些专门的文献管理工具软件。常用的医学文献管理工具软件如 NoteExpress、医学文献王等,这些文献管理软件既可以手工导入文献,也可以通过在线数据库导入文献,并支持后续编辑修改,使用起来十分方便。基层医务工作者往往根据自己的执业条件和环境,长期在一个领域内深耕细作,使用文献管理软件,可以帮助我们建立属于自己的参考文献数据库,方便我们的专业积累,也便于在使用时进行查找和浏览以及备份和携带,随着软件技术的成熟,阅读和编辑界面也越来越友好,大大减轻了文献引用中的烦琐操作,便于科研工作者集中精力进行研究。

(四) 撰写成文

1. 拟定提纲　提纲可以被看成是一个核心观点的大纲,重要文章在撰写成文前应先拟提纲。这个提纲实际应该是在文献审阅和整理的过程中逐渐成形的。在对文献资料进行集中综合整理的过程中,通过对已有资料的整理,将有用信息按照一定的逻辑顺序进行排列组合,形成证据链条,从而依据证据,来证明作者的中心论点,并建立一系列可信的推论,进而形成论断。所以当基本完成文献审阅整理,研究者做到心中有数后,提纲也就成型了。

传统的提纲决定先写什么,后写什么,哪些应重点阐明,哪些地方融进自己的观点,哪些地方可以省略或几笔带过。重点阐述处应适当分几个小标题。作为学术文章的医学文献综述提纲,因为其学术要求的严谨性,建议新手使用思维导图的方式来构建提纲,先列出综述要论及的几个中心主题,再在每个主题之下列出计划表达的几个核心观点,注意应当按照严谨的逻辑关系排列这些核心观点。在核心观点之下,应当依次列出支持和论证这一核心观点的研究证据和作者自己的见解评价,并将相关的参考文献名称、相关的主要内容标注在旁边。如此这篇文献综述的结构、内容就安排得比较清楚了,也便于作者进行审视、修改和完善。

2. 正式写作　提纲拟好后,就可动笔成文。按初步形成的文章框架,逐个问题展开阐述,写作中要注意说理透彻,既有论点又有论据,下笔一定要掌握重点,并注意反映作者的观点和倾向性,但对相反观点也应简要列出。对于某些推理或假说,要考虑到医学界专家所能接受的程度,可提出自己的看法,或作为问题提出来讨论,然后阐述存在问题和展望。初稿形成后,按常规修稿方法,反复修改加工。

撰写综述要深刻理解参考文献的内涵,做到论必有据,忠于原著,让事实说话,同时要具有自己的见解。文献资料是综述的基础,查阅文献是撰写综述的关键一步,搜集文献应注意时间性,必须是近一二年的新内容,四五年前的资料一般不应过多列入。综述内容切忌面面俱到,成为浏览式的综述。综述的内容越集中、越明确、越具体越好。参考文献必须是直接阅读过的原文,不能根据某些文章摘要而引用,更不能间接引用(指阅读一篇文章中所引用的文献,并未查到原文就照搬照抄),以免对文献理解不透或曲解,造成观点、方法上的失误。

六、医学文献综述的基本写法

医学文献综述一般包括题名、著者、摘要、关键词、正文、参考文献几部分。

(一) 题名

医学文献综述属于专业性极强的文章，这类文章题目的共同要求是准确得体、简短精练，要能准确地概括文章的内容，恰当地反映文章所据研究的广度和深度。为了学术表达的需要，题名字数并无硬性规定，但通常为了便于检索查看，题目控制在 20 字以内为宜。

(二) 著者

学术文章的著者，一般应当包含作者姓名和所在单位。

(三) 摘要

摘要是整篇综述的内容简介，这部分实际上是从医学论文的写作中借鉴而来的，作为综述的重要组成部分，它应当被看作是综述的"缩影"，要求文字精练、论点明确，内容宜高度概括，篇幅应当简短，连续写出不分段，内容意思应当完整。多数期刊对中文摘要的要求是 200 字以内，一般不超过论文体量的 10%。

(四) 关键词

关键词是科技文献检索语言的表达，医学文献综述使用准确规范的关键词，有助于读者准确判定文献内容所属学科和研究方向，帮助了解研究方法。写作关键词，最重要的原则是准确和规范，应当对照规范术语进行选用。

(五) 正文

医学文献综述的正文部分通常由前言、主体和总结组成。

1. 前言　简明扼要地说明写作目的、意义和作用，综述问题的历史、资料来源、现状和发展动态，有关概念和定义，选择这一专题的目的和动机、应用价值和实践意义，如果属于争论性课题，要指明争论的焦点所在，其目的是让读者了解文献综述所述内容的初步轮廓。前言篇幅一般以 200~300 字为宜，通常不超过 500 字。

2. 主体　主体部分是医学文献综述最关键的部分，其写作关系着整个综述的学术价值。在写法上，因作者视角和思维架构的不同，而有着多种写法，例如可以按照年代顺序综述、按照问题不同类别进行综述、也可以按照不同流派观点进行综述，故而综述的主体写作并不强求固定格式。但无论用哪种方式组织主体内容，综述的主体都应当体现对搜集到的文献资料的归纳整理和分析比较，一般应当阐明有关研究主题的研究背景、研究现状和发展方向，扼要指出不同研究者之间的异同，并分析这些相互支持或相互矛盾的地方形成的原因，体现综述作者自己的观点和评述，有时还会涉及临床实践或实验室研究中的新发展、新数据，以及作者对此的观点。为把问题说得明白透彻，医学文献综述的主体部分可分为若干个小标题进行分述。

3. 总结　主要是对主体部分所阐述的主要观点、结论、对本课题的研究水平、存在问题及发展趋势等进行概括，重点评议，提出自己的看法，赞成什么，反对什么。综述通常在专业领域应当起到指导业务工作或启发研究方向的作用，这集中体现在总结里。

(六) 参考文献

参考文献是撰写综述的基础。在综述中引用的参考文献均应按照正规学术格式要求列出，编排条目清晰,内容准确无误。参考文献的作用,一是为综述背书,提供依据增强可信度;二是综述性论文通过对各种观点的比较说明问题,读者如有兴趣深入研究,参考文献可为有关问题提供文献线索和理论溯源;三是为了表示尊重被引证者的劳动,因涉及著作版权和言论责任,须严肃对待。

医学文献综述的参考文献,国内一般没有强制性要求,但从行业管理来说,多在 30~50 篇,有的要求达到 70 篇,国外很多期刊要求公开发表的综述有 100 篇左右参考文献。当然参考文献也不是越多越好,对文献的质量也要有负责任的把关,一般近五年内的文献要求占一定比例,例如达到 70%。

七、医学文献综述的内容要求

1. 选题要新　即所综述的选题必须是近期该刊未曾刊载过的。一篇综述文章,若与已发表的综述文章"撞车",即选题与内容基本一致,同一种期刊是不可能刊用的。

2. 文献要新　由于现在的综述多为"现状综述",所以在引用文献中,70% 的应为 3 年内的文献。参考文献依引用先后次序排列在综述文末,并将序号置入该论据(引文内容)的右上角。引用文献必须确实,以便读者查阅参考。

3. 层次要清　作者在写作时思路要清,先写什么,后写什么,写到什么程度,前后如何呼应,都要有一个统一的构思。

4. 语言要美　科技文章以科学性为生命,但语不达义、晦涩拗口,结果必然阻碍了科技知识的交流。所以,在实际写作中,应不断地加强汉语修辞、表达方面的训练。

5. 校者把关　综述写成之后,要请有关专家审阅,从专业和文字方面进一步修改提高。这一步是必须的,因为作者往往有顾此失彼之误,常注意了此一方而忽视了彼一方。有些结论往往是荒谬的,没有恰到好处地反映某一课题研究的"真面目"。这些问题经过校阅往往可以得到解决。

扫一扫,
看总结

扫一扫,
测一测

> 考点提示:医学综述的内容要求前两点:选题要新、文献要新,决定了综述是否具有作为科技文献的基本学术价值;层次要清和语言要美,则决定了其易读性和可读性,校者把关是对文献高度负责的必然要求,也是筛选更有价值的文献予以发表、传播的重要机制

第二节　医学论文

📖 导入案例

就读于医学院的研究生小李最近为了毕业论文的事情而发愁,他需要独立撰写一篇医学毕业论文,通过答辩,方能毕业。

请问:

1. 医学论文有何特点?

2. 一篇完整的医学论文应包括哪几个部分?

3. 如何撰写医学论文?

一、医学论文概述

医学论文是科技论文的一个分支学科,是报道自然科学研究和技术开发创新性工作成果的论说

文章,是阐述原始研究结果并公开发表的书面报告。

医学论文因其内容不同,格式要求也不尽相同;不同期刊对论文的格式要求也各有差异,在发表论文之前,应当先考察拟投稿期刊对论文的要求,以便根据期刊要求的格式进行写作修订。

知识拓展

科 技 论 文

科技论文是科学技术人员或其他研究人员在科学实验(或试验)的基础上,对自然科学、工程技术科学以及人文艺术科学研究领域的现象或问题进行分析、总结和创新,并按照科学要求进行电子和书面的表达而成的论述文章。按照研究方法不同,科技论文可分理论型、实验型、描述型等类别。在现阶段,我国一般意义上认可的科技论文包括 SCI、EI、ISTP 论文等。

二、医学论文的特点

1. **思想性** 医学论文是专业性、探索性很强的文章,它的基本任务是探索未知,具体讲就是提出问题、分析问题、解决问题,即提出前人从未提出过的问题,解决前人没有解决的问题。然而,医学论文同样要体现党和国家有关卫生工作的方针、政策,贯彻理论与实践、普及与提高相结合的方针,反映我国医学科学工作的重大进展,促进国内、外医学界的学术交流。

2. **创新性** 所谓"创",是指医学论文所报道的主要科研成果是前人没有做过或没有发表的"发明""创造",而不是重复别人的工作。所谓"新",是指医学论文所提供的信息是鲜为人知的,非公知公用,非模仿抄袭的,即指医学的研究性课题,包括基础医学、临床医学和医学边缘学科等三个领域。

3. **科学性** 衡量医学论文水平的首要条件是论文的科学性。在评价医学论文时,主要看科研设计是否严密合理,方法是否正确,资料是否完整可靠,依据是否准确并符合统计学要求,结果是否科学严谨,结论是否妥当并有充分依据等。

4. **实用性** 发表论文的最终目的就是给同行参阅、效仿使用,推动医学事业的向前发展。如读者用了你的论文中提供的方法,则必然有效,能取得良好的社会和经济效益。

5. **可读性** 写论文的目的就是进行学术交流,最终是给人看的,因此,论文必须具有可读性,即文字通顺,结构清晰,所用词汇具有专业性,而且是最易懂、最有表达性的字眼。使读者用较少的脑力和时间理解所表达的观点和结论,并留下深刻的印象。

> **考点提示**:医学论文的特点,同时也是衡量一篇医学论文价值的标尺,只有在思想性、创新性、科学性、实用性和可读性方面都具有较高水平的论文,才能为推动专业发展做出实质性贡献

总之,撰写医学论文时,我们必须客观地、真实地反映事物的本质,反映事物的内部规律,完成从感性认识到理性认识的过程,尽量反映我国医学科研工作的重大进展,促进国内外医学界学术交流。真正做一个发现医学真理、检验医学真理、实践医学真理、证实医学真理和发展医学真理的人。

三、医学论文的基本写法

医学论文一般由标题、作者署名、摘要、关键词、英文题名、英文摘要、英文关键词、正文、参考文

献、附录和致谢等组成,其中部分组成(例如附录)可有可无,也可能根据论文实际需要增加组成部分(例如学位论文等体量较大的论文增设目录)。

(一) 标题

医学论文的标题是这篇论文的缩影与精华,是论文主题的集中体现,对于论文的内容有重要提示作用。医学论文通常包含有研究对象、研究所解决问题以及论文成果的贡献等重要信息,在文献检索中也起到非常重要的作用。

> 考点提示:医学论文的写作不仅是理论学习重点,也是医学生进入职场后的重要科研技能。在理论掌握中首先要考虑结构是否完整,应当熟记标题、署名、摘要、关键词、引言、正文(论点、论据和论证、论证方法与步骤、结论)、致谢、参考文献各个结构及其写作内容和格式要求,在实际写作中,最好先按照结构要求列出提纲,再充实内容,写完后仔细对照结构和内容要求,并核实参考文献,避免错漏

1. 医学论文标题的基本构成 医学论文应该是一个表达完整意思的短句,一般应有完整的主谓宾成分,至少应该有主语和谓语,有时还要根据需要增加定状补成分,例如《复发性急性胰腺炎的病因及相关因素分析》。

2. 医学论文标题的类别 医学论文的标题一般有 3 种类别:一是标题直接表明中心研究主题,例如《肺炎衣原体对不同细胞株的敏感性研究》;二是标题指明研究范围,例如《重庆市万州区 2010—2019 年病毒性肝炎的流行病学分析》,如果论文主要基于研究者所涉临床病例进行,也可以用《×× 病症 ×× 例临床分析》作为题目;三是标题展示研究的结果,例如《术前沟通对冠心病介入诊疗患者焦虑情绪的影响》,如果是在研究中发现结论与前人研究有所不同时,可以用《对 ×× 问题的商榷》《×× 研究中几个问题的探讨》作为标题。

3. 论文标题的写作要求 医学论文标题写作需要仔细推敲,一般要求做到以下几点:

(1)阐述具体、用语简洁。医学论文不能大而笼统,同时用语要简洁明了,一般不超过 20 个字。

(2)文题相称、确切鲜明。标题体现内容,内容说明标题,文题和内容之间应当彼此照应,切忌文不对题。

(3)重点突出、主题明确。标题字数有限,不可能对内容面面俱到,应当突出论文主题,高度概括,一目了然。不足以概括论文内容时,可加副标题。

(二) 作者署名

1. 作者署名的意义 作者署名包括两个部分,一是作者姓名,二是作者单位。医学科学因其研究特点,研究者往往需要在本人工作单位的支持下进行研究,甚至多个医学机构合作研究才能取得成果,因此需要注明论文作者所在的单位,以提示论文作者的研究水平和研究条件保障。医学论文的署名具有文责自负的意义,表明论文作者对其论文内容的责任;同时也让为医学科研做出贡献的研究者获得应有的荣誉,得以被载入医学发展的史册;医学论文的署名同时是文献检索的需要,可以方便通过著者姓名进行检索;医学论文署名还能明确著作权,包括作者的人身权和财产权。

2. 作者署名的原则 医学论文的作者署名分为集体署名和个人署名。一篇医学研究论文往往基于繁复的医学研究,在研究过程或是临床资料搜集中,除执笔者以外往往还有很多人为此做出了贡献。未曾为论文做出贡献的人固然不能署名,但为论文做出过贡献的人也不能一律在论文上署名。论文的第一作者应是论文课题的创意者、设计者、执行者,是论文的执笔者;多人合写时,主在前,次在后;多单位合写时,用脚注标明。论文的署名一般应当遵循"贡献"和"文责"两方面原则:

(1)按贡献大小决定署名。医学论文的成文全过程,不仅包括提出和选定课题并进行文献研究,开展方法论证和制订实验方案,准备实验设备、材料等条件,还包括进行各项操作完成实验或参与临床工作完成治疗,对实验或临床数据进行分析并提出新见解和新理论,完成论文执笔写作等。只有

直接参加完成论文全过程主要工作、进行了创造性劳动的人才能署名,对论文写作和相关研究给予支持的指导、协作、审阅者可列入致谢中。

(2) 按文责大小决定署名。署名的个人作者,只限于选定研究课题和制订研究方案,直接参加全部或主要部分研究工作并做出贡献,以及参加撰写该医学论文并对内容负责的人。在论文上署名的作者应当能够对论文的内容负责,不能负责、不能解释论文的人,就不能署名,这样才能保证医学论文的质量,进而确保医学科研的价值,故而医学论文的作者人数不宜过多,一般不超过 6 人。

(三) 摘要

摘要写作要求连续写出,不分段落,不加小标题,不举例证;格式规范化;简短、完整,一般占全文文字的 10% 左右;摘要应当全部使用文字性资料,不用图、表、化学结构式;现在大多数中文期刊都同时要求内容基本一致的中英文双语摘要。

(四) 关键词

关键词是表达科技文献的要素特征,是具有实际意义的词或词组。一般有 3~8 个词或词组,之间空一格书写,不加标点符号。外文字符之间可加逗号,除专有名词的字首外,余均小写。

(五) 引言

1. 引言的基本内容

(1) 简要叙述研究此项工作的起因和目的。

(2) 研究此项工作的历史背景。

(3) 国内外对研究此项工作的研究现状和研究动态。

(4) 强调此项工作的重要性、必要性和研究意义。

(5) 适当说明研究此项工作的时间、材料和方法。

2. 引言的写作要求

(1) 简明扼要,重点突出:一般为 200~500 字,约占全文的 1/8~1/10。

(2) 实事求是,客观评价:不能蓄意贬低前人,切忌妄下断言。

(3) 少用套话:水平如何,自有共论。

(4) 勿与摘要相同,避免与正文重复:不涉及结果或结论。

(5) 一般不写"引言"字样标题。

(六) 论文正文

正文是论文的主体,正文应包括论点、论据、论证过程和结论。其主体部分包括以下内容:

1. 提出问题——论点。

2. 分析问题——论据和论证。

3. 解决问题——论证方法与步骤。

4. 结论。

为了做到层次分明、脉络清晰,常常将正文部分分成几个大的段落。这些段落即所谓逻辑段,一个逻辑段可包含几个小逻辑段,一个小逻辑段可包含一个或几个自然段,使正文形成若干层次。论文的层次不宜过多,一般不超过五级。

医学论文,不单是一般文章的写作技巧和语言修辞,更是一种探究方法和过程的科学的表述和进步,是作者在实际过程中知识广度和综合能力的体现,也是医学科学自身发展的结晶。论文正文基本要求应是客观地、真实地反映事物的本质,反映事物内部的规律性。医学论文内容必须有材料、有概念、有判断、有观点,合乎逻辑,顺理成章,且材料确实(经得起考证)、概念明确、判断恰当,观点正确,不含水分,即应具有实用性、科学性、真实性、新颖性、先进性(创新性)、可读性等内容。

(七) 致谢

一项科研成果或技术创新,往往不是独自一人可以完成的,需要各方面的人力、财力、物力的支持和帮助。因此,在许多论文的末尾都列有"致谢"。主要对论文完成期间得到的帮助表示感谢,这是学术界谦逊和有礼貌的一种表现。

(八) 参考文献

一篇论文的参考文献是将论文在研究和写作中参考或引证的主要文献资料,列于论文的末尾。参考文献应另起一页,标注方式按《GB7714-87 文后参考文献著录规则》进行。医学生常用常见的引用格式有:

1. 普通图书或专著的引用格式 一般为"[引用序号]作者.图书名称[M].出版地:出版社,出版年份.",例如:"[1]蒋有绪,郭泉水,马娟,等.中国森林群落分类及其群落学特征[M].北京:科学出版社,1998.。

2. 期刊文献的引用格式 一般为"[引用编号]作者.文献名称[J].期刊名称,发表年份(期数):页码",例如:"[1]李炳穆.理想的图书馆员和信息专家的素质与形象[J].图书情报工作,2000(2):5-8.。

3. 论文集、会议录的引用格式 一般为"[引用序号]论文集或会议筹办者.论文集或会议录名称[C].出版地:出版社,出版年份.",例如:"[2]中国××学会.第23届全国××学术会议论文集[C].北京:××出版社,2009.。

扫一扫,
看总结

4. 科技报告的引用形式 一般为"[引用序号]报告机构.科技报告名称[R].出版地:出版社,出版年份.",例如:"[3]World Health Organization.Factors regulating the immune response:report of WHO Scientific Group[R].Geneva:WHO,1970.。

扫一扫,
测一测

5. 学位论文的引用形式 一般为"[引用序号]作者.论文名称[D].学位授予地:学位授予单位,年份.",例如:"[4]张志祥.间断动力系统的随机扰动及其在守恒律方程中的应用[D].北京:北京大学数学学院,1998.。

思考与练习

一、简答题

1. 简述医学文献综述的特点。

2. 医学论文一般由哪些部分组成,请按正确的顺序写出来,并注明其中哪些部分是必需的。

3. 简述医学论文引言的基本内容。

4. 医学论文有何特点?

二、分析题

小丽即将从一所医学院毕业,因为实习工作繁忙,她要求同为医学专业的男朋友帮自己写毕业论文,并署上自己的名字,这样做正确吗?为什么?谈谈你对医学文献中作者署名意义、要求和原则的理解。

参考文献

[1] 李一鸣,王爱香.医学应用文写作[M].济南:山东人民出版社,2010.

[2] 李大洲.语文:第一册[M].3版.合肥:安徽大学出版社,2011.

[3] 伍小平.应用文写作:医学类[M].北京:高等教育出版社,2012.

[4] 王劲松,刘静.医药应用文写作[M].2版.北京:人民卫生出版社,2013.

[5] 王首程.应用文写作[M].北京:高等教育出版社,2014.

[6] 芮瑞.写作学教程[M].合肥:安徽大学出版社.2009.

[7] 郝立新.应用文写作教程[M].北京:商务印书馆,2009.

[8] 徐婕,龚建祖.辛伐他汀对高血压合并动脉粥样硬化患者内皮功能的影响[J].中国实用医药,2014,(21):106-107.

[9] 管丽洁,郑葵葵,倪显达,等.多平面经食管超声心动图诊断继发孔型房间隔缺损的应用价值[J].中国临床医学影像杂志,2010,21(3):202-204.

[10] 谢建英.规范医疗文书书写提高医疗服务质量[J].淮海医药,2007,3(2):175.

[11] 李云斌.医学常见语言文字错误浅析[J].医学理论与实践,1996,9(11):527.

[12] 高燕华,马继波.病例报告、临床病理(例)讨论、误诊分析体裁文章写作的基本要求[J].吉林医学,1991,12(2):95-98.

[13] 刘苗苗,潘留兰,魏玉统,等.服用生何首乌粉致肝损害2例报告[J].临床肝胆病杂志,2015,31(1):110-111.

[14] 邓焱,彭莉.应用文写作[M].2版.沈阳:辽宁大学出版社,2013.

[15] 傅宏宇,尹夏楠.财经应用文写作[M].2版.北京:北京大学出版社,2013.

[16] 陈中伟.新编应用文写作[M].天津:天津科学技术出版社,2012.

[17] 干天全,刘迅.当代应用文写作[M].重庆:重庆大学出版社,2014.

[18] 刘强.大学生应用文写作[M].北京:中央广播电视大学出版社,2011.